AF532673

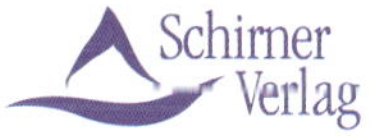
Schirner
Verlag

Karin Opitz-Kreher | Michelle Amecke

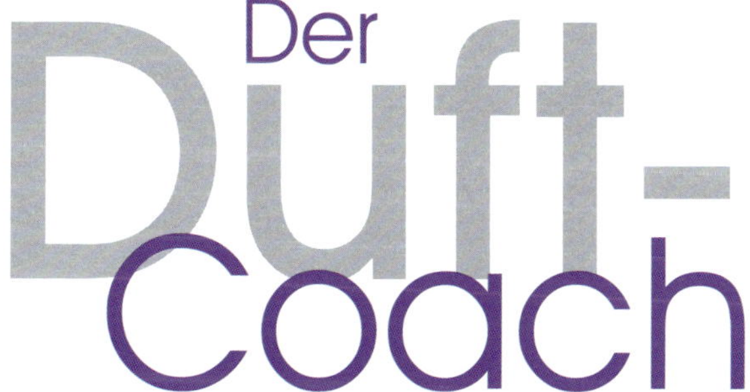

Der Duft-Coach

Mit **ätherischen Ölen**
zu mehr innerer Stärke,
Entscheidungsfreude und
emotionaler Klarheit

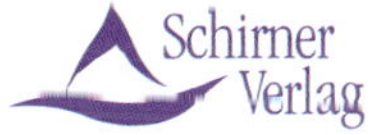

Schirner Verlag

Die Ratschläge in diesem Buch sind sorgfältig erwogen und geprüft. Sie bieten jedoch keinen Ersatz für kompetenten medizinischen Rat, sondern dienen der Begleitung und der Anregung der Selbstheilungskräfte. Alle Angaben in diesem Buch erfolgen daher ohne Gewährleistung oder Garantie seitens der Autorinnen oder des Verlages. Eine Haftung der Autorinnen bzw. des Verlages und seiner Beauftragten für Personen-, Sach- und Vermögensschäden ist ausgeschlossen.

Dieses Buch enthält Verweise zu Webseiten, auf deren Inhalte der Verlag keinen Einfluss hat. Für diese Inhalte wird seitens des Verlages keine Gewähr übernommen. Für die Inhalte der verlinkten Seiten ist stets der jeweilige Anbieter oder Betreiber der Seiten verantwortlich.

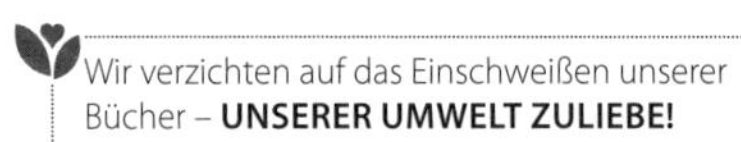

ISBN Printausgabe 978-3-8434-1476-0
ISBN E-Book 978-3-8434-6462-8

Karin Opitz-Kreher & Michelle Amecke:
Der Duft-Coach
Mit ätherischen Ölen zu
mehr innerer Stärke, Entscheidungsfreude und emotionaler Klarheit

Umschlag: Simone Fleck, Schirner, unter Verwendung von # 1451886698 (© Halil ibrahim mescioglu) und #1028513887 (© LaInspiratriz), www.shutterstock.com
Layout: Elena Lebsack, Schirner
Lektorat: Bastian Rittinghaus, Schirner
Printed by: Ren Medien GmbH, Germany

www.schirner.com

1. Auflage Juni 2021

Inhalt

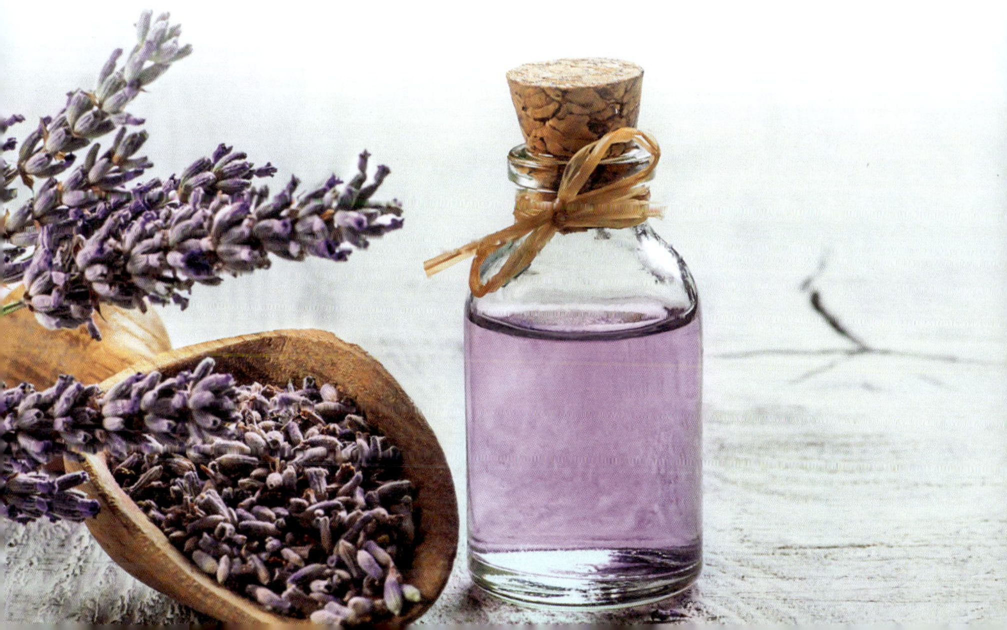

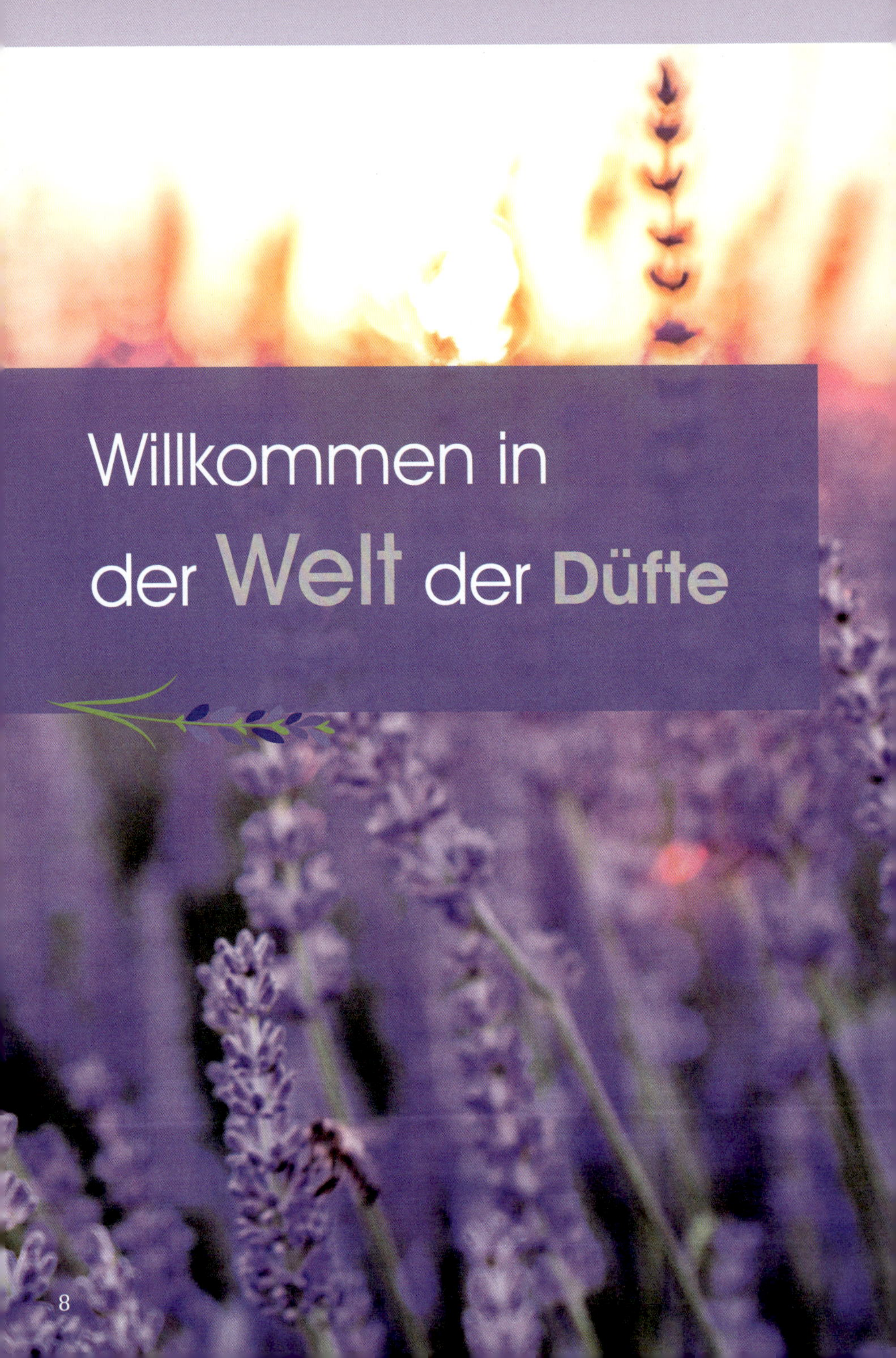

Willkommen in der Welt der Düfte

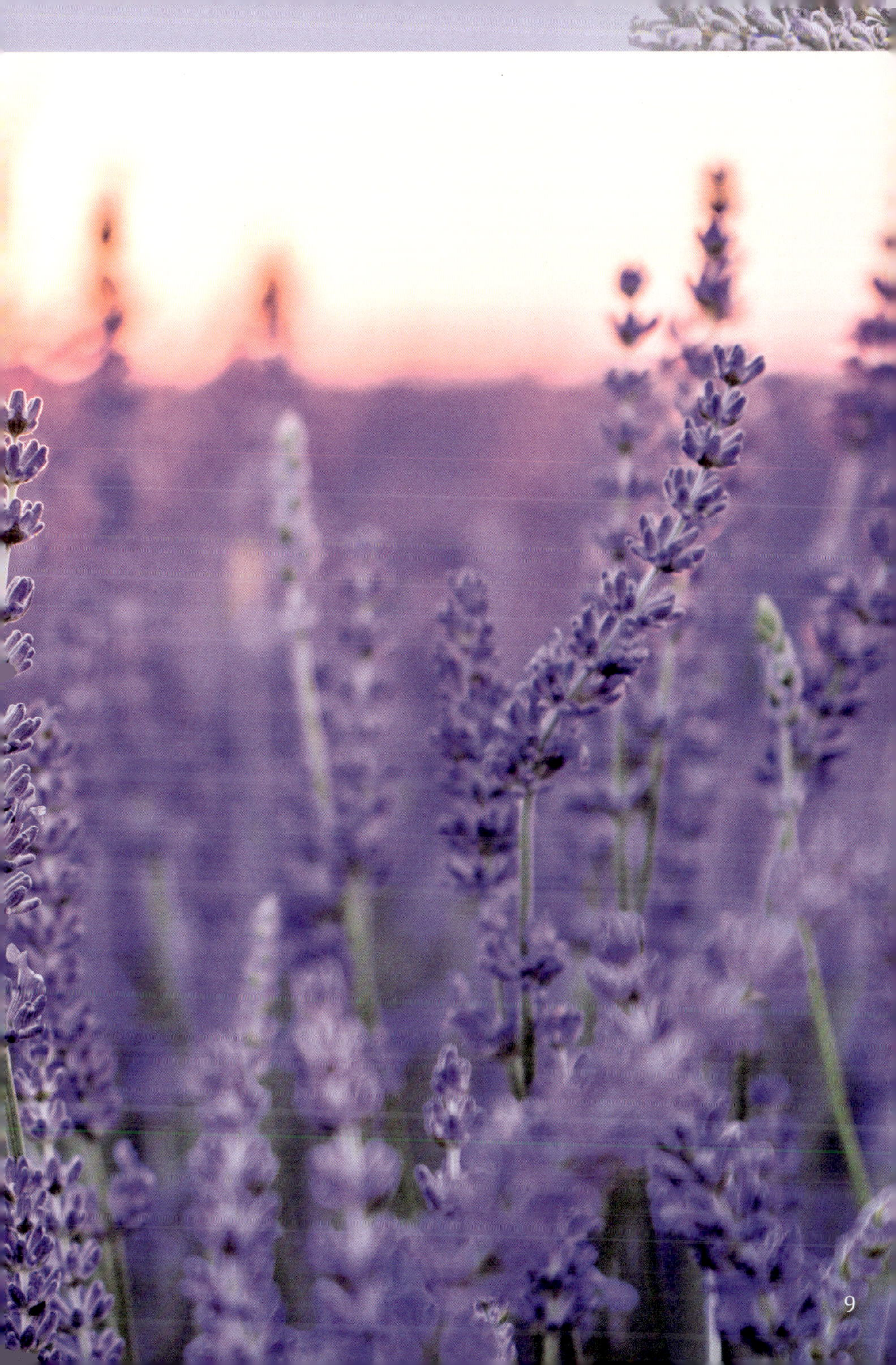

Unsere Emotionen sind ein kraftvolles Werkzeug. Sie können wie ein Bulldozer alles um uns herum platt walzen, oder sie können Harmonie, Frieden und Freude in den Alltag zaubern. Damit die Welt für dich ein bisschen schöner wird, findest du in diesem Buch viele Tipps, die die gute Energie fördern und dich in die wundervolle Welt der Düfte mitnehmen.

Das Leben ist ein buntes Abenteuer. Es besteht zum einen aus vielen wunderbaren Momenten, an die wir uns gern erinnern. Oft sind diese Momente mit einem bestimmten Duft verbunden: als du dein neugeborenes Kind zum ersten Mal im Arm hieltst und den zarten Babygeruch einsogst; als du mit deiner Oma Plätzchen bukst und der Duft von Vanille und Zitronenschale das ganze Haus erfüllte; als du eine besonders schöne Urlaubsreise in ein fernes Land machtest und die kulinarischen Köstlichkeiten mit ihren fremden Gewürzen und Kräutern erkundetest. In den Erinnerungen an solche Erlebnisse schwelgen wir gern, denn sie geben unserem Leben Würze.
Zum anderen gibt es auch Zeiten, in denen es in dir trüb und grau ist, weil das Leben dir Knüppel zwischen die Beine wirft. Diese Hindernisse erscheinen im ersten Moment unüberwindlich. Wenn du damit einen Geruch verbinden wolltest, wäre er wahrscheinlich muffig und modrig.
Eckart von Hirschhausen hat einmal gesagt, dass Glück vorbeigehen muss, um Platz für neues Glück zu machen. Glück ist kein Dauerzustand, doch viele schöne Momente aneinanderzureihen, ist ein lohnendes Ziel. Es geht darum, durch das Leben zu tanzen, egal, welchen Beat der DJ gerade auflegt.

Es gibt zwei Ereignisse im Leben, die uns alle miteinander verbinden, so individuell sie auch sind: Das eine ist die Geburt

und das andere der Tod. Jeder von uns purzelt auf seine eigene Art und Weise ins Leben, und der Übergang in die geistige Welt ist ebenso unterschiedlich.
Das Abenteuer, das sich zwischen diesen beiden Stationen entspannt, ist voll von großen und kleinen Momenten, die uns einmal begeistern und einmal herausfordern. Für sich genommen, sind die schwierigen Erlebnisse alle kein Beinbruch, doch die Mischung aus Zeitdruck, Arbeitsbelastung, Familienstress und Erschöpfung bauscht sich zu etwas so Großem auf, dass es uns aus der Bahn werfen kann.
Kommen dann noch Krisen gesundheitlicher, familiärer oder gesellschaftlicher Art dazu, können wir uns wie in einem Tunnel fühlen, an dessen Ende kein Licht erkennbar ist.

Die kleinen und großen Herausforderungen gehören zu unserem Leben dazu. Damit du ab sofort entspannter durch sie hindurchnavigieren kannst, eröffnen wir, Michelle und Karin, dir Möglichkeiten, wie du immer wieder zu deiner inneren Balance zurückfinden kannst. Ich, Michelle, gebe dir professionelle Tipps aus dem Coaching, und ich, Karin, zeige dir, wie die Kräfte aus der Natur deine Balance unterstützen. In vielen Situationen des Lebens bieten dir diese Hilfsmittel eine gute Unterstützung.
Manchmal sind es kleine Stolpersteine, dann wieder dicke Brocken, die uns straucheln lassen und dem Leben eine unerwartete Wende geben. Im ersten Moment fühlt sich das wie ein Schicksalsschlag an, wenn beispielsweise unsere Existenz bedroht ist, der Partner uns verlässt oder ein geliebter Mensch verstirbt, und wir verlieren den Boden unter den Füßen. Dann müssen wir uns erst einmal wieder sortieren. Mit unserer jeweiligen Expertise möchten wir dir Lösungsmöglichkeiten

anbieten, damit du wieder auf die Beine kommst und deine innere Balance wiederfindest.
Jede Anwendung aus dem Coaching oder der Welt der ätherischen Öle kann einzeln schon viel bewirken. Kombiniert sind sie in der Lage, deinem Entwicklungsprozess Leichtigkeit und Freude zu verleihen.

Zwei wundervolle weitere Powerfrauen, Andrea und Katja, ergänzen dieses Programm mit ihren eigenen Blickwinkeln aus Jin Shin Jyutsu und Resilienztraining. Uns alle verbindet, dass wir gern die duftenden Helfer aus der Natur einsetzen: die ätherischen Öle.

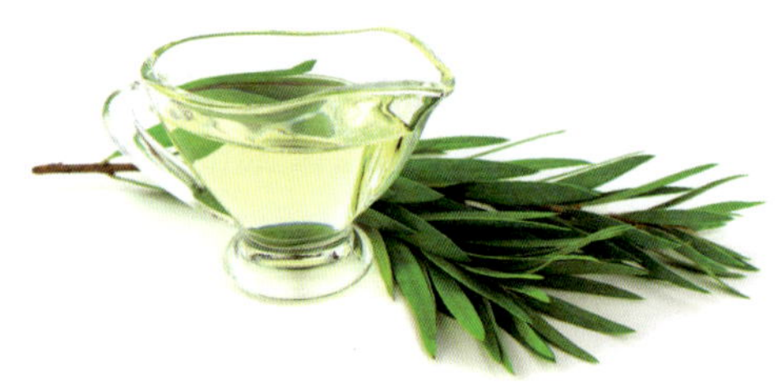

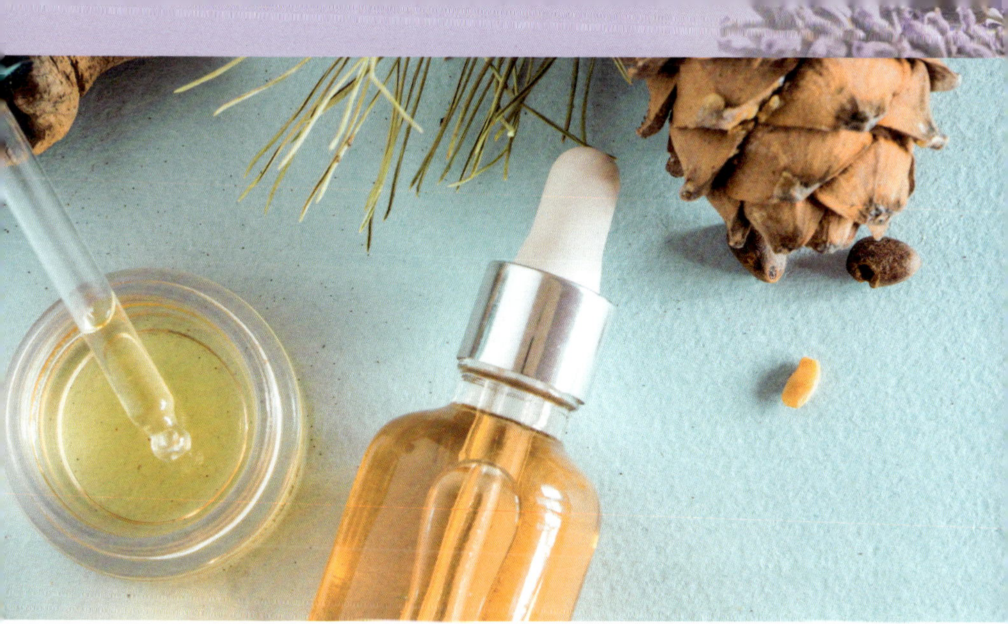

Warum sind ätherische Öle so eine gute Unterstützung?

Gerüche und Erinnerungen hängen eng zusammen. Wir nehmen einen bestimmten Duft wahr, und sofort erinnern wir uns an die Situation, als wir ihn zum ersten Mal gerochen haben, und verspüren auch die Emotionen von damals. Handelt es sich um eine schöne Erinnerung wie das Plätzchenbacken mit der Oma, macht sich ein Wohlgefühl in Herz und Bauch breit.

Du kannst also Gerüche, die für dich mit positiven Erinnerungen verknüpft sind, auch gezielt einsetzen, um dich in einen besseren emotionalen Zustand zu bringen.

Mache eine Liste von Düften, die mit schönen Erlebnissen zusammenhängen. Suche dazu in deinen Erinnerungen. Vielleicht hast du alte Fotoalben oder blätterst digital durch deine Bildergalerie. Fotos können ein gutes Hilfsmittel sein, um dem Gedächtnis auf die Sprünge zu helfen. Schlüsselwörter dabei sind: Urlaub, Blumen, Früchte, Spaß, Natur, Oma, Opa, Kindheit.
Welche Wohlfühldüfte hast du gefunden? Wenn die Tage einmal grau sind, kannst du dich mit ihnen wieder aufbauen.

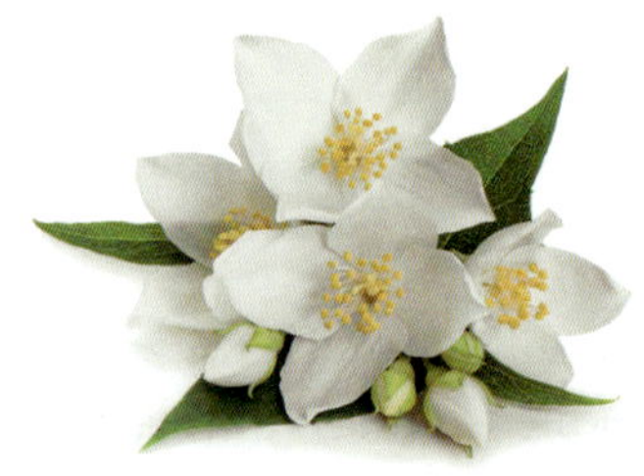

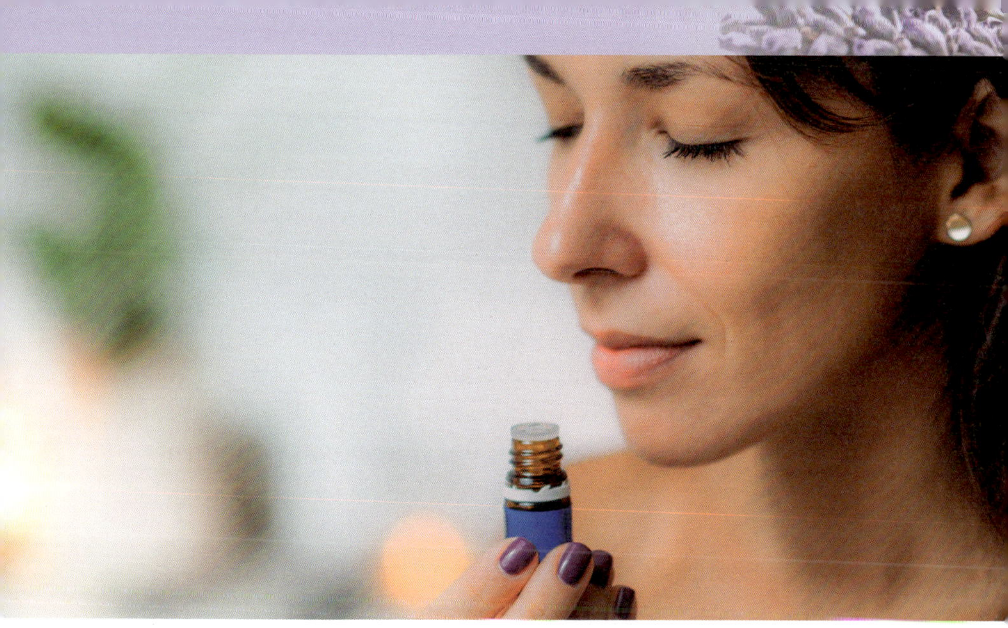

Wie geht Riechen?

Riechen ist ein komplexer Vorgang, und wir haben zwei verschiedene Wahrnehmungsstrukturen dafür in unserer Nase. Falls das Hauptsystem ausfällt, ist ein Notsystem für die wichtigsten Gerüche vorhanden, um das Überleben zu sichern.

Das olfaktorische System

Stellen wir uns vor, wir riechen an einer wunderschönen Rose. Die Duftmoleküle wandern durch die Nasenlöcher in den Bereich der Riechschleimhaut am oberen Ende der Nasenhöhle. Dort befinden sich Millionen von Duftrezeptoren. Nach dem Schlüssel-Schloss-Prinzip wird der chemische Impuls, wenn das passende Molekül zum passenden Rezeptor kommt, in einen elektrischen Impuls umgewandelt und an das Gehirn weitergeleitet. Die Riechzellen sind sozusagen die Dolmetscher der Düfte. Wenn man bedenkt, dass manche Pflanzen bis zu

500 unterschiedliche Duftmoleküle besitzen, kann man die Komplexität erahnen, die den Riechvorgang ausmacht. Die Zellen können die Komposition aller Bestandteile nur erfassen, wenn sie reibungslos kooperieren.

Das trigeminale System

Dieses Notriechsystem ist nicht so fein wie das olfaktorische. Hauptsächlich dient es dazu, uns vor giftiger und verdorbener Nahrung sowie Bränden zu schützen, indem es starke Gerüche wie Rauch, Säure und Ammoniak erkennt.
Es ist mit dem großen Gesichtsnerv gekoppelt, dem Trigeminus. Die Natur hat es praktisch eingerichtet, dass die Nase über dem Mund liegt. So können wir an dem Essen riechen, bevor es in den Mund wandert. Gerade in der Zeit, bevor es Kühlschränke gab, war das wichtig, um sich vor verdorbener Nahrung zu schützen. Sicherlich ist dir auch schon einmal bei einem Gewitter eine Suppe vom Vortag sauer geworden. Der Geruch signalisiert dann eindeutig, dass sie nicht mehr genießbar ist.

Die Wissenschaft hat herausgefunden, dass wir am ganzen Körper Duftrezeptoren haben, z. B. an der Innenseite der Arme und Beine und sogar an den inneren Organen. Ätherische Öle auch in Gerichten und Getränken zu verwenden, ist folglich nicht nur für den guten Geschmack und Geruch sinnvoll, sondern auch für die Balance von innen.

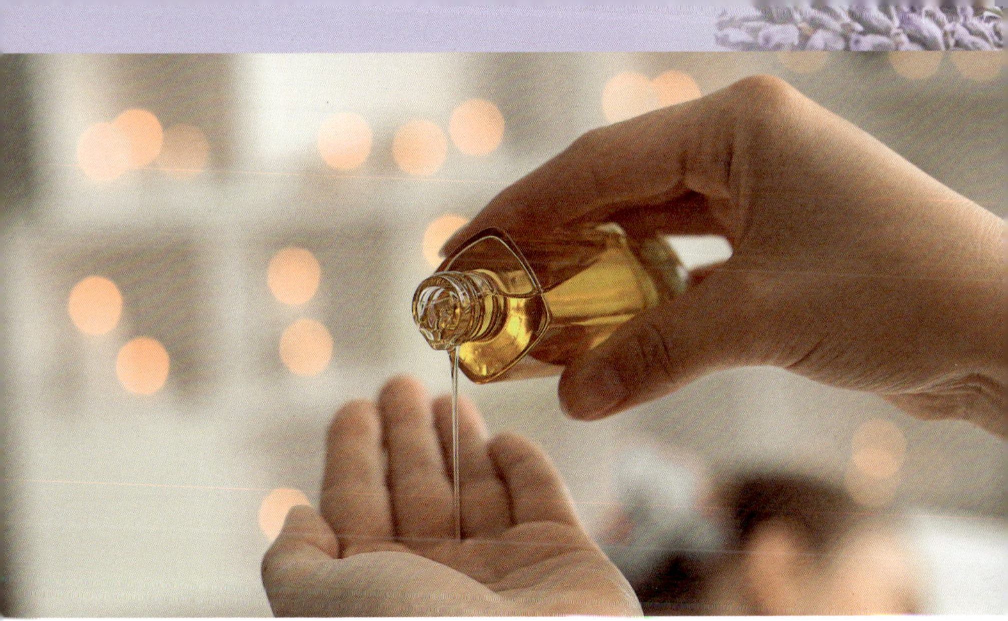

Wie wirken ätherische Öle auf den Körper?

Unsere Gedanken produzieren elektrische Impulse, die von den Neuronen durch das Nervensystem geleitet werden. Das Signal triggert eine Emotion. Wenn wir einen Gegenstand berühren, etwas sehen oder den Wind auf unserer Haut spüren, »verpackt« unser Körper diese von außen kommenden Reize und leitet sie zum Gehirn weiter. Dieses ist die Schaltzentrale für sämtliche Prozesse, automatisch ablaufende wie Sehen, Riechen, Hören und Schmecken, und willentliche wie gezielte Bewegungen.
Die Aufgabe der Übertragung von Reizen übernehmen die in unserem ganzen Körper vorkommenden Neuronen. Allein unser Gehirn besitzt etwa eine Billion davon und kann durch

Neukombination der Verschaltungen zwischen ihnen zumindest theoretisch nahezu unendlich viele Informationen speichern.
Die Neurotransmitter sind Botenstoffe, die an den Neuronen andocken und das entsprechende Gefühl produzieren. Ein Gedanke ist am Anfang eine elektrische Ladung. Diese wird in jeder Zelle abgespeichert. Die DNA im Zellinneren ist sozusagen eine Bedienungsanleitung, in der steht, wann welches Gefühl ausgelöst wird. Besonders starke emotionale Zustände verursachen Säuren im Körper, die das Transkriptionsenzym aktivieren. Dieses speichert die Emotion in der DNA ein, und die Kopplung von Wahrnehmung und Gefühl wird fortan als fester Bestandteil des Erbguts kopiert und weitergegeben.

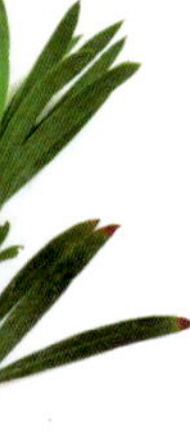

Woraus besteht die DNA? Aus Aminosäuren, Zucker und Stickstoff. Woraus bestehen ätherische Öle? Aus Aminosäuren, Zucker und Stickstoff – und sie haben eine elektrische Ladung! Mit ätherischen Ölen, die also die gleichen Bestandteile haben wie unsere DNA, können wir daher falsche Programme in unserer »Software« korrigieren. Wenn wir geboren werden, sind wir erst einmal ein Produkt unserer Eltern und derer DNA.
Wir tragen also auch die Emotionen der Eltern in uns. Es wurde festgestellt, dass das Baby mit einer anderen genetischen Ausstattung zur Welt kommt, wenn die Mutter in der Schwangerschaft viel Stress hatte. Die Hormone, die in der Schwangerschaft ausgeschüttet wurden, erreichen auch das heranwachsende Kind. Später ist es stressanfälliger als andere Kinder.
Es geht sogar noch weiter, auch die Emotionen unserer Ahnen erben wir. Das, was unsere Vorfahren an Krankheiten durchgemacht haben, findet sich in unserer DNA. Haben unsere Großeltern ein oder zwei Kriege erlebt und Situationen von

höchster Not und Todesangst durchlitten, wurde dieser massive Eindruck in ihrer DNA gespeichert und auch an die Nachfahren weitergegeben. Und in der heutigen Zeit, die in vielen Bereichen sicherer und angenehmer ist, fühlen wir uns dennoch immer wieder unterschwellig von Existenzängsten erfasst.

Wir sind den Emotionen unserer Vorfahren aber nicht ausgeliefert, sondern haben die Macht und die Möglichkeit, unsere eigene Geschichte zu schreiben. In diesem Bereich hat der Entwicklungsbiologe und Stammzellenforscher Bruce Lipton viel Aufklärungsarbeit geleistet. Um Automatismen zu verändern, musst du die Art und Weise verändern, wie du üblicherweise emotional reagierst. Dabei hilft es, den Fokus weg von den unerwünschten Gefühlen wie Ärger, Wut, Zorn, Neid oder Eifersucht hin zu den Gefühlen, die du fördern möchtest, zu lenken.
Hierbei unterstützen dich die ätherischen Öle, da sie eine entsprechende elektrische Ladung haben und den Prozess in Gang setzen können. Sobald wir die Emotionen kontrollieren und nicht die Emotionen uns, haben wir auch die Kontrolle über unser Leben.

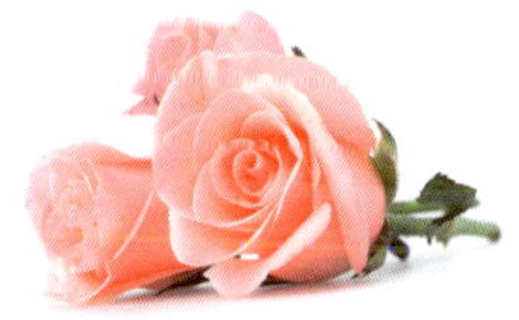

Das seelische und körperliche Gleichgewicht mit ätherischen Ölen ganzheitlich zu unterstützen, ist äußerst effektiv. Dabei ist es wichtig, dass du Essenzen von höchster Qualität verwendest. Sie sollten so hergestellt sein, dass …

- die Böden, auf denen die Pflanzen wachsen, frei von Schwermetallen sind,
- in der Aufzucht der Pflanzen keine Herbizide oder Pestizide eingesetzt werden,
- die Pflanzen vom Samen aus gezogen werden,
- die Pflanzen zum optimalen Reifezeitpunkt geerntet werden,
- die nötigen Konsolidierungszeiten eingehalten werden bzw. die Pflanzenteile nicht vor der Destillation schon verwelken,
- die ätherischen Öle schonend bei niedrigerer Temperatur, niedrigerem Druck und dafür länger destilliert werden, sodass sich alle Moleküle aus der Pflanze lösen,
- die fertigen ätherischen Öle von internen und externen Laboren auf Pilze, Schwermetalle und andere Umweltbelastungen getestet werden.

Ätherische Öle sind Naturprodukte, die wie Wein von den Umweltbedingungen abhängig sind. Die Wetterlage, die Menge an Regen und Sonnenschein, bedingt jedes Jahr auch etwas andere Aromanuancen. Wenn ein ätherisches Öl von jedem Jahrgang identisch riecht, solltest du skeptisch werden, ob nicht mit künstlichen Duftstoffen nachgeholfen wurde.
Aus rechtlichen Gründen können wir hier nicht unseren bevorzugten Hersteller nennen. Wer diese wirklich außergewöhnlichen ätherischen Öle kennenlernen möchte, kann uns aber gern anschreiben.

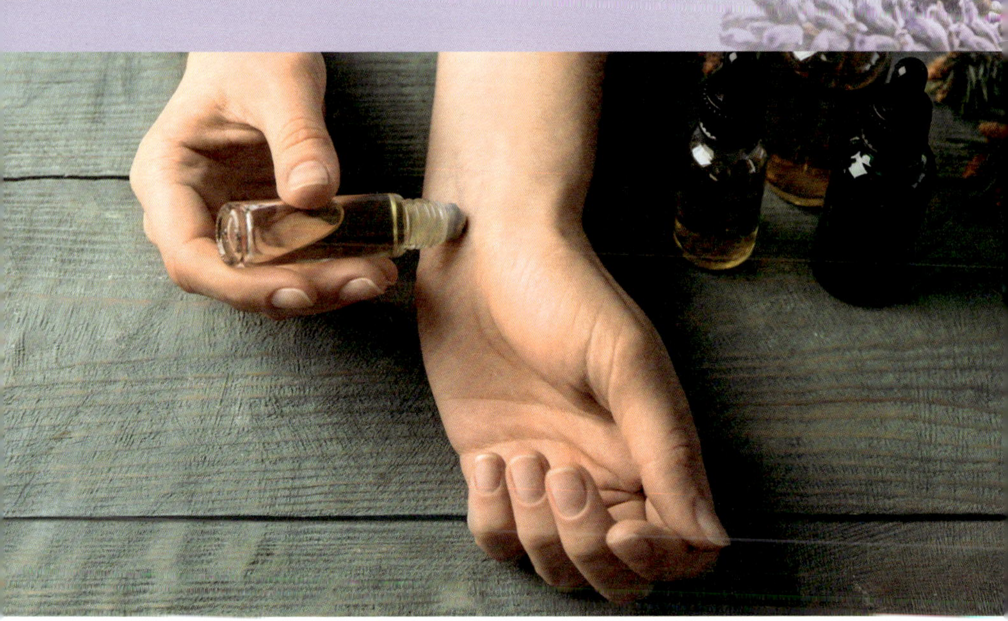

Wie werden ätherische Öle angewendet?

Die meisten von uns kennen ätherische Öle wahrscheinlich höchstens von Duftlampen mit Teelicht. So war das jedenfalls bei mir, Karin. Erst im Jahr 2013 habe ich angefangen, das Füllhorn an Möglichkeiten zu entdecken, das die ätherischen Öle bieten.

Alles ist Schwingung und Energie. Unsere Gefühle, die Musik, die wir hören, das Essen, das wir zu uns nehmen, die Menschen, mit denen wir uns umgeben, die Düfte, die wir riechen. Mit ätherischen Ölen kannst du deine Energie deutlich erhöhen. Und eine hohe Frequenz bedeutet Gesundheit und Wohlbefinden. Niedrige Frequenzen erzeugen negative Gefühle und setzen uns und unseren Körper unter Stress, sodass wir übersäuern und krank werden können.

Bei vielen der Anwendungen werden die Essenzen direkt auf die Haut aufgetragen. Deshalb ist es so wichtig, dass du auf die Qualität des ätherischen Öls achtest. Im Folgenden stellen wir dir die gängigsten Anwendungsmöglichkeiten vor, auf die wir später immer wieder zurückkommen werden.
Bitte prüfe bei jeder Anwendung, ob auf dem Etikett des ätherischen Öls eine Anwendungsempfehlung oder ein Sicherheitshinweis steht. Die Essenzen sind zwar vollkommen natürlich, aber auch hochkonzentriert. Daher solltest du auf jeden Fall achtsam mit ihnen umgehen.

Über die Handflächen

Ein sehr schneller und einfacher Weg ist das Auftragen des Öls auf die Handflächen. Die Haut ist dort sehr aufnahmefähig, jedoch nicht so empfindlich wie an anderen Körperstellen. Über die Reflexzonen an der Handfläche und den Fingern kannst du alle Bereiche und Organe des Körpers ansprechen. Praktischerweise haben wir die Hände ja immer dabei. Auch an den Fußsohlen befinden sich entsprechende Reflexzonen. Das Auftragen dort ist aber im Alltag nicht immer möglich und eher morgens oder abends empfehlenswert.

- Gib 1 Tropfen des gewünschten ätherischen Öls in eine Handfläche.
- Verreibe ihn in deinen Händen.
- Forme nun aus beiden Händen ein Körbchen, und halte es vor deine Nase. Atme den Duft für 3–4 Atemzüge ein.
- Spüre nach, welche Veränderungen du feststellen kannst. Vielleicht kannst du nun tiefer, freier und ruhiger atmen.

Auf diese Weise nimmst du die guten Impulse des ätherischen Öls doppelt auf. Über die Haut gelangt es in den Blutkreislauf und von dort in jede Körperzelle. Es dauert ca. 20 Minuten, bis das ätherische Öl in ihnen angekommen ist und wirkt. Durch die zusätzliche Duftwahrnehmung reagiert das Gehirn innerhalb weniger Sekunden.

Als Auraspray

Wenn du es lieber feinstofflich magst und das ätherische Öl nicht direkt auf den Körper auftragen willst, kannst du dir selbst ein Auraspray mischen.

- Besorge dir eine Sprühflasche mit 50 ml Fassungsvermögen.
- Gieße 5 ml Wodka oder 96-prozentiges Ethanol für kosmetische Zwecke aus der Apotheke hinein. Der Alkohol dient zum Stabilisieren der Mischung und ist geruchsneutral.
- Gib je nach gewünschter Intensität 7–15 Tropfen ätherisches Öl deiner Wahl dazu.
- Fülle die Flasche mit gereinigtem Wasser auf, und verschüttle die Mischung.

Diese Mischung in deine Aura, also die energetische Hülle um dich herum, zu sprühen, ist eine subtilere Art, dich mit den ätherischen Ölen zu unterstützen. Sie ist vor allem für diejenigen geeignet, denen es unangenehm ist, durch einen intensiven Duft aufzufallen. Wenn du die Mischung als Raumspray verwenden möchtest, kannst du der Anteil an ätherischem Öl etwas erhöhen.

Als Roll-on für unterwegs
Für die Handtasche, den Schulranzen oder am Arbeitsplatz eignen sich Roll-ons, mit denen du dir zwischendurch einen kurzen Energiekick geben kannst. Es gibt dafür kleine Gläschen, die mit einem Kugelaufsatz verschlossen werden.

- Besorge dir ein Roll-on-Fläschchen mit 5 ml Fassungsvermögen.
- Gib 7–10 Tropfen des gewünschten ätherischen Öls hinein.
- Fülle es mit einem Trägeröl (z. B. süßes Mandelöl) auf.
- Verschließe das Fläschchen, und schüttle es kräftig.

Mit dem Roll-on kannst du das Öl gut am Handgelenk und am Hals auftragen. Hier ist die Haut sehr zart und aufnahmefähig. Durch die Verdünnung in Trägeröl wird sie nicht gereizt.

Im Raum vernebelt
Erschaffe eine angenehme Atmosphäre, indem du einen Raum mit ätherischen Ölen beduftest. Da die ätherischen Öle in hoher Qualität viel zu kostbar sind, um sie in einer Duftlampe mit Teelicht zu verwenden, ist die Anwendung in einem Ultraschallvernebler, auch Diffuser genannt, sinnvoll. In einer Duftlampe vergisst man leicht, neues Wasser nachzugießen. Die ätherischen Öle verbrennen dann. In einem Diffuser werden die wertvollen Inhaltsstoffe der hochwertigen und daher auch hochpreisigen ätherischen Öle nicht durch Überhitzung beschädigt. Darin wird ein feiner Wassernebel durch ein in Schwingung versetztes Plättchen erzeugt und das Aroma fein im Raum verteilt. Ein positiver Nebeneffekt ist, dass die Raumluft durch die ätherischen Öle gereinigt wird. Trockene Luft,

wie sie oft im Winter durch das Heizen entsteht, wird angefeuchtet. Das wirkt sich günstig auf die Schleimhäute aus und stärkt das Abwehrsystem, denn ausgetrocknete Schleimhäute sind Nistplätze für Viren und andere Keime.

Vor allem im Schlafzimmer ist eine Beduftung empfehlenswert. Stark stressreduzierend wirken die ätherischen Öle von **Bäumen** oder **Lavendel.**

Bei Diffusern gibt es große Qualitätsunterschiede, die nicht nur die verbauten Materialien und damit die Haltbarkeit betreffen, sondern auch, wie fein der erzeugte Wassernebel ist.

Im Wannenbad

Es ist bekannt, dass schon Kleopatra in duftenden Essenzen badete. Du kannst dich selbst ein bisschen wie die ägyptische Königin fühlen und dein Wohlgefühl mit einem aromatischen Vollbad steigern.

Hierzu braucht es einen Emulgator, der dafür sorgt, dass sich das ätherische Öl mit dem Wasser verbindet. Sonst schwimmt es nur an der Oberfläche. Kleopatra verwendete Eselsmilch, du kannst auch Sahne, Honig oder Salz benutzen.

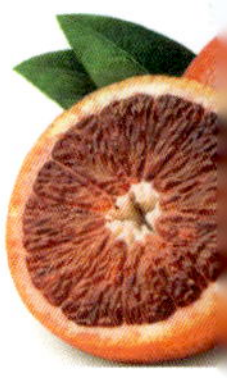

- Mische 1 EL des Emulgators mit 3–5 Tropfen des ätherischen Öls.
- Fülle die Wanne mit 37–39 °C warmem Wasser, und gib die Ölmischung hinein.
- Genieße das Vollbad für mindestens 15 Minuten.

Sehr entspannende ätherische Öle für ein Vollbad sind **Lavendel, Wintergrün, Weihrauch** und **Rose.**

Als Körperöl

Wenn du nach dem Duschen das Bedürfnis hast, die Haut noch besonders zu pflegen, dann mische dir dein Körperöl mit ätherischen Ölen. Ich, Karin, bevorzuge ein Trägeröl, das auch destilliert ist. Das hat den Vorteil, dass es geruchsneutral ist und sehr schnell einzieht. Bei anderen fetten Ölen bleibt der Fettfilm lange auf der Haut, und man kann sich noch nicht anziehen.

Wenn nach dem Duschen die Haut noch etwas angefeuchtet ist, kannst du das Körperöl auftragen. Je nach aktueller Verfassung kannst du mit deiner individuellen Körperpflegemischung auch deine emotionale Balance fördern.

- Fülle 50 ml neutrales Trägeröl in eine Flasche.
- Gib je nach gewünschter Intensität 10–20 Tropfen des gewählten ätherischen Öls hinzu. Du kannst auch verschiedene ätherische Öle mischen. Schüttle alles gut durch.
- Massiere deinen gesamten Körper mit dem Öl, wenn deine Haut nach dem Duschen oder Baden noch leicht feucht ist.

Jeder Anwender ist anders: Der eine mag lieber eine leichte Note, der andere liebt intensivere Düfte. Finde heraus, was für dich stimmig und angenehm ist. Als Faustregel kann man sagen: Blonde, rothaarige und sehr hellhäutige Menschen verwenden eher weniger ätherische Öle und verdünnen sie stärker. Dunkelhaarige und Menschen mit etwas dunklerer Haut sind tendenziell robuster und vertragen eine höhere Dosierung der ätherischen Öle.

Um beschwingt in den Tag zu starten, eigenen sich frische ätherische Öle wie **Zitrone** und **Pfefferminze.**

Um den Tag ausklingen und den Alltag hinter sich zu lassen, eignen sich **Weihrauch** und **Lavendel.**
Mit einem Körperöl lässt sich auch eine schöne Partneranwendung durchführen. Dafür ist eine Kombination aus **Zeder** und **Rose** geeignet, denn sie unterstützt die Romantik.

Im Essen

Die ätherischen Öle lassen sich auch prima in der Küche verwenden. Sie bringen einen geschmacklichen Extrakick in Getränke, Dressings, Suppen und andere Speisen.
Zum einen fördern die ätherischen Öle die Verdauung, zum anderen wird das Zubereiten und Verzehren des Essens durch die Zugabe sinnlicher und wohltuender.
Wichtig ist, dass die ätherischen Öle, die du verwendest, einen Vermerk auf dem Etikett haben, dass sie für die innere Einnahme geeignet sind.

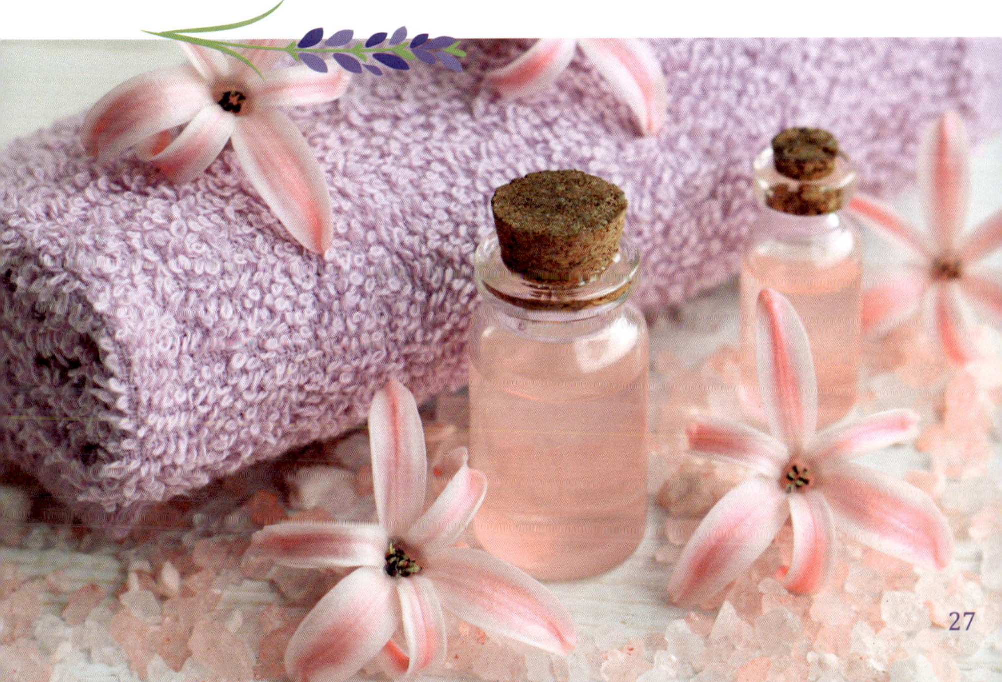

Das ABC des Duftcoachings

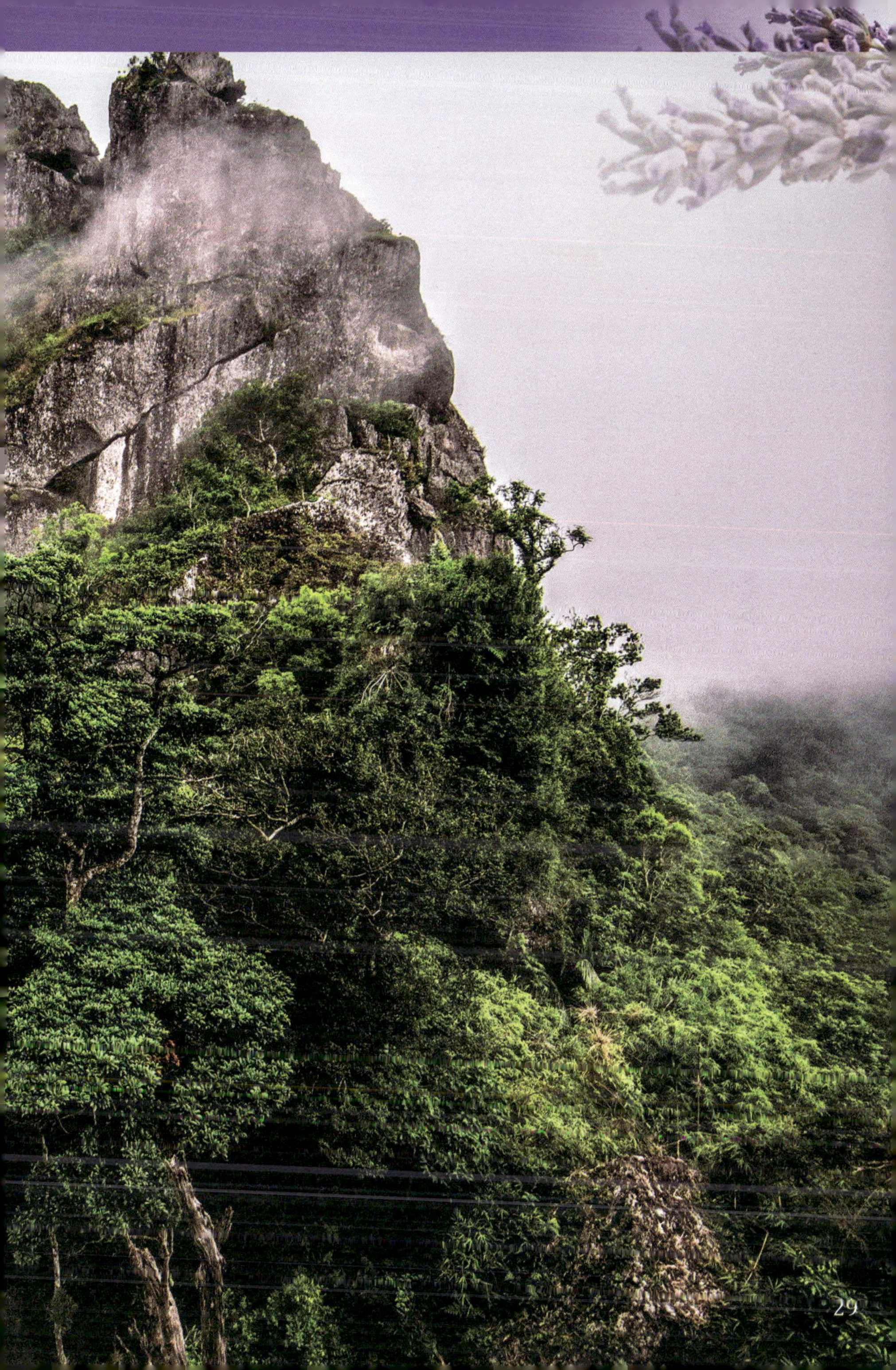

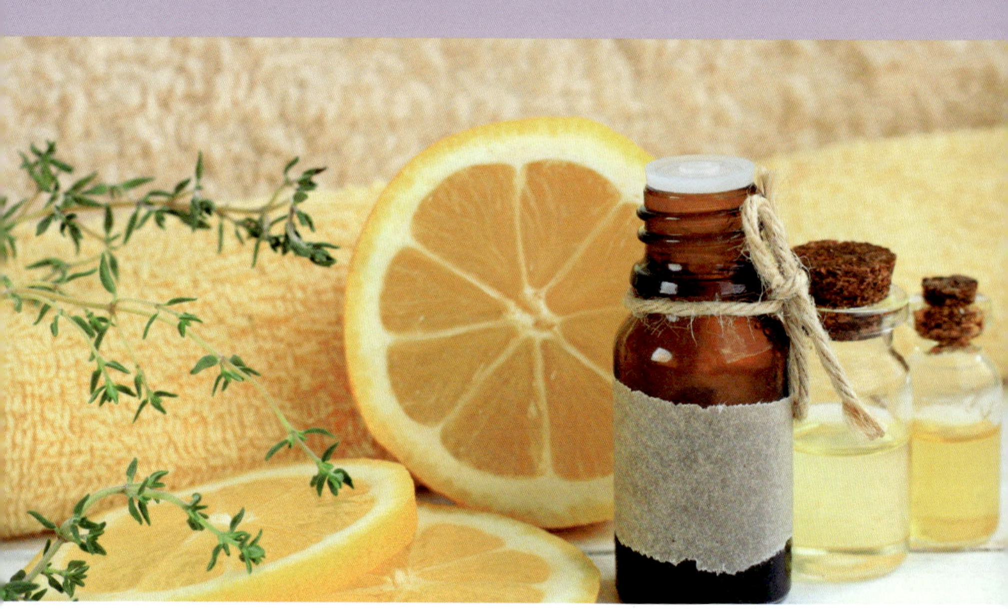

Angst

Die Angst ist wohl das gefürchtetste Gefühl, das es gibt. Denn sie ist eine alte, uns allen bekannte Emotion. Es gibt viele Ängste, allen voran die Angst vor dem Tod, die Existenzangst, die Angst vor Einsamkeit, vor Unfällen, vor Krankheiten, vor Schmerzen … Wir leben zwar in relativ sicheren Zeiten, doch eine bedrohliche Situation kann immer einmal eintreten – die Frage ist, wie wir damit umgehen. Das Gefühl, nicht zu wissen, was in naher Zukunft oder wenigstens im nächsten Moment geschehen wird, ist unangenehm und wird von verschiedenen Körperreaktionen begleitet.

Angst hat immer damit zu tun, dass etwas auf uns zukommt, was wir nicht kontrollieren können. Wir fühlen uns irgendwie unwohl, es schlägt uns auf den Magen, die Beine sind ein biss-

chen wie Wackelpudding, vielleicht verschlägt es uns auch den Atem oder verursacht Schlafprobleme.
Angst löst fast immer Stress aus und damit bestimmte körperliche Reaktionen. Das ist in vielen Situationen auch richtig, denn wir möchten ja gewarnt werden, wenn etwas Schlimmes passiert. Wir möchten unserem Körper vertrauen, wenn er uns mitteilt, dass wir vorsichtig sein oder besser weglaufen sollen.

Angst macht auch kampfbereit, setzt Energie frei. Damit wir flüchten oder kämpfen können, bündelt sich unsere Energie extrem. Und es wird ein wichtiger Botenstoff freigesetzt: Dopamin. Dieser Neurotransmitter wird immer dann ausgeschüttet, wenn wir neue Erfahrungen machen. Dies erklärt vielleicht die Unzufriedenheit unserer Gesellschaft trotz der großen Sicherheiten, die wir haben: Uns fehlt das Neue.
Nicht umsonst sprechen viele Mentoren und Coaches von einer Komfortzone, die man ab und zu verlassen sollte, um glücklich zu sein. Damit ist der gemütliche, sichere Bereich gemeint, den wir in- und auswendig kennen, in dem aber auch nichts Neues passiert. Und unsere Ziele, unsere Entwicklung liegen immer außerhalb dieser Zone. Wollen wir unseren Handlungsspielraum erweitern und Erfahrungen machen, durch die wir über uns hinauswachsen können, müssen wir etwas Sicherheit aufgeben. Das bedeutet aber nicht, dass du deine Angst einfach wegdrücken solltest. Es gilt, eine gute Balance zu finden.

Dann kann die Angst inspirierend sein für:

- Kreativität,
- Abenteuer,
- Entwicklung,
- Grenzüberschreitung,
- neue Erfahrungen, die uns Zielen und dem Lebenssinn näherbringen.

Als Dauerstress kann die Angst jedoch krank machen. In den 1920er-Jahren stellte der Mediziner Hans Selye durch verschiedene Untersuchungen zum ersten Mal fest, dass unsere Gefühle als Ursache von Stress unsere Gesundheit enorm beeinträchtigen und sogar Organschädigungen bewirken können. Typische Symptome von Angst und Panik sind Herzprobleme, Migräne, Bluthochdruck, Magengeschwüre, Schwindel, Kribbeln in den Muskeln, Druck auf der Brust, Übelkeit, Zittern, Infektionskrankheiten und sogar Unfälle. Die körperliche Belastung durch Stress ist also enorm hoch. Emotionale Konflikte, die starke Ängste auslösen, können sich direkt auf den Gesundheitszustand auswirken.

Allerdings kommt es immer darauf an, wie jemand mit diesen Umständen umgeht. Es gibt Menschen, die in besonders herausfordernden Situationen ruhig und gesund bleiben, die von Grippewellen immer verschont bleiben, die Krebs überleben! Die Frage ist also: Was führt dazu, dass manche Menschen mit Belastungen besser zurechtkommen? Warum erkranken die einen und die anderen nicht? Wie kann es sein, dass Menschen unter den gleichen Umständen so unterschiedliche Reaktionen zeigen?

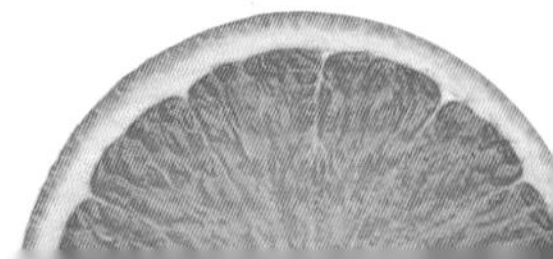

Denken diejenigen, die Krisen besser überstehen, vielleicht einfach positiver? Unser Körper empfindet Angst und den daraus resultierenden Stress immer als real – egal, ob der Auslöser eine äußere Bedrohung oder ein Gedanke ist. Da bringt es wenig, sich einfach einzureden, dass die Gefahr im Grunde gar nicht da ist. Der Körper spult sein uraltes Überlebensprogramm ab, um uns auf Flucht oder Kampf vorzubereiten. Das positive Denken – das wischt unser Unterbewusstsein einfach vom Tisch.

Wenn die Angst aber nur ein Gefühl ist, das Gedanken entspringt, dann muss es doch möglich sein, dieses Gefühl und diese Gedanken zu verändern. Wie gesagt: Unser Gehirn versteht nicht, ob etwas real ist oder ob wir es uns bloß vorstellen. Darum sind unsere Gedankengewitter, die uns in Grübeleien, Sorgen und schließlich Körperreaktionen führen, auch so kraftvoll. Ob eine Konsequenz eintritt oder nicht, ist dem Gehirn egal – der Stress ist da. Sobald wir über etwas Negatives nachdenken, laufen alle körperlichen Prozesse automatisch ab. Was genau können wir also tun, um unseren Körper optimal zu unterstützen und unser Denken gesund zu verändern?
Das Unterbewusstsein spielt hier eine extrem große Rolle. Du musst dir selbst glauben, dich selbst überzeugen, dass keine Gefahr besteht. Selbstverständlich ist es besser, die Gedanken auf etwas Positives als auf etwas Negatives auszurichten. Doch läuft man schnell Gefahr, einfach nur so zu tun, als ob.

Wichtig ist, in eine echte Ausgeglichenheit mit neuen Gedanken und einer neuen inneren Haltung zu kommen. Eine wirkliche Balance kannst du nur erreichen, wenn du dir auch glaubst, was du dir erzählst. Dafür müssen neue Glaubenssätze, neue neuronale Verknüpfungen angelegt werden.

Um aus der Angstfalle herauszufinden, den negativen Gedankenstrudel aufzulösen, ist es unabdingbar, dass du dich aktiv mit deinen Gedanken und Glaubenssätzen auseinandersetzt. Dazu musst du dich selbst achtsam beobachten. Es braucht eine regelrechte Gedankenhygiene, einen Frühjahrsputz im Kopf.

Ängste und Panikattacken beruhen meist darauf, dass wir uns nicht im Hier und Jetzt befinden, sondern in der Vergangenheit oder in der Zukunft: Angst haben vor dem, was geschehen könnte, oder, dass sich Dinge wiederholen. Achtsamkeit ist das Ankommen in der Gegenwart, das Einswerden von Körper und Geist. Daher sind Achtsamkeitsübungen sinnvoll, in die du auch deinen Körper mit einbeziehst.

Mache dir bewusst: Du bist nicht deine Gefühle. Es ist wichtig, dass du deinem System in jedem Moment ganz klar sagst, wo es langgeht. Die Gedanken wandern irgendwohin, wenn du sie nicht im Griff hast. Bevor du dich versiehst, denkst du etwas Schreckliches – einfach, weil du es dir so angewöhnt hast oder mit Menschen zusammen bist, die das hören wollen. Auf den eingeübten Wegen zu denken, ist viel leichter, als Gedanken hervorzubringen, die du nicht so häufig hast.
Deshalb ist es entscheidend, dass du ganz genau weißt, wie du dich fühlst und was du denkst. Und zwar möglichst in jedem Moment.
Die Hirnforschung hat schon lange erkannt, wie wichtig unsere Gefühle sind und was sie mit unserem Körper anstellen. Das Gehirn kann 40 Information pro Sekunde aufnehmen, aber das Unterbewusstsein mehr als 11 Millionen Informationen pro Sekunde verarbeiten. Angesichts dieser Übermacht des

Unbewussten ist klar, dass du aktiv bestimmen solltest, worauf sich deine Aufmerksamkeit richtet.
Was helfen kann, die Gedanken zu sortieren oder zu entspannen, sind:

- Achtsamkeitsübungen,
- Meditation,
- Autogenes Training,
- Yoga.

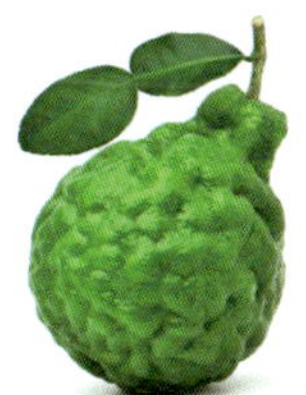

Doch nicht nur, zur Ruhe zu kommen, unterstützt dein System. Auch Bewegung ist wichtig, um den Stress aus den Zellen zu bekommen. Spazierengehen, Sport, Tanzen und vor allem Schütteln hilft dir, dich von negativen Gefühlen zu befreien.

ÜBUNG

Schütteln

Emotionen wirken sich immer auch körperlich aus, und genauso können wir mit unserem Körper Einfluss auf unsere Emotionen nehmen. Stress ist im Körper gespeichert. Um ihn also zu lösen, können wir über die körperliche Ebene gehen. Durch Schütteln geht das besonders gut.
Stelle dich hüft- oder schulterbreit auf einen rutschfesten Untergrund. Deine Knie sind locker, deine Arme hängen entspannt herunter. Beginne nun langsam, deinen gesamten Körper von oben bis unten zu lockern und zu schütteln. Schüttle deine Beine aus, deine Arme, deine Hände. Bewege

und lockere auch dein Becken. Wackle mit dem Gesäß, und wirf deine Hände nach vorn und zur Seite.
Mache, was sich gut anfühlt – es gibt hier kein Richtig oder Falsch. Denke daran, zu atmen. Mache bei dem Ausatmen Geräusche. Das hilft, wirklich loszulassen.

Solltest du zu den Menschen gehören, die ihre negativen Gedanken nur schlecht abstellen können, hilft dir vielleicht der Gedankenstopp. Da wir uns durch unsere eigenen Gedanken in die Misere bringen, ist es das Beste, mal kurz mit dem Denken aufzuhören. Der wichtigste Rat ist also: Denke diesen Gedanken unter keinen Umständen weiter! Du bist der Chef in deinem Kopf, niemand sonst.
Sei konsequent, und lasse nicht zu, dass eine gedankliche Endlosschleife dich in die nächste Panikattacke führt. Lenke den Fokus direkt auf etwas anderes, sobald du bemerkst, dass deine Gedanken sich langsam zu einem Gewitter zusammenbrauen. Bei jedem Anzeichen von stressigen Gedanken oder Angst geht es darum, deinem Gefühl bewusst zu begegnen, damit es seinen Schrecken verliert.

DER DUFTENDE TIPP

Sobald Stress oder Angst in dir aufkommt, gib 1 Tropfen *Orange*, *Mandarine* oder *Lavendel* auf eine Handfläche. Verreibe ihn zwischen den Händen, forme aus beiden Händen vor der Nase ein Körbchen, und atme mehrere Atemzüge lang den Duft ein.

ÜBUNG

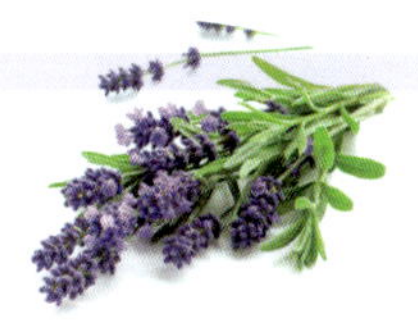

Gedankenstopp

Sage laut »STOPP« oder »HALT«, sobald du merkst, dass deine Gedanken in die falsche Richtung laufen. Mache jetzt alles, was nötig ist, um den negativen Gedanken sofort anzuhalten. Das ist das Einzige, was jetzt Priorität hat, denn sonst wirkt ein kleiner Gedanke wie ein Schneeball, der den Hügel hinunterrollt und zu einer Lawine wird, die du nicht mehr aufhalten kannst. Später ist zu spät, und die Gedanken haben schon so viel negative Gefühle und starke Emotionen nach sich gezogen, dass es dann schwierig wird, sie zu stoppen.

Den Körper spüren und weit werden

Nimm dir eine Auszeit, wenn du merkst, dass du nervös wirst. Setze oder lege dich bequem hin, und schließe deine Augen. Schaue einmal, ob du alles Gewicht an den Stuhl oder den Boden abgeben kannst. Lege deine Handflächen entweder gemütlich auf deine Oberschenkel, oder falte sie über dem Bauch zusammen. Spüre, wie du ein- und ausatmest. Vielleicht möchtest du auch etwas tiefer atmen und ein Geräusch beim Ausatmen machen, als hättest du gerade eine Mühsal hinter dir. Lasse den Druck mit dem Ton los.

Richte den Fokus jetzt auf deinen Körper. Spüre genau hinein, von den Füßen über die Waden, die Knie, die Oberschenkel, das Gesäß, den Bauch, die Brust, die Schultern, die Arme, die Hände bis zum Hals und dem Kopf. Ohne etwas zu bewerten, spürst du in deinen Körper hinein, ohne irgendetwas zu beeinflussen. Alles, was ist, ist in diesem Moment genau richtig.

Nun betrachte dein sorgenvolles Gefühl, die Angst. Kannst du spüren, in welchem Körperteil sie sich manifestiert? Erlaube ihr einfach, da zu sein. Die Angst ist nichts, was dich verfolgt oder überfallen kann. Sie ist ein Gefühl. Spüre genau hin, wo sie sich zeigt. Sie möchte deine Aufmerksamkeit. Wenn du die Stelle gefunden hast, die sich eventuell eng anfühlt, dann lenke deine Aufmerksamkeit bewusst in sie hinein. Fühle nach, ohne etwas zu bewerten. Es geht nur um das Spüren. Irgendwann nimmst du wahr, dass sich etwas in deinem Körper öffnet. Vielleicht löst sich die Enge, und du hast mehr Raum in diesem Teil deines Körpers.

Du darfst den freien Raum, der in dir entstanden ist, mit frischer Kraft füllen. Visualisiere eine Energie oder ein Licht. Vielleicht hat sie oder es eine unterstützende Farbe. Spiele mit deiner Fantasie. Wenn die Stelle von der Energie ausgefüllt ist, kannst du langsam beginnen, deine Gliedmaßen zu bewegen, und dann die Augen öffnen.

Es kann sein, dass du etwas Übung brauchst, bis du eine Veränderung spüren kannst. Die ätherischen Öle helfen dir dabei, die Hemmnisse zu überwinden, und bringen dich leichter in einen angenehmen, freien Zustand.[1]

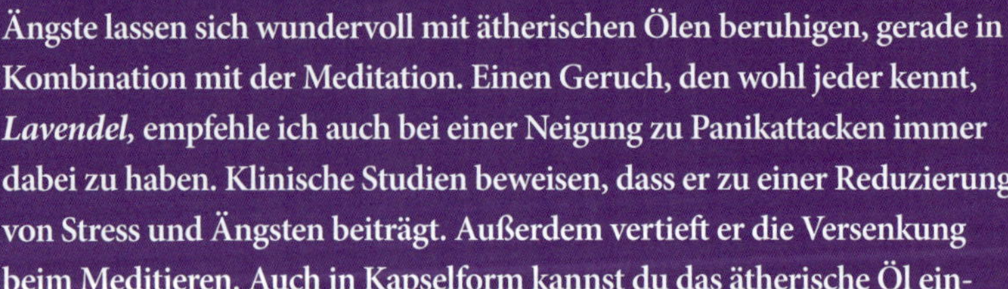

DER DUFTENDE TIPP

Ängste lassen sich wundervoll mit ätherischen Ölen beruhigen, gerade in Kombination mit der Meditation. Einen Geruch, den wohl jeder kennt, *Lavendel,* empfehle ich auch bei einer Neigung zu Panikattacken immer dabei zu haben. Klinische Studien beweisen, dass er zu einer Reduzierung von Stress und Ängsten beiträgt. Außerdem vertieft er die Versenkung beim Meditieren. Auch in Kapselform kannst du das ätherische Öl ein-

1 Viele Übungen und auch Audio-Anleitungen, die das Unterbewusstsein unterstützen, findest du in Michelle Ameckes Buch »Angst und Panikattacken endlich zum Teufel jagen«.

nehmen. Achte darauf, dass es für die innere Anwendung geeignet ist.
Rose wirkt sehr erhebend und beruhigend, ***Vetiver*** erdet und bringt zur Ruhe. Als ich, Michelle, noch Massagen angeboten habe, war das eine meiner Lieblingsmischungen in den Körperölen, weil sie so gut gegen Nervosität und sogar bei Schocks und Panikattacken helfen kann.
Auch ***Bergamotte,*** die du vielleicht als Zutat von Tees kennst, unterstützt bei innerer Unruhe. Als zitroniges Öl ist Bergamotte zudem ein gutes Duftwerkzeug bei Depressionen und fördert einen guten Schlaf. Gute Kombinationsmöglichkeiten sind:

- ***Weihrauch*** und Bergamotte wirken bei Aufregung beruhigend und heben die Stimmung.
- ***Lavendel*** und Bergamotte beruhigen Ängste hervorragend.

Ebenso können ***Ylang-Ylang, Kiefer, Römische Kamille*** und ***Muskatellersalbei*** dabei unterstützen, die Angst zu überwinden.

Die ätherischen Öle kannst du im Diffuser nutzen, aber auch in ein Massageöl geben. Bei akuten Situationen empfiehlt sich das Atmen aus dem Handkörbchen.

Angst ist vielschichtig, als Dauerzustand aber auf jeden Fall gesundheitlich bedenklich. Durch den ständigen Stressmodus kann der Blutdruck steigen, da der Organismus unter starkem Druck steht. Dies lässt sich allein schon mechanisch erklären: Der Blutdruck steigt, wenn sich Gefäße verengen. Wir machen uns innerlich eng, wenn wir in Angst und Panik gefangen sind. Lässt der Druck nach, weiten sich die Gefäße wieder, und auch der Blutdruck reguliert sich. Wer dauerhaft einen viel zu hohen Blutdruck hat, nimmt die Welt möglicherweise anders wahr. Als steckte er in einer Blase, ziehen die Dinge an ihm vorbei. Auch sein Gegenüber sieht er nicht mehr wirklich, weil er nur noch mit sich selbst beschäftigt ist.
Die positive Wirkung von Düften kann hier genutzt werden, um den Druck aus dem Kessel zu nehmen und mehr Gelassenheit einzuladen.

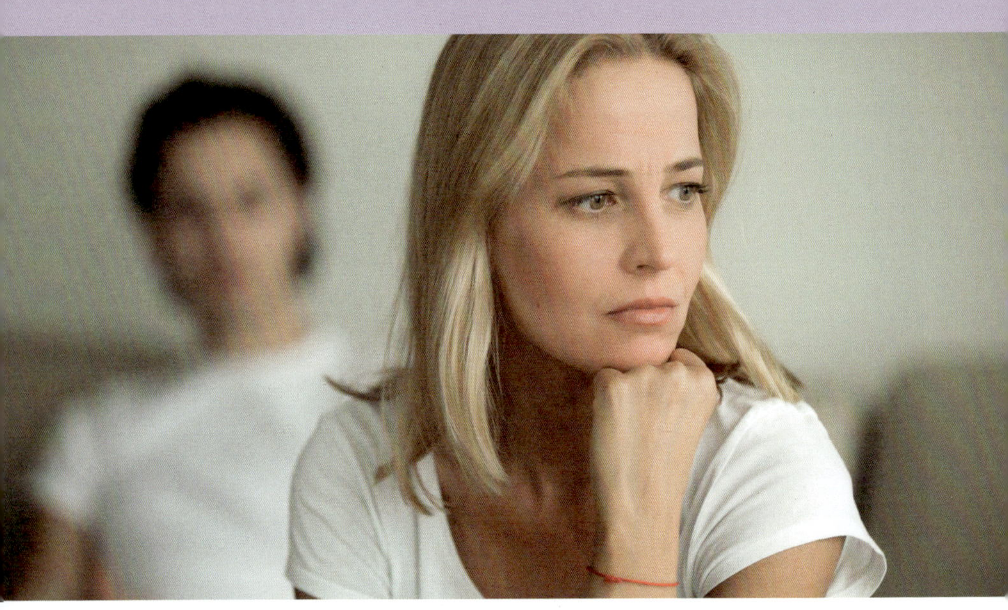

Bedürftigkeit in Beziehungen

Nicht nur Substanzen können abhängig machen. Wir möchten über eine Sucht sprechen, die nicht so offensichtlich ist: Auch von Menschen können wir uns selbst abhängig machen, vor allem emotional. Das ist z. B. der Fall, wenn wir glauben, nicht ohne den anderen leben zu können, und große Angst haben, verlassen zu werden. Dann leiden wir unter einem geringen Selbstwertgefühl oder einer tiefen Störung unserer Persönlichkeit. Bedürftigkeit heißt, dass wir das Opfer sind und versuchen, eine Leere zu füllen.

Mit einem Partner an unserer Seite wollen wir als unsichere Persönlichkeit unsere Selbstzweifel übertünchen. Der Glaube, allein nicht existieren zu können, lässt uns dann Dinge tun, die nicht gesund für uns sind. Ein abhängiger Mensch ist unter-

würfig, verbiegt sich und verleugnet seine eigenen Bedürfnisse. Es gibt sogar Menschen, die sich in Beziehungen schlagen lassen und sich selbst und ihr Leben komplett den Bedürfnissen des Partners unterordnen.
Co-Abhängigkeit ist auch eine Sucht, die uns nicht von einem Menschen loskommen lässt. Sie ist das Verlangen danach, gebraucht zu werden. Hiervon Betroffene geben ebenfalls die Beziehung zu sich selbst auf, um die Beziehung zum anderen aufrechtzuerhalten. Jemandem zu sagen: »Ich kann ohne dich nicht leben«, hat nichts mit Romantik zu tun und auch nicht mit Liebe. Es drückt eine Abhängigkeit aus. Oft entsteht diese in jungen Jahren. Wenn Probleme aus der Kindheit nie gelöst wurden, kann das in einer Bindungsunfähigkeit münden, aber auch in einer Bindungssucht. Das Helfersyndrom entsteht, wenn wir als Kind gelernt haben, dass wir nur wertvoll sind, wenn wir uns als wertvoll erweisen. Wir halten es dann für normal, dass wir uns quälen müssen.

Natürlich gibt es auch positive Abhängigkeiten, die uns unterstützen, doch würden wir sie wohl nicht so bezeichnen. Wie jeder Baum von der Sonne und dem Regen abhängig ist, um zu überleben, brauchen auch wir unsere Netzwerke. Wir sind auf andere Menschen angewiesen, um zu überleben. Das ganze Leben besteht aus einem Geben und Nehmen, denn wir Menschen leben nicht isoliert. Allein sind wir kaum überlebensfähig. Gerät eine Beziehung jedoch in ein Ungleichgewicht und beruht auf einem Aufopfern oder Ausnutzen, weil einer oder beide Partner z. B. wenig Selbstvertrauen, Suchtprobleme oder eine Bindungsstörung haben, dann verliert sie die Augenhöhe. Daher ist es wichtig, Eigenständigkeit vor allem im emotionalen Bereich zu entwickeln. Eine Überfrachtung des Partners mit zu hohen Erwartungen und Hoffnungen lässt ein ungesundes Ungleichgewicht entstehen. Wir sollten uns die Dinge, die wir uns von einem Gegenüber erhoffen (liebevolle Zuwendung, Ermutigung, ein besserer Selbstwert …), selbst geben können, bevor wir uns tief auf eine Beziehung einlassen. Der andere wird unsere Erwartungen auf Dauer nie erfüllen können. Zudem ist erwiesen, dass sich nach einer Verliebtheitsphase jeder wieder mehr dem eigenen Leben zuwendet. Da ist es vorprogrammiert, dass der bedürftigere Partner auf der Strecke bleibt. Eigenverantwortung für sich und seine Bedürfnisse zu übernehmen und diese äußern zu können oder sich selbst zu erfüllen, ist eine Grundvoraussetzung für gesunde, glückliche Beziehungen – ebenso wie das Vertrauen in den Partner. Ist dies gegeben, ist die Partnerschaft erst konstruktiv.

Woran kannst du erkennen, dass du den Partner als wichtiger erachtest als dich selbst? Es gibt einige Indizien dafür:

- Du kannst schlecht Lob annehmen.
- Du kannst deine Werte vor dem anderen nicht vertreten.
- Du wirst gern gebraucht.
- Du kannst nicht gut erkennen, was du fühlst.
- Du kannst dich aus einer Beziehung, die dir schadet, nicht lösen.
- Du fühlst dich ohne den Partner hilflos.
- Du hast keine eigenen Freunde.
- Du glaubst, dein Partner müsse dich glücklich machen.
- Du bist harmoniesüchtig.

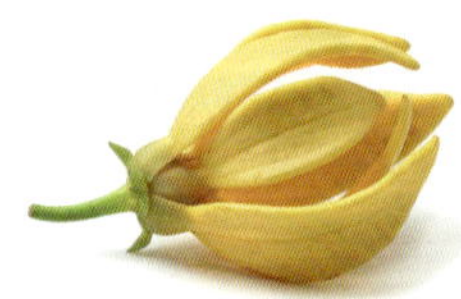

Hast du dich in einer oder mehreren Aussagen wiedererkannt? Dann besteht die Möglichkeit, dass du nicht ganz frei bist, sondern aus einem inneren Zwang heraus handelst. Du reagierst auf das Verhalten und die Bedürfnisse des anderen, und es entwickeln sich vielleicht Verhaltensmuster, die ungesund sind.

Als Babys sind wir noch liebevoll mit der ganzen Welt verbunden. Aus diesem Grund wirken alle Ereignisse ungefiltert auf uns ein. Wir sind offen, abhängig und in gewisser Weise hilflos. Existenzielle Gefühle wie das Urvertrauen werden in dieser Zeit geprägt. Wenn wir erwachsen sind und uns Situationen an Erlebnisse in der Kindheit erinnern, in denen wir in Gefahr waren, dann reagiert der Teil des Gehirns, in dem diese Erfahrungen gespeichert sind, und wir sind einem alten Gefühl ausgeliefert. Meist merken wir es, wenn unsere emotionale Reaktion einer Situation nicht angemessen ist, weil wir mittlerweile gelernt haben, mit unseren Gefühlen umzugehen. Als Erwachsene müssen wir nicht mit Vermeidung auf einen Schmerz oder drohenden Schmerz reagieren, sondern haben ein ganz anderes Repertoire zur Verfügung, das mit Eigenverantwortung und freien Entscheidungen zu tun hat: die emotionale Kompetenz.

Was kannst du also tun, wenn du betroffen bist? Auf jeden Fall ist es sinnvoll, dir professionelle Hilfe zu suchen. Daneben haben wir einige Tipps. Stelle dich zunächst ganz ehrlich der Situation. Der erste Schritt ist die Wahrheit: Sei ehrlich zu dir, überlege dir, in welchen Zusammenhängen du glaubst, Opfer der Umstände zu sein. Welche Werte in deinem Leben sind dir wichtig, und lebst du diese wirklich? Wie zufrieden und glücklich bist du? Wie oft benutzt du die Worte »eigentlich«

oder »ja, aber«, »das mache ich, wenn« oder »vielleicht ändert er/sie sich noch«? Wir sind bei diesen Themen oft aus Angst vor Veränderung nicht ehrlich.

Übernimm die Verantwortung für dein eigenes Leben. Es sind weder die Umstände noch ein anderer Mensch, die darüber bestimmen können. Du hast jederzeit das Recht, Ja oder Nein zu sagen, und auch die Kraft, die Konsequenzen zu tragen. Ein Nein zu einem anderen Menschen ist oft ein Ja zu dir. Jemanden nicht verletzen zu wollen und daher in einer unerträglichen Situation auszuharren, hat meist nichts mit dem anderen Menschen zu tun, sondern mit deiner Angst vor einer Konfrontation.
Wenn du glaubst, der andere könne ohne dich nicht zurechtkommen, ist auch das ein Vermeidungsverhalten. Jeder ist für sich selbst verantwortlich. Du nimmst dem anderen die Möglichkeit, kraftvoll für sich selbst einzustehen und seine eigene Entwicklung anzugehen. Es ist wichtig, aus dieser Konstellation auszusteigen und zu erkennen, welchen Anteil du an dem Dilemma hast.

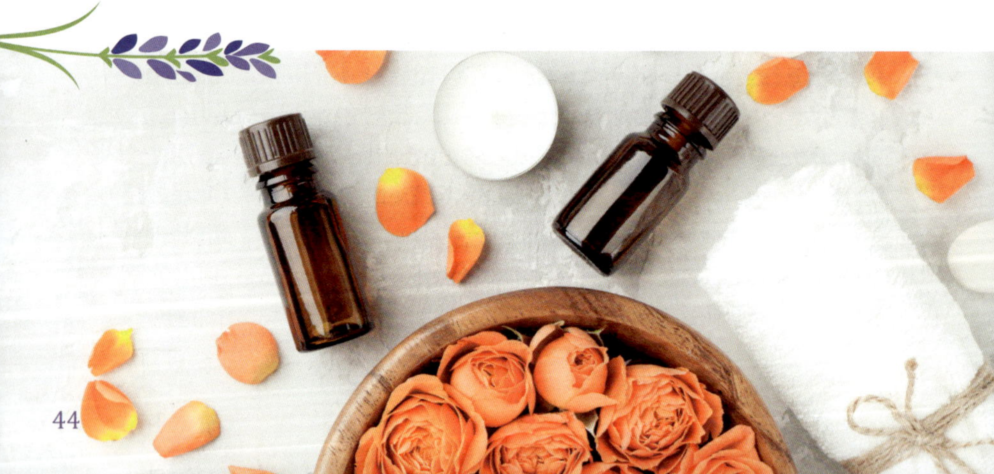

DER DUFTENDE TIPP

Bei allen Formen von Abhängigkeiten und Bedürftigkeit ist es unabdingbar, das eigene Selbstwertgefühl aufzubauen. Dabei helfen ätherische Baumöle wie *Zedernholz* und *Blaufichte*. Sie lassen sich gut auf die Fußsohlen auftragen. Es ist, als würden dadurch Wurzeln sprießen, die dich erden und gleichzeitig die Aufrichtung der Wirbelsäule fördern. Ein Mensch, der aufrecht geht, hat sofort eine selbstbewusstere Ausstrahlung.

Selbstliebe und ein gesundes Selbstbewusstsein sind wichtig, um dich den Herausforderungen im Leben zu stellen und die Verantwortung zu übernehmen. Manchmal ist eine Trennung vom Partner nötig, um den Schritt in das eigene Leben machen zu können.

Wir müssen uns nicht anstrengen, um geliebt zu werden. Wer sich plagt, tut dies, weil er Erwartungen an den Partner hat. Es geht darum, etwas für die eigene Mühe zu erhalten: Liebe, Zuwendung, Sicherheit, nicht einsam sein zu müssen. Ätherische Öle, die das Gefühl der Selbstliebe und Selbstannahme fördern, sind **Rose, Ylang-Ylang** und **Jasmin.** Um die weiblichen und männlichen Anteile in dir anzunehmen, kannst du entweder mit Ylang-Ylang oder einer Mischung aus Rose und **Zedernholz** arbeiten.

Wenn wir lernen, uns selbst gutzutun, wenn wir verstehen, dass wir wertvoll sind, so, wie wir sind, dann werden wir auch unsere Grenzen ziehen können. Erkennen wir unseren Wert und achten uns selbst, wirken wir automatisch charismatischer und haben eine gute Chance auf gesunde Beziehungen. Auch

Einsamkeit ist dann kein Thema mehr, weil wir uns alles, was wir brauchen, selbst geben können.

Rituale und Routinen sind eine gute Möglichkeit, dich innerlich zu stärken. Die Arbeit mit dem Inneren Kind, ein Dankbarkeitstagebuch oder das Journaling unterstützen dich darin, dir selbst liebevoll näherzukommen.

ÜBUNG

Journaling

Besorge dir ein schönes Tagebuch, und nimm dir morgens und abends ausreichend Zeit, um deine Gedanken hineinzuschreiben. Lasse dich dabei von einem angenehmen Duft begleiten. **Zitrone** hilft z. B., in eine fröhliche Stimmung zu kommen. Fragen, die du in diesem Tagebuch beantworten kannst, um dich zu stärken, sind:

Morgens

- Wofür bin ich dankbar?
- Was könnte meinen Tag heute wundervoll machen?

Abends

- Was hat mich heute zum Lächeln gebracht?
- Was hat heute richtig gut geklappt?

Natürlich kannst du dir auch andere Fragen stellen, die dir helfen, dich in einem positiven Licht zu sehen und den Fokus auf das Schöne in deinem Leben zu richten.

DER DUFTENDE TIPP

Wenn gerade niemand für dich da ist, um dir etwas Gutes zu tun, dann tue dir selbst etwas Gutes. Dies ist eine einfache Anwendung mit vielschichtiger Wirkung: Selbstfürsorge, Nervenpflege und zusätzlich noch Augenpflege.

Fülle eine Schüssel mit gut warmem, aber nicht zu heißem Wasser, und gib 1 Tropfen *Lavendelöl* hinein. Tauche ein Gästehandtuch in das Wasser, wringe es aus, falte es zu einer Kompresse zusammen, und lege es dir auf die Augen. Besonders angenehm ist es, wenn du dich bequem zurücklehnen kannst. Lasse die Kompresse auf den Augen, bis sie abkühlt. Du kannst sie auch erneut eintauchen und die Wohlfühlanwendung wiederholen.

Fange an, positive Geschichten zu schreiben, dich abzugrenzen und deine eigenen Bedürfnisse ernst zu nehmen, damit sich deine echte Größe endlich zeigen darf. Wenn dir das schwerfällt, scheue dich nicht, professionelle Hilfe zu suchen. Ätherische Öle, die dich im Entwicklungsprozess unterstützen können, sind **Rose, Ylang-Ylang, Schwarzfichte, Weihrauch** und **Zedernholz.**

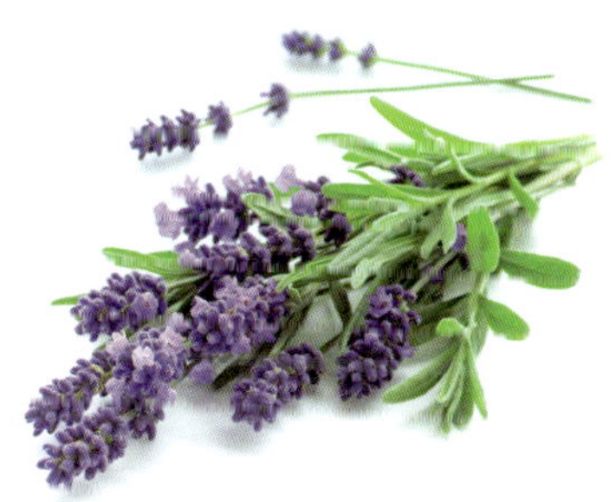

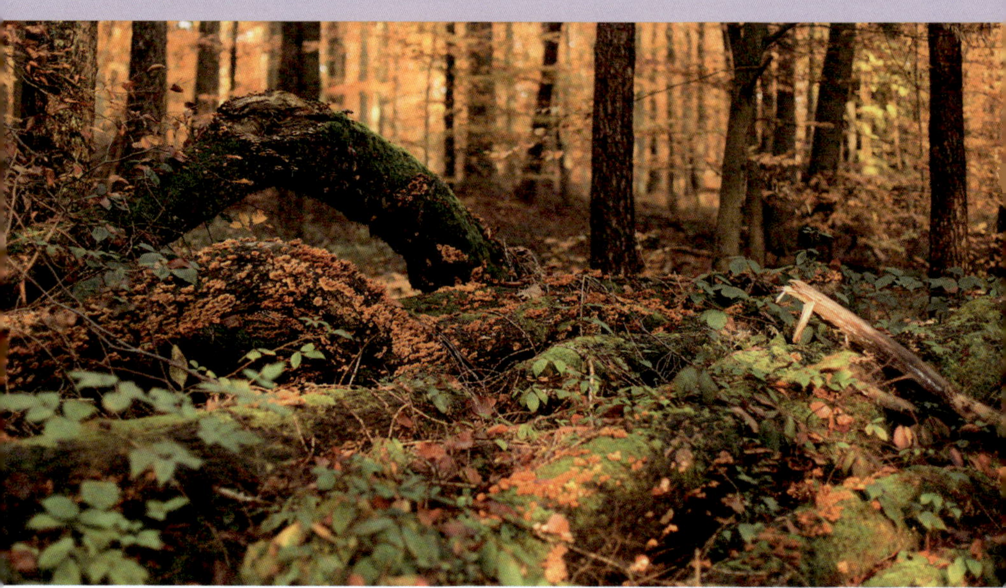

Blockaden

Kennst du diese Zeiten, in denen nichts zu funktionieren scheint? In denen du dich – böse gesagt – als Versager fühlst? Wenn du blockiert bist, dann läuft im Leben nichts rund, die Beziehungen sind nicht von Dauer, beruflich stehst du auf der Stelle oder deine Finanzen stocken, egal, was du machst.
Du erkennst eine Blockade auf seelischer Ebene an folgenden Symptomen:

- Antriebslosigkeit
- Traurigkeit, Müdigkeit
- Reizbarkeit
- Kritikunfähigkeit
- Ängste

Bevor sich in deinem Leben etwas verändern kann, muss es sich in dir, in deiner inneren Haltung, verändern. Fortschritt geht immer von innen nach außen. Dabei spielen vor allem verdrängte Emotionen, Glaubenssätze und Ängste eine Rolle. Die Ursachen liegen meist in der Kindheit.

Wir sprechen in diesem Buch viel über Emotionen, weil Gefühle unsere Beziehung zur Welt prägen. Wer will schon negative Gefühle haben? Wir versuchen, unangenehme Emotionen meist so schnell wie möglich wieder loszuwerden. Dabei ist es wichtig, den Umgang mit ihnen zu erlernen. Durch Verdrängung lösen sich negative Gefühle nicht auf, sondern werden immer stärker und beherrschen schließlich unser Handeln. Irgendwann verhalten wir uns nicht mehr wie ein erwachsener Mensch, sondern wie ein von Emotionen bestimmtes Kind. Unsere Entscheidungen fallen kindisch aus, sind aber nicht frei.

Glaubenssätze sind Gedanken, die du schon sehr oft gedacht hast. Sie sind oft von den Eltern, Verwandten, Lehrern oder der Gesellschaft übernommen. Diese Sätze hältst du für die Wahrheit, was sie aber nicht unbedingt sein müssen. Es ist wichtig, sie zu untersuchen, nicht alles zu glauben, was in deinem Kopf ist. Denn Glaubenssätze können deinen Fortschritt massiv behindern. Typische Beispiele dieser Überzeugungen sind:

- Geld wächst nicht auf Bäumen.
- Erst die Arbeit, dann das Vergnügen.
- Ich muss hart arbeiten für mein Geld.
- Glück im Spiel, Pech in der Liebe.
- Dafür bin ich zu alt.
- Diese Chance kommt nie wieder.

Es gibt Hunderte, Tausende dieser Sätze. Frage dich bei wichtigen Dingen, von denen du fest überzeugt bist: Ist das die Realität? Oder könnte es auch ganz anders sein?

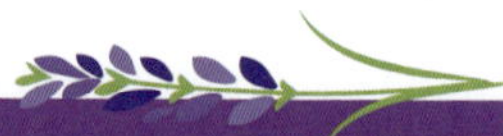

DER DUFTENDE TIPP

Um nicht mehr dienliche Glaubenssätze aufzulösen, kann der Duft von *Zedernholz* dir helfen. Da der Geruch anfangs oft als stinkend empfunden wird, trägst du es am besten mithilfe eines Roll-ons auf die Füße auf. Rieche bewusst nach einigen Wochen wieder daran. Häufig ist die Wahrnehmung dann anders, und der Duft wird als viel angenehmer empfunden. Es lohnt sich!

Glaubenssätze halten dich in deiner Komfortzone und verhindern, dass du einen Schritt nach vorn machst. Daher ist es wichtig, dich mit ihnen zu beschäftigen, statt sie zu ignorieren. Betrachte sie, und werde dir bewusst, was du da denkst. Sonst wird dich dein Unterbewusstsein immer im Griff haben. Falls du nicht selbst dahinterkommst, welche Blockaden dich bestimmen, helfen Coaches, Therapeuten – und manchmal auch eine Meditation oder das Gespräch mit einem Freund.

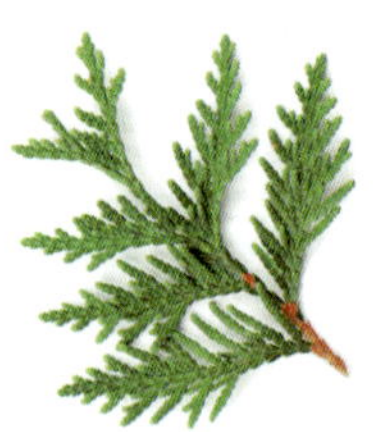

ÜBUNG

Das Gegenteil glauben

Setze dich mit dir selbst auseinander, und stelle dir Fragen: Warum gehst du davon aus, dass dein Glaube wahr ist – was hast du davon? Was bringt dir der Gedanke? Wo kommt er eigentlich her? Was spricht für seine Richtigkeit? Was würde geschehen, wenn du einmal etwas anderes oder sogar das Gegenteil denken würdest?

Finde Sätze, die genau das Gegenteil von dem sagen, was du denkst. Könnten sie auch wahr sein? Gehe in das Gefühl, und behalte die Sätze, die dir gut gefallen und die gute, lohnenswerte Ziele sein können. Verändere bewusst deine negativen Gedanken. Wichtig ist, dass du dir selbst glaubst. Daher überlege auch, warum die positiven Sätze wahr sein könnten. Am besten wirkt dies, wenn du gute Gefühle mit einbeziehst. Verkrampfe dich aber nicht, denn das Unterbewusstsein lernt am besten, wenn du entspannt bist. Schöne Musik und eine Tasse Tee helfen bestimmt. Sei ganz im Hier und Jetzt, in diesem Moment, atme tief durch, und spüre deinen Körper. So hältst du den Fokus leichter auf dem, was du willst.

DER DUFTENDE TIPP

Gib in deinen Tee einen Tropfen ätherisches Öl. Tagsüber wirkt *Orange* entspannend, abends *Lavendel.* Um wieder in den Fluss des Lebens zu kommen, kann *Zypresse* in einem Körperöl unterstützend wirken. Sie fördert außerdem den Lymphfluss, und gestaute Emotionen hängen oft mit gestauter Lymphe zusammen.

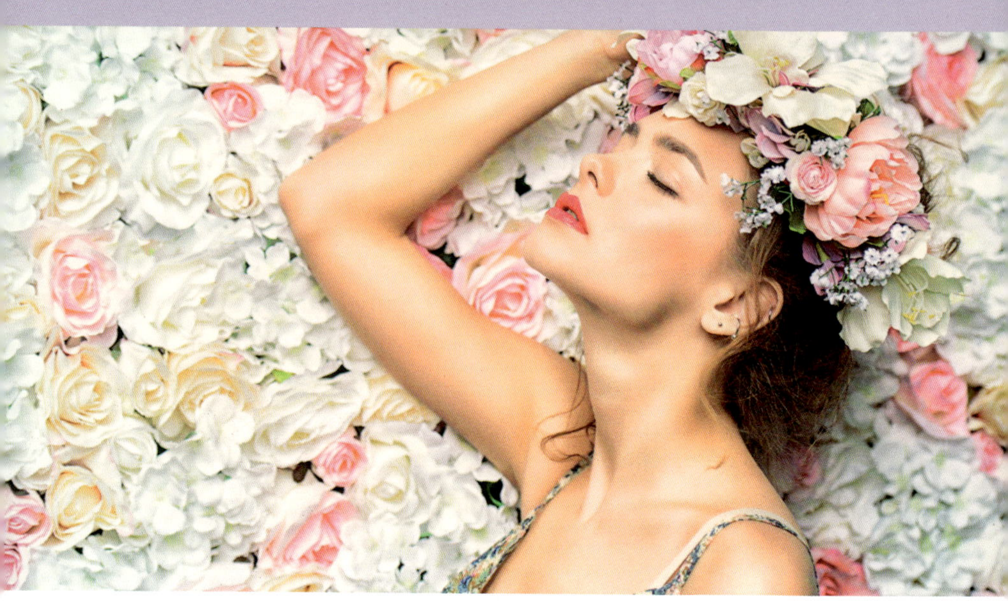

Charisma

Charisma ist etwas, was wir uns alle wünschen: eine tolle Ausstrahlung, die andere begeistert. Doch das Beste am Charisma ist wohl, dass es zeigt, dass es dir mit dir gut geht, dass du ein Mensch bist, der in sich ruht, der an sich glaubt und der im Einklang mit sich ist.

Charismatische Menschen sind meist auch cool, weil sie sich nicht an Regeln oder Meinungen halten, sondern ihren eigenen Kopf haben. Was denkst du, kann man Charisma lernen oder üben? Wir sind der Überzeugung, dass das geht. Sobald du beginnst, deine Stärken zu erkennen und sie bewusst zu nutzen, dich authentisch zu zeigen und zu dir zu stehen, wirst du unweigerlich charismatischer. Wer Selbstbewusstsein und Selbstwert ausstrahlt, wirkt automatisch cooler als ein Mensch, der sich nichts zutraut.

Folgende Eigenschaften machen einen charismatischen Menschen aus:

- Mitgefühl
- Authentizität und Individualität
- Zielstrebigkeit
- Dankbarkeit
- Motivation
- gute Körperhaltung
- Mut
- Fokus
- Gerechtigkeitssinn
- Eigenverantwortung

Es ist schwierig, über sich selbst sagen zu können, dass man charismatisch sei. Doch es ist möglich, etwas dafür zu tun – indem du an deiner eigenen Persönlichkeit arbeitest. Es geht nicht darum, dass du selbst dich auf ein Podest stellst. Das wäre Arroganz, Egoismus, vielleicht sogar Narzissmus. Eher erhöhst du die Menschen, mit denen du Umgang hast, ohne sie zu überhöhen oder dich anzubiedern. Du bist ihnen gegenüber aufmerksam, stellst sie in den Mittelpunkt – und das ist es, was sie verzaubert. Eine gute Portion Neugier auf dein Gegenüber, echtes Interesse an ihm, macht dich zu einem guten Zuhörer und zu einem Magneten.

Ein Mensch, der sich selbst liebt und achtet, kann dies auch bei anderen. Er vergibt sich nichts, wenn er großzügig ist. Bei Unstimmigkeiten hat er es nicht nötig, in einen kleingeistigen Streit abzudriften, sondern kann verschiedene Meinungen akzeptieren. Sich selbst zu lieben, hat damit zu tun, wie man mit sich selbst umgeht, auch, was Kleidung und Körperpflege angeht. Das bedeutet nicht, dass du teure Designerklamotten brauchst. Doch aus Liebe zu dir wirst du dich automatisch mehr pflegen.

Möchtest du noch mehr tun? Rhetorik kann man lernen, und sie unterstützt einen in vielen Bereichen. In Diskussionen, Geschäftsgesprächen oder auch beim Nein-Sagen ist rhetorisches Geschick hilfreich. Eine gute Körperhaltung ergänzt diese Fähigkeiten.

DER DUFTENDE TIPP

Wenn das Energielevel angehoben ist, dann kommt auch unsere Strahlkraft besser zum Vorschein. Menschen, die ätherische Öle in ihren Alltag integriert haben und sich mehrmals am Tag mit ihnen verwöhnen, haben ein höheres Energielevel.
Und wenn die Energie hoch ist, trifft man auch in anderen Lebensbereichen bessere Entscheidungen, z. B. gesünder zu essen, und zieht positivere Menschen in sein Umfeld.

Um das beste ätherische Öl zu finden, um dich selbst zu unterstützen, schnuppere dich einfach einmal durch, und spüre hinein, welchen Geruch du heute brauchst. Wende das ätherische Öl deiner Wahl mehrmals am Tag an. Damit gibst du jedes Mal einen anhebenden Impuls in dein System. Eine Anwendung hält ca. drei Stunden an. Danach solltest du ein Tröpfchen nachlegen.
Grundsätzlich ist es empfehlenswert, mit etwas Belebendem in den Tag starten, z. B. *Zitrone* oder *Pfefferminze*. Für den Nachmittag eignet sich etwas Entspannendes, z. B. *Orange*. Um die Erholung zu fördern, sind zur Nacht z. B. *Lavendel* und *Weihrauch* hilfreich.

Praktisch ist es, immer einen Roll-on oder ein Öleflächschen in der Hosen- oder Handtasche zu haben, um bei unvorhergesehenen Ereignissen die Balance zu halten.
Der schöne Nebeneffekt ist, dass die ätherischen Öle auf völlig natürliche Weise die Zellen verjüngen. Wir sind in unserem modernen Leben vielen negativen Impulsen ausgesetzt, die die Zellen vorzeitig oxidieren lassen: Umweltgifte, Elektrosmog oder auch die Negativität der Nachrichten. Dadurch erscheint man grau und ausdruckslos. Mit ätherischen Ölen gleichen wir diese negativen Impulse ein bisschen aus.
Ich, Karin, empfehle dir besonders meine Mischung für einen Verjüngungs-Roll-on:

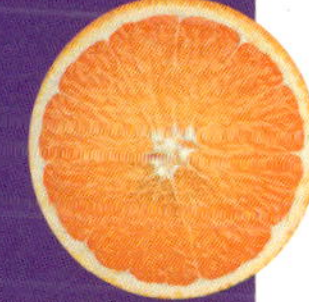

- 20 Tropfen *Zitrone* oder *Orange*
- 20 Tropfen *Pfefferminze*
- 20 Tropfen *Zedernholz*
- 10 Tropfen *Nelke*

Gib die Öle in ein 5-ml-Roll-on-Fläschchen, und fülle es mit neutralem Trägeröl auf.

Ich habe diese Mischung an meinem Arbeitsplatz stehen und fülle mich dadurch immer wieder mit guter Energie auf. Sie hilft auf Zellebene, Umwelteinflüsse auszugleichen.[2]

2 Wer mehr darüber wissen möchte, findet viele Informationen in Karin Opitz-Krehers Buch »Radikal ganzheitlich entgiften«.

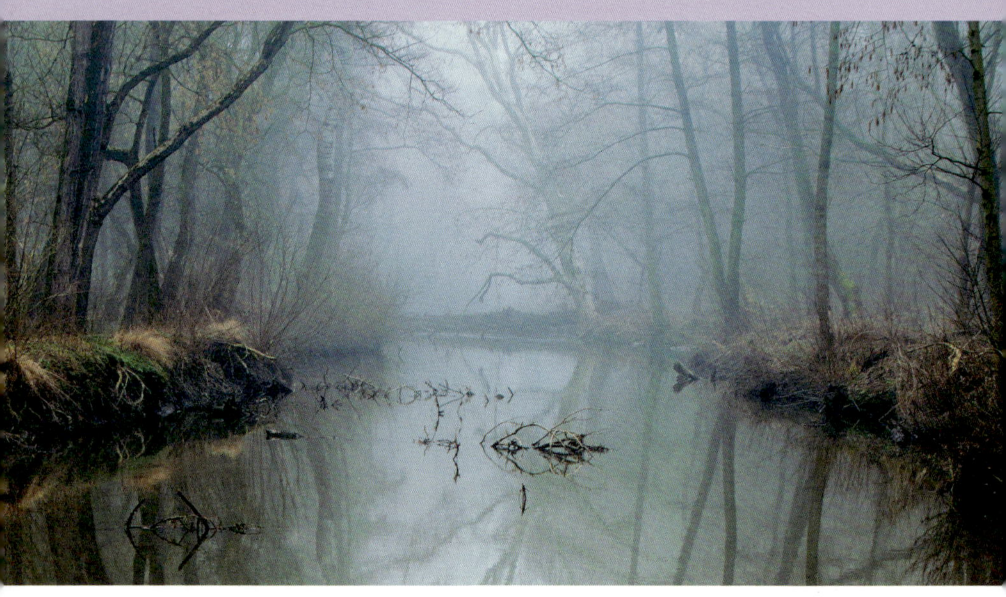

Depression

Ist es der Winter-Blues? Die immer wieder einmal auftauchende Traurigkeit in schwierigen Zeiten? Oder ist es schon eine Depression? Das zu erkennen, ist gar nicht so leicht, denn der Übergang ist oft fließend.

Ab und zu bedrückt zu sein, ist völlig normal. Du solltest negative Stimmungen aber im Auge behalten, denn eine Depression ist mehr als ein Blues. Hält deine Niedergeschlagenheit länger als zwei Wochen an, bereitet dir nichts mehr Freude oder hast du das Interesse an vielen Dingen verloren, die dir sonst Freude machten, fehlt dir Schwung und bist du ständig müde oder leidest unter Konzentrationsschwierigkeiten, dann kann eine Depression oder eine depressive Verstimmung dahinterstecken. Auch Schuldgefühle, Schlafprobleme, Appetitlosigkeit und mangelndes Selbstvertrauen sind Anzeichen.

Je früher du ehrlich zu dir bist, dir eingestehst, dass etwas nicht stimmt, und etwas für dich tust, desto leichter findest du aus der depressiven Verstimmung wieder hinaus. Einen eigenverantwortlichen Schritt in die Selbsthilfe zu gehen, verleiht dir wieder mehr Selbstvertrauen.

Bei einer echten Depression ist es selbstverständlich notwendig, die Hilfe eines Arztes oder Therapeuten in Anspruch zu nehmen. Unsere Tipps können die Behandlung begleiten und die Symptome lindern, aber nicht heilen.

Selbstfürsorge ist gerade in Zeiten, in denen es uns nicht gut geht, wichtig. Während depressiver Phasen vernachlässigen wir uns oft selbst. Auch wenn es dir schwerfällt, tue gerade jetzt schöne Dinge für dich, und zwar ganz bewusst. Wahrscheinlich möchtest du dich am liebsten zurückziehen. Doch in einer depressiven Phase ist es essenziell, sich mit anderen Menschen zu verbinden. Du musst nicht unbedingt aus dem Haus gehen, aber halte Kontakt über Telefon, Textnachricht oder Videokonferenz. Lasse dein soziales Netzwerk nicht abreißen bzw. baue es langsam wieder auf. Freunde und Familie sind ein wichtiger Anker und bieten Sicherheit.

Welche Gedanken sind die vorherrschenden? Versuche, sie zu beobachten und aktiv etwas anderes zu denken. Verfolge die Gedanken, die dir das Leben schwer machen, nicht weiter. Beschäftige dich mit etwas anderem, damit sie dich nicht gefangen nehmen.
Das ist nicht leicht. Vielleicht schaffst du es, indem du dich ablenkst, z. B. einen Spaziergang machst oder einen Freund anrufst.

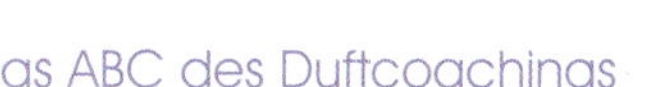

Den Gedanken folgen immer auch entsprechende Gefühle. Beobachte sie, als würdest du einen anderen Menschen betrachten. Probiere einmal, ob du es schaffst, zu erkennen, dass du nicht deine Gefühle bist. Sie sind Gefühle, die aus Gedanken entstehen, die wir oft denken. Was wäre, wenn dieses Gefühl einfach nur da ist, weil es dich vor langer Zeit einmal vor etwas warnen wollte? Versuche achtsam, in der Gegenwart zu bleiben. Vielleicht hilft dir Sport oder der Besuch eines lieben Freundes dabei. Sollten sich die schlimmen Gefühle verstärken, suche dir professionelle Hilfe.

DER DUFTENDE TIPP

Es ist nicht nur ein individuelles Empfinden, dass angenehme Naturdüfte die Seele streicheln, es ist sogar wissenschaftlich bewiesen.[3] In einer japanischen Studie wurde bereits 1995 festgestellt, dass Zitrusdüfte besser als künstliche Antidepressiva wirken. Sie regenerieren die neurologischen Regelkreisläufe und fördern das innere Gleichgewicht. Daher ist es eine gute Idee, erst einmal dieses milde Mittel ohne Nebenwirkungen auszuprobieren und zu sehen, wie weit man damit kommt.

Die ätherischen Öle von *Zitrone, Orange, Mandarine* und *Bergamotte* helfen uns, die innere Sonne wieder strahlen zu lassen. Ebenso sind die ätherischen Öle von *Weihrauch, Lavendel, Melisse, Jasmin, Ylang-Ylang* und *Zedernholz* Möglichkeiten, die eigene emotionale Balance wiederherzustellen.

---

3 Vgl. https://pubmed.ncbi.nlm.nih.gov/8646568/.

EXKURS: Zitrusöle

Für viele sind die Zitrusöle, also z. B. **Zitrone, Orange, Bergamotte, Mandarine, Grapefruit** und **Limette,** Türöffner in die Welt der ätherischen Öle. Diese Düfte lösen bei ihnen ein Wohlgefühl aus mit Erinnerungen an Urlaube im Süden, an Abende bei Limoncello und Caipirinha. Sie lassen die Sonne des Sommers in uns aufgehen. Ursprünglich waren die Zitrusfrüchte in China beheimatet. Erst mit dem Seehandel fanden sie ihren Weg in den europäischen Süden.

Die ätherischen Zitrusöle werden aus der Schale der jeweiligen Frucht gewonnen. Diese wird abgerieben und dann kalt gepresst. Das ist im Vergleich zur Dampfdestillation ein einfaches Verfahren, sodass diese ätherischen Öle vergleichsweise preiswert sind. Allerdings gehören die Zitrusfrüchte leider zu den am meisten mit Pestiziden belasteten Ausgangsstoffen. Achte deswegen darauf, dass das Öl aus unbehandelten Biofrüchten gewonnen wurde.

Bei der Zusammensetzung der Zitrusöle sticht die Gruppe der Monoterpene, vor allem die D-Limonene, hervor. Diese Moleküle können auf Zellebene kleine Reparaturen unterstützen und sind daher geeignet, vor oxidativen Schäden zu schützen und die Vitalität zu erhalten. In unserer modernen Welt sind wir vielen negativen Einflüssen ausgesetzt, die auf Dauer Schaden anrichten können. Die Zitrusöle schaffen dazu einen guten Ausgleich.

Die Zitrusöle wirken auf vielen Ebenen und werden weiter intensiv erforscht. Generell sind sie förderlich für ein starkes Immunsystem. Einige haben eher belebende, andere eher entspannende Eigenschaften. Für die meisten Menschen wirken sie stimmungsaufhellend.

Mein Mann und ich, Karin, haben eine Zeit lang sehr viel mit Zitrusölen gearbeitet. Es ist leicht, ein Fan davon zu werden. Doch dadurch gerieten wir in einen Toxinstau. Nach ca. 5 Wochen stellten wir fest, dass wir beide schmerzhafte Pickel auf der Kopfhaut bekommen hatten. Wir erhielten dann die Empfehlung, Pfefferminze zu verwenden. Dadurch hat sich die Situation schlagartig verbessert. Die Zitrusöle lösen Umweltgifte wie petrochemische Stoffe aus dem Gewebe und mobilisieren Schwermetalle. Um diese Stoffe anschließend besser ausleiten zu können, gib einfach 1 Tropfen Pfefferminze auf deine Fußsohlen. Zusätzlich helfen Zeolith oder Algen, die mobilisierten Schwermetalle zu binden.

Zitrone

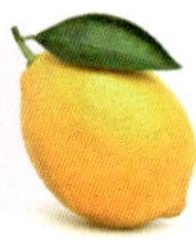

Der Duft ist belebend und frisch, fördert Konzentration, geistige Klarheit und Fokussiertheit. In einer Studie der japanischen Universität Mie wurde festgestellt, dass der Duft der Zitrone sich günstig bei Depressionen auswirkt.[4] Er reguliert die Hormone wirkungsvoller als Antidepressiva.

Im ätherischen Öl der Zitrone finden sich überwiegend **Monoterpene** (59 bis 73 Prozent), allen voran **D-Limonen.** Diese Molekülgruppe wirkt zellreparierend.
Gamma-Terpinen (6 bis 12 Prozent) beruhigt entzündliche Prozesse und reinigt auf mikrobieller Ebene.
Beta-Pinen (7 bis 16 Prozent) macht den belebenden Effekt aus, unterstützt Glücksgefühle und kann mikrobielle Verunreinigungen beseitigen.

4 Vgl. https://www.karger.com/Article/Abstract/96889.

Orange

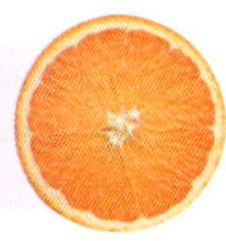

Der Duft der Orange ist etwas süßlicher und wärmer als der von Zitrone. Er ist äußerst entspannend und kann in Zeiten großer Stressbelastung zur Ruhe finden lassen. Er wirkt hemmend auf die Ausschüttung des »Stresshormons« Cortisol.[5] In einer Studie wurde eine Zahnarztpraxis mit Orange beduftet. Kinder, die als Angstpatienten galten, zeigten eine niedrigere Cortisolausschüttung und einen niedrigeren Puls.

Der Anteil an **D-Limonen** ist besonders hoch (85 bis 96 Prozent), was Orangenöl viel Kraft in der Korrektur auf Zellebene verleiht.[6] **Myrcen** wirkt entlastend auf entzündliche Prozesse.[7]

Mandarine

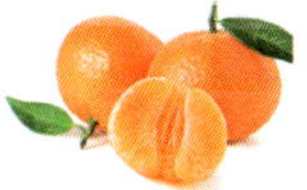

Im alten China war die Mandarine ein Symbol der Regierenden. Die Amtssprache Mandarin wurde von den kaiserlichen Beamten benutzt und ist bis heute die von den meisten Einwohnern Chinas gesprochene Sprache. Der Geruch von Mandarine ist leichter und etwas zitroniger als der von Orange. Er wirkt beruhigend und fördert die Lebensfreude. Bei Panikzuständen wirkt er genauso gut wie Orange.

Die Hauptbestandteile von Mandarinenöl sind **D-Limonen** (65 bis 75 Prozent), **Gamma-Terpinen** (16 bis 22 Prozent) und **Alpha-Pinen** (2 bis 3 Prozent), das wärmend auf die Muskulatur wirkt.

5 Vgl. https://pubmed.ncbi.nlm.nih.gov/23930255.
6 Vgl. https://pubmed.ncbi.nlm.nih.gov/30466983.
7 Vgl. https://pubmed.ncbi.nlm.nih.gov/25622554.

Bei Babys, deren Verdauungssystem sich erst noch einpendeln muss und ab und zu einmal zwickt, kann eine Bäuchleinmassage mit verdünntem Mandarinenöl sehr entspannend sein.

Bergamotte

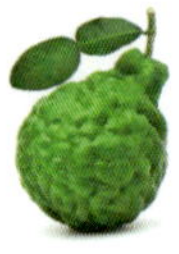

Die Bergamotte riecht leicht herb und ist vor allem in Italien ein bewährtes Mittel in der Volksmedizin. Sie gibt auch dem Earl-Grey-Tee sein besonderes Aroma.
Das ätherische Bergamottenöl zeigt sich effektiv bei depressiven Verstimmungen und wirkt sich günstig auf die Schmerzwahrnehmung von Schmerzpatienten aus.[8] Bevor du bei Schmerzen zu chemischen Produkten mit Nebenwirkungen greifst, probiere doch einmal das mildere Mittel aus, und schaue, ob du dadurch eine Erleichterung erfährst.

Das ätherische Öl der Bergamotte enthält **D-Limonen** (30 bis 45 Prozent).
Linalylacetat (22 bis 36 Prozent) und **Linalol** (3 bis 15 Prozent) agieren als Opionide, wirken also mildernd auf Schmerzen.

Grapefruit

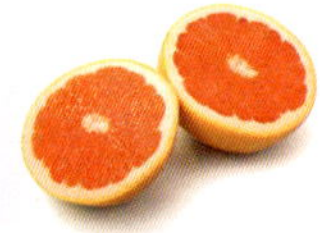

Botanisch wird die Grapefruit als »Citrus Paradisi« bezeichnet. Das ätherische Öl fördert die Funktion der Leber. Dieses Organ wird durch unausgeglichene Gefühle wie Wut und Groll geschwächt. Der Duft der Grapefruit kann sie entlasten

8 Vgl. https://pubmed.ncbi.nlm.nih.gov/?term=essential+oil+Bergamot+Depression.

und die Stimmung wieder steigen lassen. Außerdem regt Grapefruit den Stoffwechsel an und hilft daher beim Abnehmen – und das mit guter Laune. Sie wirkt erfrischend und erhebend.

Das ätherische Öl der Grapefruit enthält ebenfalls viel **D-Limonen** (88 bis 95 Prozent) sowie **Myrcen** (1 bis 4 Prozent).

Manche kennen vielleicht den kraftvollen Grapefruitkernextrakt, den man gern auf Fernreisen mitnimmt, um in ungewohntem mikrobiellem Milieu gesund zu bleiben.
Laut einer Studie hat auch das ätherische Öl der Grapefruit einen Einfluss auf die uns bewohnenden Bakterien. Die »guten« Bakterien leben mit uns in Symbiose, die »schlechten« Bakterien können mit ihren Stoffwechselendprodukten die Darmschleimhaut angreifen und stille Entzündungen verursachen. Mikroorganismen haben eine Sprache, mit der sie sich verständigen, Quorum Sensing genannt. Grapefruitöl unterbindet die »Kommunikation« der »schlechten« Bakterien, z. B. von Pseudomonas aeruginosa. So hilft es, das eigene Darmmilieu zu stärken, was sich auch in einer guten emotionalen Verfassung auswirkt. [9]
Einige Medikamente sollten nicht zusammen mit dem Saft von Grapefruits eingenommen werden, da die Verstoffwechslung der Medikamente verändert werden würde. Dies betrifft jedoch nicht das ätherische Öl, das aus der Schale gewonnen wird.

9 Vgl. https://pubmed.ncbi.nlm.nih.gov/31684768.

Limette

Die Limette riecht fruchtig-herb und erinnert viele vor allem an Cocktails. Das ätherische Öl wird aus der noch grünen Schale gewonnen. Auf Limetten, die im Supermarkt angeboten werden, ist oft ein Vermerk angebracht, dass die Früchte nach der Ernte nicht behandelt wurden. Dies wiegt den Käufer in einem falschen Vertrauen, denn es sagt nichts darüber, was vor der Ernte an Pestiziden und Herbiziden eingesetzt wurde. Es ist wichtig, darauf zu achten, dass die Früchte biologisch angebaut wurden, denn die Chemikalien landen sonst in unserem Körper und schädigen die Darmflora und belasten die inneren Organe.
Die Limette wirkt entstauend auf das Lymphsystem. Die Lymphe hängt mit unseren Gefühlen zusammen, sodass dadurch auch gestaute Emotionen in den Fluss gebracht werden.

Die Limette enthält **D-Limonen** (42 bis 50 Prozent), **Beta-Pinen** (18 bis 24 Prozent) und **Gamma-Terpinen** (8 bis 11 Prozent).

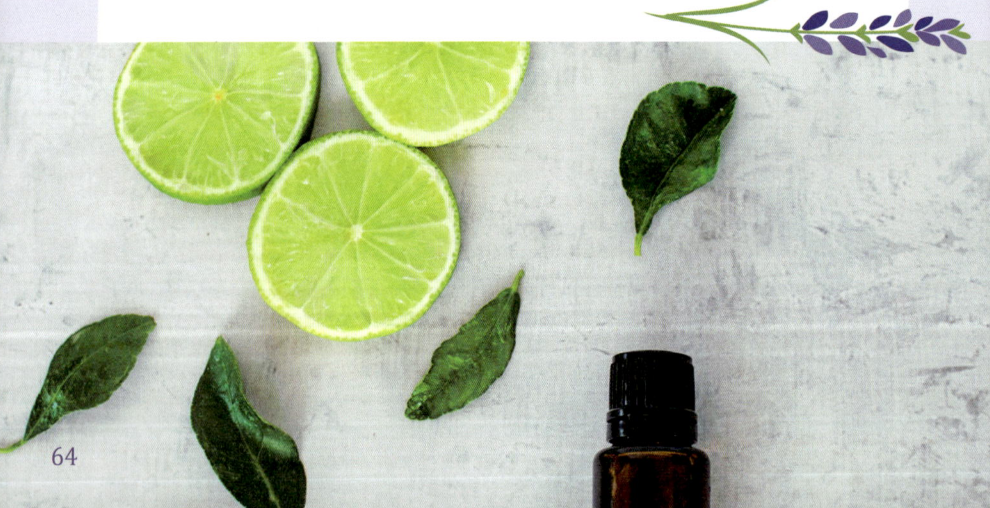

DER DUFTENDE TIPP

Besonders in der kalten Jahreszeit kannst du deinem Immunsystem einen Extrakick mit einem Gute-Laune-Antioxidantien-Roll-on geben. Gib dazu je 20 Tropfen *Limette* und *Orange* in ein Roll-on-Fläschchen. Je nach deinen Vorlieben und deiner Empfindlichkeit kannst du die ätherischen Öle pur oder mit einem neutralen Trägeröl verdünnt am Handgelenk und im Halsbereich auftragen.
Diese Kombination fördert die Bildung von körpereigenem Glutation. Das ist ein körpereigenes Antioxidans, das in der Leber hergestellt wird. Durch Elektrosmog, Stress, Umweltgifte, wenig Schlaf, schlechte Ernährung, Entzündungen und Infekte ist die Leber oft überlastet, und daher sinkt die Glutationproduktion. Die freien Radikale lassen unsere Zellen und damit auch den ganzen Körper schneller altern. Wenn wir die Herstellung von Glutation anregen, können die freien Radikale neutralisiert werden, was für ein gutes Wohlbefinden sorgt. Gerade in den dunkelsten Monaten des Jahres bringt der Antioxidantien-Roll-on auch emotional Licht ins Dunkle und hebt die Stimmung. Am Morgen kannst du dir zusätzlich *Pfefferminze* auf die Fußsohlen auftragen, um die Entgiftung zu unterstützen. Für einen komplexeren Roll-on kannst du auch 10 Tropfen *Zitrone* oder *Orange,* je 5 Tropfen *Bergamotte, Limette* und *Mandarine* und 2 Tropfen *Pfefferminze* für die Ausleitung mischen. Das ist geballte Zitruspower für die dunkle Jahreszeit.

Die Limette wird auch gern in der Hautpflege eingesetzt für ein klares und strahlendes Hautbild. Wer sich in seiner Haut wohlfühlt, ist auch zufriedener mit sich selbst und strahlt dies nach außen aus.
Verrühre 1 EL Rohrohrzucker, 1 TL neutrales Trägeröl oder Arganöl und 2 Tropfen *Limette* zu einer Paste. Peele damit dein Gesicht. Wenn du möchtest, kannst du auch den Körper damit pflegen. Dazu musst du natürlich eine größere Menge anmischen. Wasche das Peeling mit warmem Wasser ab, und spüre nach.

Wenn kritische Situationen auf dich zukommen, die dir Angst oder sogar Panik bereiten, mische je 10 Tropfen *Orange* oder *Mandarine* und *Lavendel* mit 5 ml neutralem Trägeröl in einem Roll-on-Fläschchen. Wann immer du ein komisches Gefühl bekommst, kannst du dir diese Mischung auf den Puls an den Handgelenken oder auch im Halsbereich auftragen. Sei vorsichtig im Sommer, denn Zitrusöle erhöhen die Lichtempfindlichkeit. Nutze den Roll-on dann lieber an Stellen, die nicht der Sonne ausgesetzt sind.

Probiere doch einmal ätherisches *Zitronenöl* in deinem Salatdressing. Gib auf 2 EL gutes Olivenöl und 1 EL Balsamicoessig 1 Tropfen Zitronenöl, und schmecke das Dressing mit Salz, Pfeffer und einer kleinen Prise Rohrohrzucker oder Ahornsirup ab. Es passt hervorragend zu einem sommerlichen Salatteller.
Achte darauf, dass das ätherische Öl einen Vermerk auf dem Etikett hat, dass es als Nahrungsergänzung für die innere Einnahme zugelassen ist.

Im Tagesverlauf kannst du dich immer wieder mit dem Duftkörbchen unterstützen. Starte in den Tag mit je 1 Tropfen *Zitrone* und *Pfefferminze.* Das bringt dein Gehirn und deinen Körper in Schwung.
Am Nachmittag entspannt und entstresst 1 Tropfen *Orange.*

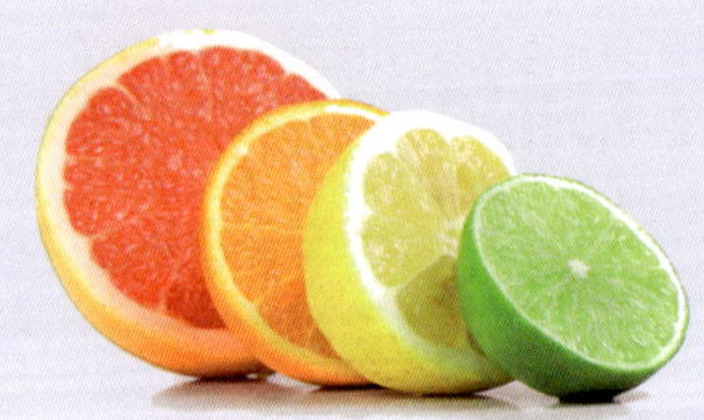

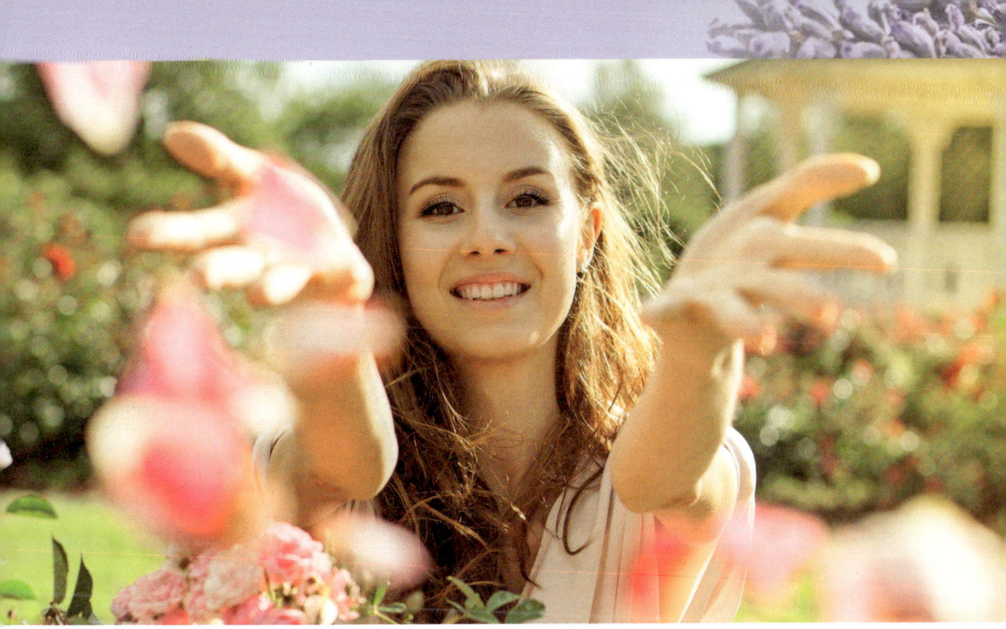

Emotionale Entgiftung

Entgiftung ist nicht nur für den Körper wichtig, sondern auch für die Seele oder die Psyche. Emotionen wirken stark auf unseren Körper ein. Gefühle zu haben, ist also ein ganzheitlicher Vorgang. Seelendetox kannst du nutzen, um mit dir selbst wieder ins Reine zu kommen.
Woran du erkennen kannst, dass eine emotionale Entgiftung angebracht wäre:

- Du hast Probleme, dich zu konzentrieren.
- Du fühlst dich, als würdest du neben dir stehen.
- Du bist gar nicht mehr bei der Sache.
- Du hast häufig Migräne oder Kopfschmerzen.

Meditation, das bewusste Annehmen von und die Auseinandersetzung mit den Emotionen sind hierbei hilfreich. Nur, was dir bewusst ist, kannst du auch loslassen. Für die innere Reinigung sind außerdem die beiden deutlichsten Ausdrucksformen von Gefühlen wertvolle Werkzeuge: Weinen und Lachen. Auch wenn du vielleicht denkst, dass Weinen peinlich ist, du dadurch schwach wirkst oder dich zum Affen machst: Das Gegenteil ist der Fall! Weinen hilft dir, Gefühle zu verarbeiten, und ist ein wundervoller Prozess des Loslassens. Unterdrücke deine Tränen nicht, sondern nutze ihre befreiende Kraft, auch in Gesellschaft. Dich zurückzuhalten, verursacht nur noch mehr Stress. Übrigens werden beim Weinen Endorphine und andere Botenstoffe ausgeschüttet, die glücklich machen und dich wieder in die Balance bringen.

Dass deine Gefühle deine Körperhaltung beeinflussen, ist offensichtlich. Wenn du nicht gut drauf bist, ziehst du die Schultern nach vorn, der Kopf hängt herunter, die Mundwinkel sind nach unten gezogen. Jeder sieht, dass es dir schlecht geht. Aber wusstest du, dass das auch umgekehrt funktioniert? Dein Körper sendet immer Signale an dein Gehirn. Wenn du nun die Schultern, z. B. am Computer, immer nach vorn ziehst, kommt im Gehirn an: »Achtung, wir sind im Verteidigungsmodus, sofort Stresshormone durch den Körper jagen!« Nicht nur zu viel Arbeit und das lange Sitzen sorgen für Stress und Verspannungen, sondern auch die Körperhaltung dabei.

ÜBUNG

Lächeln

Wenn du deiner Psyche etwas Gutes tun möchtest, dann lächle öfter einmal – auch und gerade, wenn dir nicht danach ist. Vor dem Spiegel hat das gleich den doppelten Effekt, weil du die Spiegelneuronen anregst. Wenn es nicht gelingen will, haben wir folgenden Tipp für dich: Nimm einen sauberen Stift, und halte ihn quer vor deinen Mund. Öffne den Mund, und beiße auf den Stift, wobei deine Lippen nicht den Stift berühren dürfen!

Bist du konfliktscheu? Emotionales Detox bedeutet auch, ehrlicher zu werden – zu dir und zu anderen. Dinge, die ausgesprochen sind, musst du nicht länger mit dir herumschleppen. Sie kreisen ja doch durch deinen Kopf und treiben in deinem Unterbewusstsein ihr Unwesen. Wenn es dir schwerfällt, kann dir ein Kurs in gewaltfreier Kommunikation helfen. Das ist eine Gesprächstechnik, die es dir ermöglicht, Dinge ehrlich auszusprechen, ohne den anderen zu verletzen.

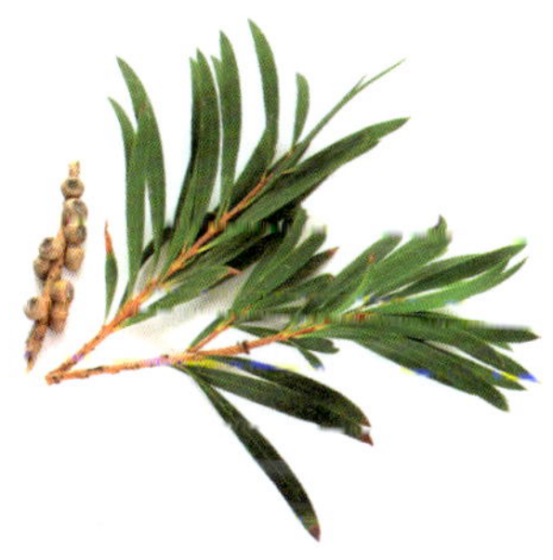

DER DUFTENDE TIPP

Mit der folgenden Mischung kannst du Belastendes loslassen. Gib sie z. B. in einen Roll-on, und fülle sie mit 5 ml Trägeröl auf.

- 5 Tropfen *Ylang-Ylang*
- 5 Tropfen *Geranie*
- 5 Tropfen *Lavendel*
- 3 Tropfen *Sandelholz*
- 3 Tropfen *Blauer Rainfarn*

Freude und Unbeschwertheit lädst du mit folgender Mischung ein. Gib sie z. B. in einen Roll-on, und fülle sie mit 5 ml Trägeröl auf.

- 5 Tropfen *Geranie*
- 5 Tropfen *Ylang-Ylang*
- 5 Tropfen *Bergamotte*
- 5 Tropfen *Mandarine*
- 5 Tropfen *Zitrone*
- 3 Tropfen *Rose*

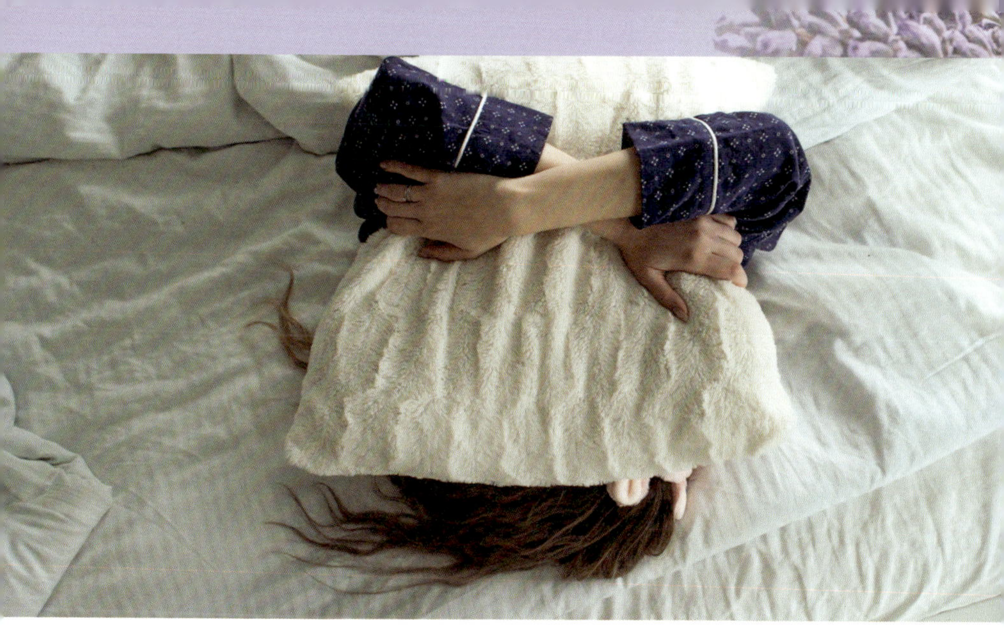

Faulheit

Warum wir Dinge immer wieder aufschieben, dafür gibt es einige Gründe. Es kann ein kindlicher Trotz sein, wenn wir sehr strenge Eltern hatten und immer noch eine Abwehr gegen zu erledigende Aufgaben empfinden. Auch ein starker Perfektionismus kann Menschen dazu bringen, dass sie gar nicht erst beginnen, weil sie es ja doch nicht gut genug hinbekommen. Der Druck vom Lebenspartner oder vom Chef kann ebenfalls verhindern, dass wir etwas in Angriff nehmen. Krisen und Stresssituationen in einem Lebensbereich wirken sich auch auf die anderen Lebensbereiche aus. Hier gilt es zu überlegen, ob gerade ein guter Zeitpunkt ist, etwas Neues zu beginnen, oder die Aufgabe nicht tatsächlich sinnvoller verschoben wird, wenn es möglich ist.

Oder hast du vielleicht keine Lust, weil es sich um etwas handelt, was dir einfach keine Freude bereitet? Woher kommt die

Unlust? Kannst du die Aufgaben von jemand anderem erledigen lassen? Oder hat es möglicherweise doch mit Ängsten zu tun? Es kann tatsächlich sein, dass wir zögern, weil wir Angst haben, etwas falsch zu machen oder zu versagen, schlechte Ergebnisse abzuliefern.
Dann ist es sinnvoll, sich einmal mit dem sogenannten Inneren Kritiker auseinanderzusetzen. Wir haben verschiedene Stimmen in uns, die man das Innere Team nennt. Es gibt darin den Kritiker, den Zweifler, den Beschöniger, die ängstliche Stimme und noch viele andere. Wenn der Innere Kritiker nie beobachtet wird, dann spricht er einfach von Dingen, die im Kopf existieren, ohne dass sie je wirklich überprüft wurden. Dies sind Gedanken, die vielleicht noch Relikte aus unserer Kindheit sind. Wir dürfen uns klar machen, dass nicht alles, was wir denken, wirklich wahr ist.

Auf der anderen Seite können wir auch Angst haben …

- erfolgreich zu sein,
- Dinge nicht mehr tun zu können,
- neue Aufgaben zu haben, die durch den Erfolg auf uns zukommen,
- nicht mehr solidarisch zu sein mit Menschen, die wir lieben,
- besser zu sein als ein Partner oder Elternteil,
- mehr Verantwortung tragen zu müssen.

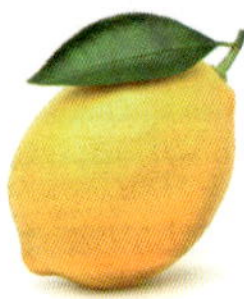

Sobald wir uns und unsere Verhaltensweisen objektiv beobachten, als würden wir neben uns stehen, verlieren sie ihre Macht über uns. Durch diese Ehrlichkeit uns selbst gegenüber haben wir die Chance zur Veränderung. Daher ist es wichtig, sich ab und an Zeit zu nehmen und zu reflektieren:

- Wie verhalte ich mich?
- Was will ich wirklich?
- Welche Emotionen bestimmen meinen Tag?
- Wie spreche ich mit mir selbst?
- Wo verbiege ich mich, um es anderen recht zu machen?
- Welche Ausreden benutze ich immer wieder?

Es gibt ein paar Motivationstechniken aus der Persönlichkeitsentwicklung, die dir helfen können, ins Tun zu kommen. Die erledigten Aufgaben zu visualisieren, ist eine davon.

ÜBUNG

Ein verbindlicher Kalender

Kennst du deinen Rhythmus? Weißt du, wann du konzentriert, leistungsfähig und kreativ bist oder wann du gern körperlich arbeitest? Vielleicht gehörst du zu den 30 Prozent der Menschen, die ein oder zwei Nickerchen am Tag brauchen. Sich danach einen Kalender einzurichten und zuerst die sogenannte Me-Time einzutragen, hat sich wirklich bewährt. Du bist erst leistungsfähig, wenn deine Grundbedürfnisse wie Essen, Schlafen und Zeit für dich befriedigt sind.

Anschließend trägst du in deinen Kalender die Aufgaben ein, die täglich, wöchentlich oder monatlich zu erledigen sind. Ordne sie nach Prioritäten. Überlege, was du wann am besten erledigen kannst. Schwierige Aufgaben oder Tätigkeiten, die deine volle Konzentration verlangen, sollten nicht zu Zeiten erledigt werden, wo du nur körperlich anwesend bist. Du wirst sehen, dass solch ein Kalender einen großen Unterschied in deiner Motivation bewirkt, da alles leichter zu schaffen scheint. Du hast Struktur und Ordnung in deine Aufgaben gebracht und weißt, wann du beginnst und wann du aufhörst. Trage auch Fristen ein, zu denen Aufgaben erledigt sein sollten. Je mehr Zeit du für eine Aufgabe hast, desto länger wirst du auch brauchen – das ist ein bekanntes Phänomen.

Die Elefanten- oder Salamitaktik

Kennst du die Antwort auf die Frage: »Wie isst man einen Elefanten?« – Stück für Stück! Diese Strategie kannst du aber auch als Vegetarier nutzen: Teile ein großes Ziel in kleine Häppchen ein. Ein riesiges Ziel kann lähmend wirken, doch kleinere Etappen helfen, das Gefühl von Erreichbarkeit zu bekommen – zudem hast du öfter Erfolgserlebnisse, die dich wiederum motivieren.

Der dickste Frosch

Oft hilft es, die unangenehmste Aufgabe zuerst zu erledigen, dann kann der Rest nicht mehr so schlimm sein. Das Gefühl, ein Ziel erreicht zu haben, beflügelt dich, und den Rest machst du dann gern.

Erfolgstagebuch

Schreibe deine Erfolge regelmäßig auf. Das ist ein Motivations-Booster. Du siehst so schwarz auf weiß, was du alles geschafft hast. Ein Erfolgstagebuch darf alles beinhalten, was dir gut gelungen ist: fünf Minuten früher aufzustehen, Zähne zu putzen, die Beförderung. Auch die kleinen Dinge sind wichtig und bringen dir durch die Würdigung ein gutes Gefühl. Mache daraus ein Ritual vor dem Zubettgehen, um mit einem richtig guten Gefühl einzuschlafen.

DER DUFTENDE TIPP

Die Motivation zu erhöhen, helfen die Düfte von *Schwarzfichte, Lavendel, Ylang-Ylang* und *Römischer Kamille.*
In einem Brainmapping (Aufzeichnung der Gehirnströme) springen beim Riechen dieser Duftmischung sofort die Bereiche im Gehirn an, die für Konzentration und Kreativität zuständig sind.
***Lavendel* wirkt nicht nur beruhigend. In einer japanischen Studie wurde festgestellt, dass auch die Konzentration sich dadurch deutlich erhöht.[10]**

10 Vgl. https://pubmed.ncbi.nlm.nih.gov/16162642/.

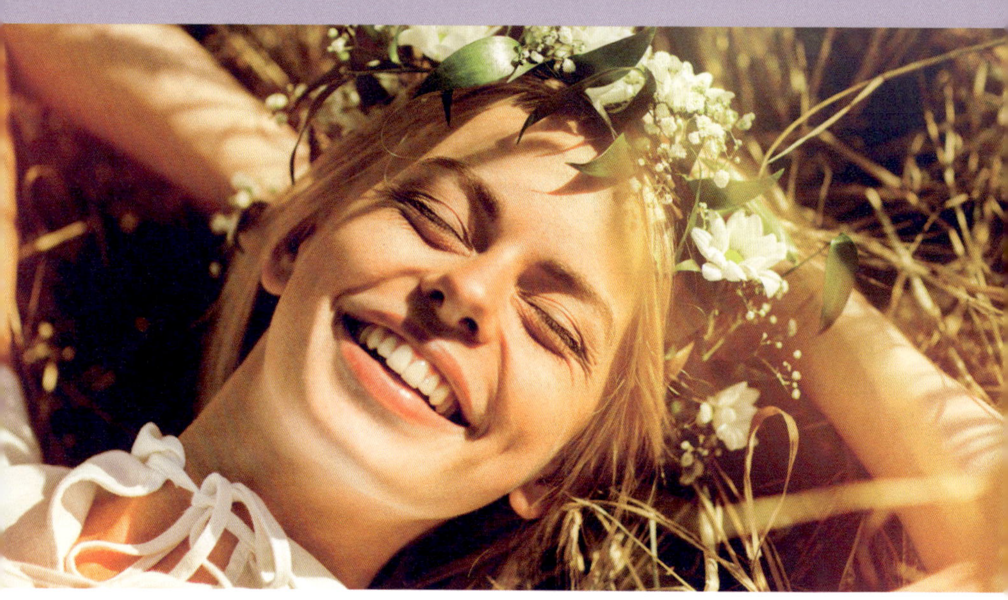

Glück

Was bedeutet Glück? Wann bist du glücklich? Ist das ein Naturzustand oder erlernbar? Muss man sich Glück verdienen? Gibt es eine Veranlagung dazu?
Glücksmomente dauern nicht ewig, denn das Leben besteht aus Hochs und Tiefs, die uns in einem permanenten Wechsel begegnen. Wir können sie schlecht vorhersagen und schon gar nicht herbeiführen. Wir können aber unterschiedlich auf sie reagieren.

Unser Glücksempfinden hängt von unserer Resilienz ab. Damit ist unsere seelische Widerstandsfähigkeit oder Unverwüstlichkeit gemeint, gewissermaßen das Immunsystem der Seele oder eine Firewall gegen schädliche Einflüsse. Sie bestimmt, wie optimistisch wir sind und wie wir mit schwierigen Situationen umgehen.

Resiliente Menschen schaffen es schneller, sich von widrigen Lebensumständen, Niederlagen, Lebenskrisen und Schicksalsschlägen zu erholen. Sie können in Situationen kreativ und flexibel reagieren, in denen sich andere hilflos fühlen. Belastungen erleben sie eher als Herausforderung, weniger als ein Problem. Das klingt vielleicht, als wären diese Menschen unendlich belastbar und leistungsfähig. Tatsächlich geht es bei der Resilienz aber nicht um Abhärtung und Konkurrenz. Der entscheidende Faktor ist, ob wir wissen, wie wir uns erholen können. Wer viel leistet, braucht auch viel Erholung und Entspannung. Denn das ist es, was uns Kraft spendet. Wir sollten uns öfter mit uns selbst auseinandersetzen, um unsere Grenzen und Bedürfnisse zu kennen. Denn nur dann können wir entscheiden, wann es genug ist, und wissen, was unsere Reserven auffüllt.

Den Fokus auf sich selbst zu richten, vor allem, wenn scheinbar keine Zeit dafür ist, fällt vielen Menschen schwer. Doch fehlende Selbstreflexion führt langfristig zu Unausgeglichenheit und fehlender Lebensfreude und wirkt sich auf alle Lebensbereiche aus.
Gerade in einer Zeit, in der immer mehr Menschen ins Homeoffice wechseln und sich neben dem Job auch noch um den Haushalt und die Kinder kümmern müssen, bleibt die Selbstfürsorge häufig auf der Strecke.

Wir müssen täglich viele Entscheidungen treffen und Verantwortung tragen. Dabei sind wir mehr fremdgesteuert, als dass wir uns um uns selbst kümmern. Daher ist es wichtig, die innere Stärke aufzubauen. Die gute Nachricht: Resilienz ist keine angeborene Fähigkeit, sondern erlernbar.

Ein resilienter Mensch:

- kennt seine Grenzen und kann seine Ressourcen effektiv einsetzen,
- ist zielfokussiert,
- hat eine hohe emotionale Intelligenz,
- hat eine klare Impulskontrolle,
- stärkt proaktiv sein seelisches und körperliches Immunsystem,
- hat Humor und ist eine Bereicherung für sein Umfeld,
- ist relativ immun gegen Stress, Depressionen, Burn-out und Angststörungen,
- übernimmt Verantwortung und löst Probleme,
- hat Vertrauen in die eigenen Fähigkeiten,
- ist Gestalter seiner Zukunft.

Das heißt nicht, dass du jetzt dein ganzes Leben umstellen musst. Es geht darum, dass du dir in deinem Alltag kleine Nischen suchen solltest, in denen du dich erholen kannst, und dich öfter auf schöne Dinge konzentrierst, die dir guttun: einen Sonnenuntergang oder schöne Blumen betrachten, achtsamer im Alltag werden, deinen Körper mehr spüren und mit allen Sinnen leben. Es gilt auch, öfter Nein zu Aufgaben zu sagen und weniger zu tun, nicht mehr. Dann hat das Aufschieben nichts mit Faulheit zu tun, sondern mit Selbstfürsorge.
Wir setzen uns oft unter Druck, weil wie glauben, unbedingt noch die Wäsche abnehmen oder die Küche aufräumen zu müssen, obwohl wir todmüde sind. Die Erholung und die Gesundheit des Körpers sollten aber immer an allerester Stelle stehen.

Es gibt vieles, was dir dabei helfen kann, achtsamer zu werden, dich zu entspannen und zu dir selbst zu finden. Massage, Yoga, Meditation und Tanzen sind gute Wege, den Kopf frei zu bekommen. Auch das gute alte Joggen und Spazierengehen haben eine befreiende und entstressende Wirkung.
Auf der anderen Seite ist es auch erholsam, etwas zu tun, was ganz anders ist als das, was dich stresst – Dinge, die dich in den Flow kommen lassen und dafür sorgen, dass du alles um dich herum vergisst. Tauche in etwas ein, was du wirklich von Herzen gern tust. Das kann Malen, Singen, Stricken oder Basteln sein. Mittlerweile gibt es im Internet zu fast allem Tutorials, von denen du dich inspirieren lassen kannst, neue Tätigkeiten auszuprobieren, wenn du das Gefühl hast: »Es gibt nichts mehr, was mir wirklich Freude macht.«

Achtsamkeit hilft, im Jetzt zu leben und eine bejahende innere Haltung zu festigen. Denn Krisen wird es im Leben immer geben. Es geht darum, mit ihnen umgehen zu lernen und Frieden zu schließen mit Schicksalsschlägen.
Du musst das nicht allein tun. Um Hilfe zu bitten, ist ein wichtiger Schlüssel zur Resilienz. Denn auch, wenn wir an unsere Fähigkeiten glauben und unser Selbstbewusstsein stärken, gibt es Dinge, die wir nicht allein schaffen können und müssen. Freunde um Unterstützung zu bitten oder professionelle Hilfe zu suchen, ist häufig ein wunderbarer Weg, wieder auf die Füße zu kommen und das Vertrauen ins Leben zurückzugewinnen.

Du trainierst deine Resilienz am besten, indem du:

- dein Immunsystem stärkst und Stress reduzierst,
- Achtsamkeit einübst,
- deine Grenzen und Bedürfnisse kennenlernst,
- Nein sagen lernst,
- Krisen oder Schicksalsschläge annimmst,
- aktiv nach Lösungen suchst,
- Dinge tust, die dich in den Flow bringen,
- Entspannung im Alltag praktizierst,
- Freude an den kleinen, schönen Dingen im Alltag erlebst,
- dein Selbstbewusstsein trainierst,
- dir Hilfe suchst, wenn du allein nicht weiterkommst.

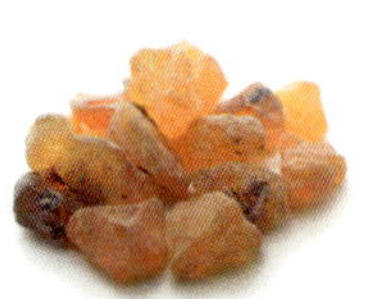

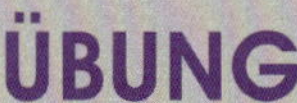

Atemübungen

In unserer hektische Zeit ist es wichtig, sich kleine Regenerationsinseln in den Tag einzubauen. Probiere einfach einmal aus, wie es sich anfühlt, bewusst zu atmen. Je nach Verhältnis von Einatmen, Ausatmen und Atempausen ist die Wirkung unterschiedlich.

Verreibe einen Tropfen ätherisches **Weihrauchöl** in den Handflächen, und forme aus den Händen vor der Nase ein Körbchen.
Atme nun durch die Nase ein, und zähle dabei bis 4.
Halte den Atem, und zähle dabei bis 4.

Atme durch den Mund aus, und zähle dabei bis 4.
Atme auf diese Weise für 1 Minute. Spüre dann nach, was sich in dir verändert hat.
Im Viererrhythmus zu atmen, ist sehr harmonisierend.

Atme durch die Nase ein, und zähle dabei bis 5.
Halte kurz den Atem an.
Atme durch den Mund aus, und zähle dabei bis 15.
Halte kurz den Atem an.
Atme auf diese Weise für 1 Minute. Spüre dann nach, was sich in dir verändert hat.
In diesem Rhythmus zu atmen, hilft beim Loslassen und Regenieren.

Du kannst auch **Pfefferminzöl** für diese Übung verwenden. Es hat eine eher aktivierende Eigenschaft, macht einen klaren Geist und putzt den Atemapparat durch. **Weihrauch** wirkt dagegen harmonisierend und beruhigend.

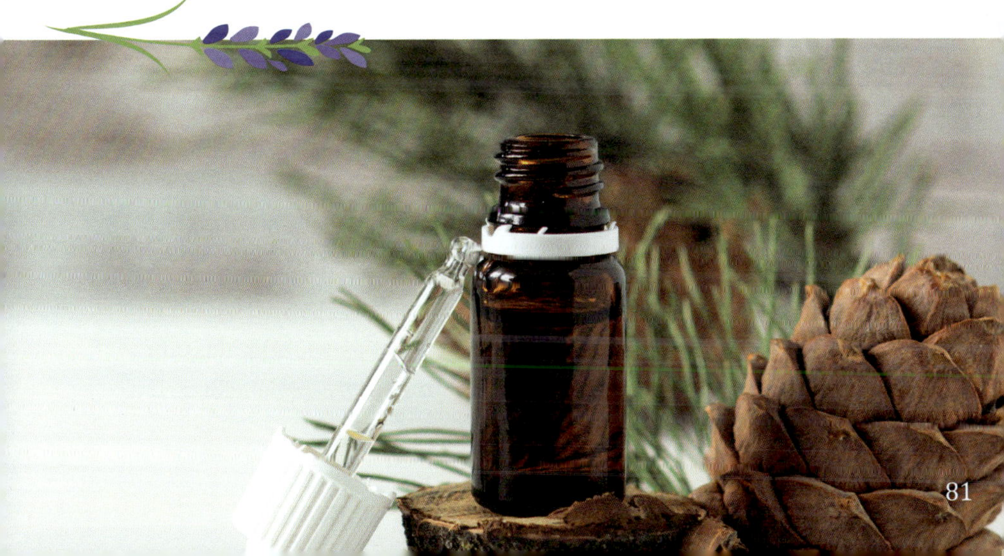

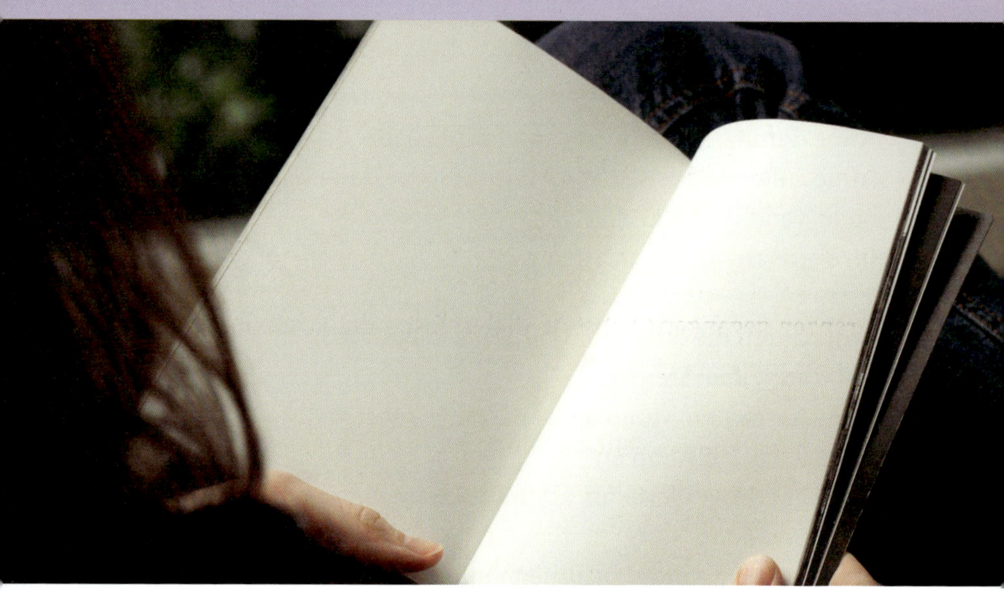

Innere Leere

Findest du dich in den folgenden Aussagen wieder?

- Ich weiß nicht, wer ich bin.
- Ich fühle mich allein.
- Ich weiß nicht genau, was ich fühle.
- Wozu das alles?
- Was ist der Sinn in meinem Leben?

Diese Gefühle bzw. Gedanken können ganz unterschiedliche Ursachen haben: Stress, Probleme in der Familie, ein schlimmer Verlust oder ein genereller Mangel an Liebe im Leben.

Der erste Schritt zur Selbsthilfe ist immer die Aufmerksamkeit für dich selbst. Wenn du überlastet bist, ist es wichtig, dass du dich sofort wieder an die erste Stelle in deinem Leben setzt. Du

darfst dich mehr um dich selbst kümmern und weniger um andere Menschen.
Mache eine Pause, und richte den Fokus auf dich und deine Bedürfnisse. Was brauchst du, was würde dir jetzt guttun? Welches Verlangen hast du ignoriert? Wo bist du über deine Grenzen gegangen? Lebst du dich selbst, oder gehst du zu viele Kompromisse ein?

Das »Journaling« (Seite 46) und das »Erfolgstagebuch« (Seite 75) sind auch in diesem Fall eine gute Möglichkeit, zu reflektieren und dir Zeit und Ruhe für dich selbst zu gönnen. Nur wenn du deine Ziele und Bedürfnisse kennst und dem Leben einen Sinn gibst, kannst du dich erfüllt fühlen. Wir fühlen oft gar nicht, was wir tun, wir funktionieren bloß. Leider laufen wir leicht falschen Zielen hinterher, die nicht unsere sind, sondern die der Eltern, des Partners, der Gesellschaft, der Firma.

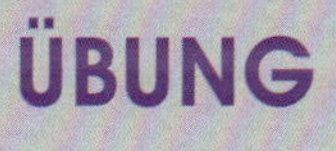

Lebensrad

Nimm einmal dein Leben unter die Lupe, und sieh dir an, was gut läuft und wo du gern etwas verbessern würdest. Eine schöne Möglichkeit, sich dies selbst zu veranschaulichen, ist das Lebensrad.

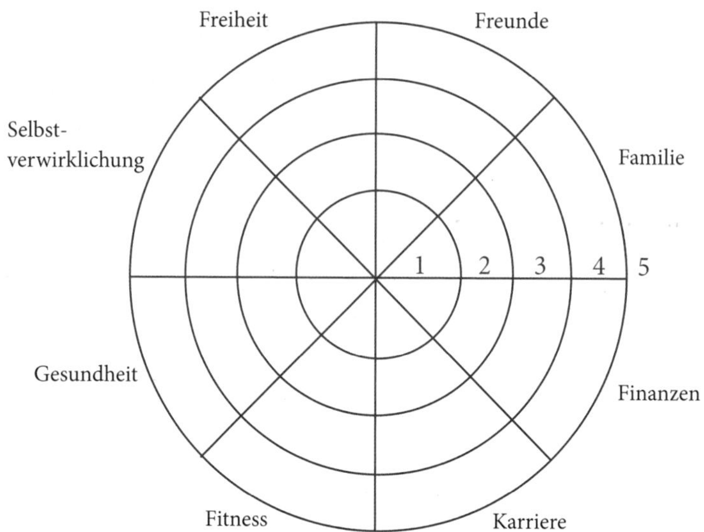

Markiere für jeden Lebensbereich auf den Kreislinien, was gut funktioniert (5), wo es hapert (1). Verbinde die Punkte. Das Lebensrad läuft nur rund, wenn es auch wirklich rund ist. Was in deinem Leben ist unausgewogen? Wo könnte es besser sein? Was möchtest du verändern? Wer könnte dich dabei unterstützen? Wo findest du Hilfe?

Stelle dir verrückte Fragen

- Woran würde dein Hund bemerken, dass es dir richtig gut geht?
- Wer wärest du, wenn deine Probleme seit 10 Tagen vorbei wären?
- Wenn alles möglich wäre und Geld kein Problem – was würdest du jetzt am liebsten tun oder sein?
- Wenn eine Fee käme und alle deine Sorgen wegzauberte – woran würdest du das ab dem morgendlichen Aufwachen merken? Was hätte sich verändert?

Tägliche Auszeiten mit Yoga, Meditation oder einem schönen Spaziergang können dich dabei unterstützen, wieder zu dir selbst zu finden. Triff dich nur mit Menschen, die dir wirklich guttun. Mache nichts, was dich weiter herunterzieht, und umgib dich mit schönen Dingen. Ein Hausputz oder das Ausmisten alter Erinnerungen kann guttun, wenn du das Gefühl hast, dass du frischen Wind brauchst.

Bei starker Trauer, die nicht verarbeitet werden kann, solltest du dich professionell begleiten lassen.

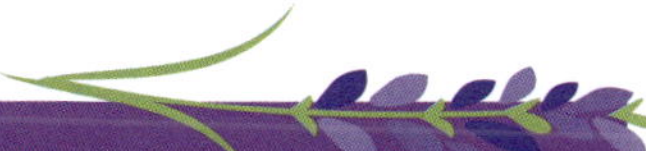

DER DUFTENDE TIPP

Um dich innerlich wieder anzufüllen und aufzuladen, ist ein Bad in *Rosenöl* hilfreich. Der Duft aktiviert deine Liebesenergie und lässt dich dein Herz wieder spüren.
Mische 1 Tasse Sahne als Emulgator mit 7 Tropfen Rosenöl, und gib sie in das Vollbad. Alternativ mische 1 Handvoll gutes Salz und 1 TL neutrales Trägeröl mit 7 Tropfen Rosenöl, und gib es ins Wasser. Vorsicht, durch das Trägeröl kann es etwas rutschig sein. Das Wasser sollte 37–39 °C warm sein. Genieße das Bad für mindestens 15 Minuten.

Weitere ätherische Öle, die dich aus der Leere und Niedergeschlagenheit holen können, sind *Weihrauch, Blaufichte, Ingwer, Orange, Mandarine, Melisse* und *Ylang-Ylang*. Mache dir aus den Düften, die dir davon am besten gefallen, ein Seelen-Spray:
Mische 20 Tropfen ätherische Öle deiner Wahl mit 50 ml gefiltertem Wasser. Gib einen Schuss Wodka oder medizinischen Alkohol aus der Apotheke zum Stabilisieren hinzu, und fülle die Mischung in eine Sprühflasche. Wann immer du das Gefühl hast, dass du eine kleine Auffrischung brauchst, gib einen Sprühstoß in dein Energiefeld.

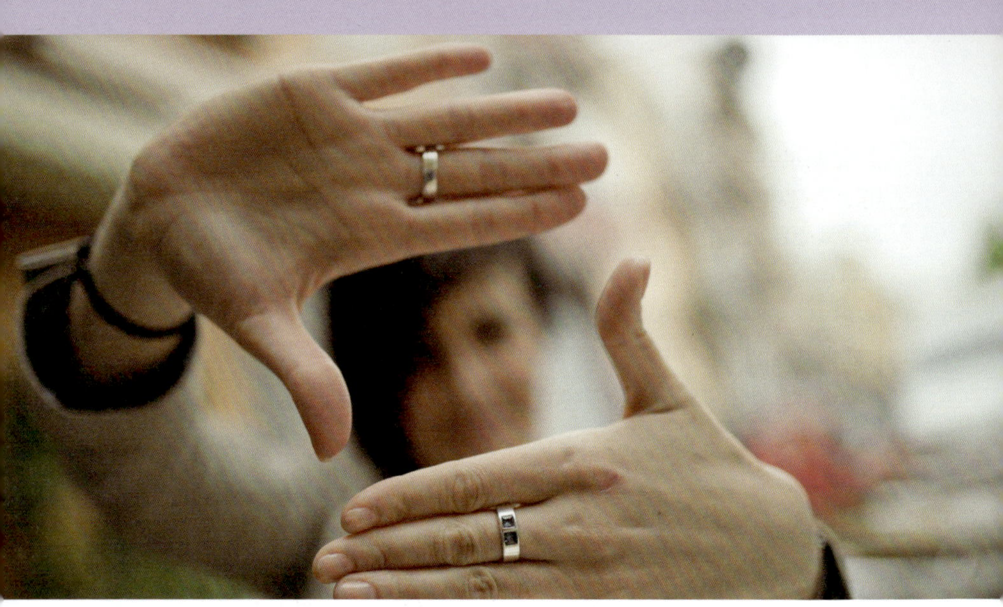

Konzentrationsschwierigkeiten

Wir leben in Zeiten medialer Reizüberflutung. Die Aufmerksamkeitsspanne und auch die Geduld nehmen immer mehr ab. Nicht nur Schüler und Studenten brauchen eine gute Konzentrationsfähigkeit, auch jeder, der sich im Straßenverkehr bewegt, sollte geistig bei der Sache sein. Am Arbeitsplatz ist es ebenso wichtig, aufmerksam zu sein, denn bei Schlampigkeit können folgenschwere und teure Fehler geschehen.

Wir möchten hier einmal mit einem Mythos aufräumen: Wir Menschen sind nicht für Multitasking gemacht! Das ist ein Irrglaube, der schon viele Menschen in den Burn-out getrieben und Unfälle verursacht hat. Das Gehirn macht lediglich eines, wenn es mehrere Dinge gleichzeitig erledigen muss: Es wan-

dert umher und bekommt nicht alles mit. Alles zur selben Zeit machen zu wollen, ist ein verzweifelter Versuch, den vielfältigen Anforderungen gerecht zu werden und sich zu beweisen, besser zu sein als die Konkurrenz. Die meisten Menschen sind stolz darauf, vermeintlich »multitasken« zu können. Doch um welchen Preis?
Wenn du etwas erledigst oder dich mit etwas beschäftigst, dann solltest du nicht dreißig Dinge nebenher tun. Erstens geht dann der Genuss verloren, den du bei deinen Erledigungen spüren solltest, zum anderen leidet die Genauigkeit. Wir haben nur dieses eine Leben – Achtsamkeit lässt uns die Dinge im Hier und Jetzt genießen. Verpasst du sie, weil du dich auf nichts wirklich einlässt, läufst du am Leben vorbei und brennst aus.

Um es mit dem schottischen Arzt und Schriftsteller Samuel Smiles zu sagen: »Der kürzeste Weg, vieles zu erledigen, ist, immer nur eine Sache zu machen.«

DER DUFTENDE TIPP

In Studien hat sich gezeigt, dass durch den Duft von *Zitronen* das Gehirn aufnahmebereiter ist und in Prüfungssituationen das Gelernte leichter abrufen kann. Daher kannst du dieses ätherische Öl gut für deine Kinder beim Hausaufgabenmachen, am Arbeitsplatz oder im Auto einsetzen.

Im Haus kannst du mit einem wasserbetriebenen Diffuser die Raumqualität verbessern. Am Arbeitsplatz gibt es vielleicht Kollegen, die nicht so begeistert sind, wenn du das Büro beduftest. Um keine Konflikte zu provozieren, wendest du die ätherischen Öle besser unauf-

fällig an, z. B. mit einem Roll-on oder in einem USB-Diffuser. Dieser wird direkt am PC eingesteckt und verpufft hin und wieder einen kleinen Sprühstoß mit ätherischen Ölen.

Für das Auto gibt es Aroma-Schmuck, der an die Lüftung angebracht und mit ätherischen Ölen beträufelt wird. Er ist die gesündere Variante zum Duftanhänger für den Rückspiegel mit künstlichen Riechstoffen.

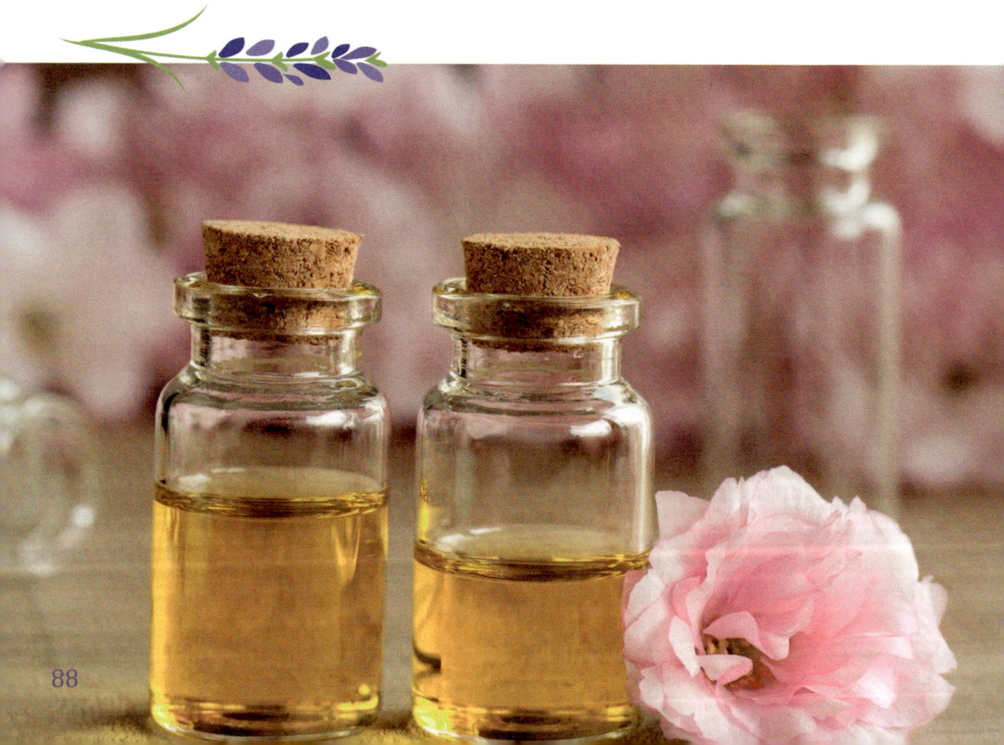

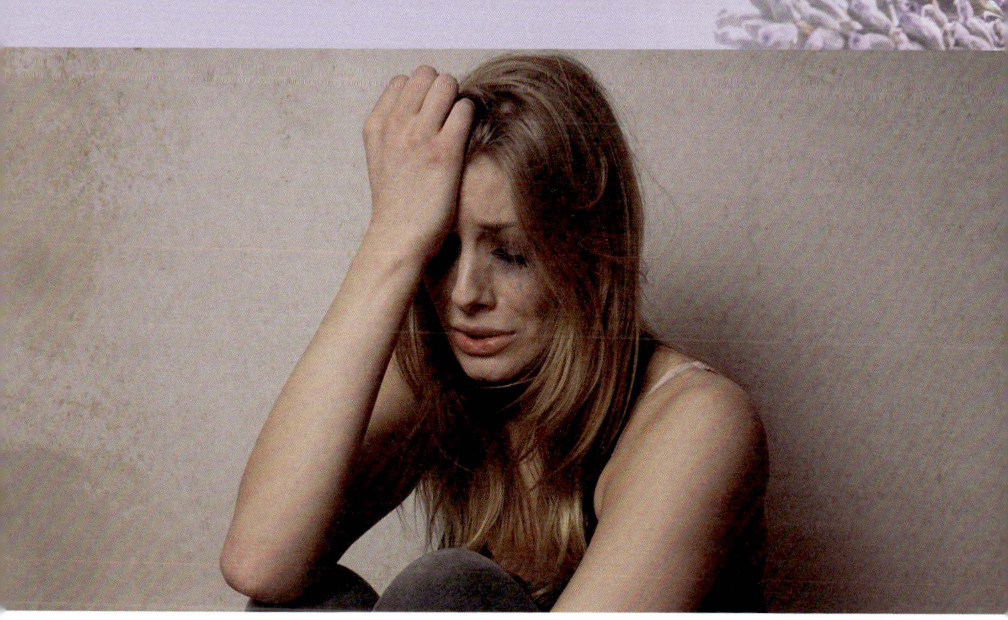

Liebeskummer

Wir alle wünschen uns harmonische Beziehungen. Niemand kommt uns so nahe wie der Lebensgefährte, die Lebensgefährtin. Viele Untersuchungen belegen mittlerweile, dass eine stabile Partnerschaft ein wichtiger Faktor für die psychische Gesundheit und für unser Lebensglück ist. Liebe steigert unsere Gesundheit und unser Wohlbefinden. Doch häufig sind Beziehungen nicht nur schön, sondern auch schwierig, kompliziert, verletzend. Viele Menschen bekommen, sobald sie eine Bindung eingehen, schon nach kurzer Zeit Angst, wieder verlassen zu werden.

Warum sind unsere Beziehungen so kompliziert, wenn sie doch eigentlich etwas Schönes sein sollen?
Stelle dir einen Eisberg vor, der im tiefen Meer schwimmt. Nur seine Spitze, ca. 10 Prozent seiner Gesamtgröße, schaut aus

dem Wasser heraus. 90 Prozent liegen unter der Meeresoberfläche. Vergleichbar dazu, bist du dir nur über ca. 10 Prozent der Motive, die dein Denken, Fühlen und Handeln bestimmen, bewusst. Der große Rest liegt unterhalb deiner Bewusstheit – daher nennt man diesen Teil auch das Unterbewusstsein.
Dein Unterbewusstsein steuert und lenkt dich. Es trifft Entscheidungen und veranlasst dich zu bestimmten Handlungen. Und deinem Partner und allen anderen Menschen auf der Welt geht es genauso.

In einer Beziehung treffen nun zwei solcher »Eisberge« aufeinander. Sie kommunizieren mit ihrem kleinen bewussten Teil von 10 Prozent, doch der große verborgene Teil hat mehr als ein Wörtchen mitzureden und bringt alles ordentlich durcheinander. Ihr redet aneinander vorbei, schaukelt euch hoch, verletzt und trennt euch – und eigentlich ist keinem von euch klar, was da schiefgelaufen ist. Denn die Gründe liegen im Unterbewusstsein. Wir handeln aus alten Mustern heraus, die oft Verletzungen in der Kindheit entstammen.
Daher ist es enorm wichtig, sich selbst, aber auch den Partner wirklich gut zu kennen. Nur dann kannst du viele unnötige Konflikte und Missverständnisse, die durch unbewusste Prozesse verursacht werden, vermeiden.

Verlassen zu werden ist schrecklich. Trennungen in Liebesbeziehungen sind nach dem Tod von lieben Menschen das Schmerzhafteste, was es gibt. Und nicht nur Trennungen sorgen für Liebeskummer, sondern auch Fremdgehen, verbale Verletzungen, unterschiedliche Sichtweisen, die zu Streit führen, oder räumliche Entfernung.

ÜBUNG

Erstelle eine Wohlfühlliste

Nimm dir für diese kleine Übung ca. 10 Minuten Zeit und Ruhe, und lege dir ein Blatt und einen Stift bereit.
Schreibe auf, welche Aktivitäten dir generell guttun und dazu dienen können, dich aus einem Tief zu holen. Denke nicht zu lange nach, sondern bleibe im Schreibfluss.

Vervollständige folgende Sätze:

- »Mir tut gut, …«
- »Ich bin glücklich, wenn …«
- »Ich fühle mich mit mir und dem Leben verbunden, wenn …«

Es sind meist nicht nur große Ereignisse, sondern kleine Erlebnisse, die dich glücklich machen können und die im Alltag schnell umsetzbar sind.
Beispiele: eine Tasse Kaffee in der Sonne trinken, warm duschen oder baden, einen betörenden Duft auflegen, eine Freundin anrufen, eine Runde mit dem Hund gehen, aus dem Fenster schauen, eine Achtsamkeitsmeditation machen, tanzen, Musik spielen, ein Buch lesen, alte Fotos ansehen, reisen, einen Film angucken, neue Rezepte ausprobieren, ein Bild malen, singen.
Halte deine eigene Liste für alle Liebesnotfälle bereit!

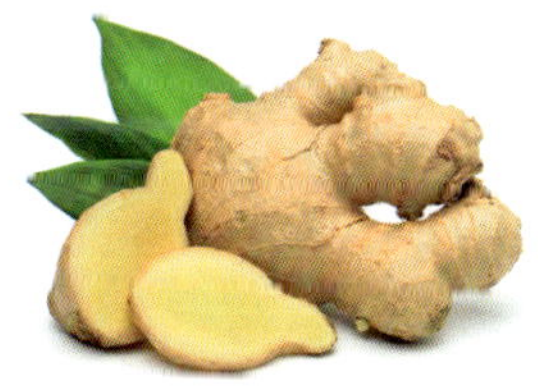

ÜBUNG

Aus einem Streit hinausgehen

Solltest du gerade einen Streit mit dem Partner, der Partnerin gehabt haben, dann probiere einmal folgende Vorgehensweise.

Bringe deine Aufmerksamkeit zurück zu dir selbst, weg vom Inhalt des Streits, den ihr hattet.
Gehe aus der Situation hinaus. Sonst wirst du dich immer weiter verletzt fühlen, und das negative Gefühl wird stärker. Wenn du allein bist, probiere, dich mit der Atmung zu beruhigen. Atme tief ein und zähle dabei bis 7 oder 8, halte den Atem an, und zähle dabei bis 5, atme dann langsam aus, und zähle dabei bis 10.
Das Zählen hilft dir, deinen Geist vom Thema wegzulenken. Es beruhigt dein autonomes Nervensystem und bringt deinen Stresspegel herunter.
Was würde dir jetzt guttun? Dir allein? Tue dir etwas Gutes, um Abstand zu bekommen: Gehe raus, mache Sport, besuche eine Freundin oder einen Freund, ohne das Streitthema anzusprechen, oder knuddle deine Katze.

Später, wenn du wieder ruhig und sachlich bist, kannst du ein Gespräch mit deinem Partner, deiner Partnerin beginnen. Doch sortiere zunächst deine Gedanken, damit du nicht zu emotional wirst. Welches Bedürfnis hat den Streit ausgelöst? Was stand tatsächlich hinter den Meinungen von euch beiden? Was wolltest du erreichen?
Jetzt probiere einmal, in die Rolle deines Partners, deiner Partnerin zu schlüpfen. Was war bei ihm, ihr los? Welches

Bedürfnis hatte die »Gegenseite«? War dieses vielleicht auch berechtigt? Kann man die ganze Geschichte von zwei Seiten aus betrachten? Gibt es vielleicht kein Richtig oder Falsch?

Meist wollen die Menschen, mit denen wir streiten, uns nicht schaden oder verletzen. Doch jeder hat seine eigenen Bedürfnisse, die befriedigt werden möchten. Eine distanziertere Perspektive hilft dir, das Gesagte nicht mehr so persönlich zu nehmen. Vielleicht kannst du erkennen, dass auch der oder die andere für sein oder ihr Handeln einen guten Grund hatte.

Liebeskummer befällt den ganzen Körper, und alles scheint sinnlos und freudlos. Du kannst dich auf nichts anderes konzentrieren, und nichts hat mehr Bedeutung. Alle Gedanken kreisen um den Menschen, den du verloren hast, und das, was nicht mehr ist.

Du möchtest dich eigentlich nur verkriechen, die Decke über den Kopf ziehen und dir selbst leidtun … Das ist eine völlig normale Reaktion und eine Zeit lang auch hilfreich, denn Trauer möchte gefühlt werden. Doch irgendwann schadest du dir, wenn aus der Trauer nämlich Selbstmitleid wird und du aus dem Loch nicht mehr herausfindest.

Es ist wichtig, dass du zunächst alle negativen Gefühle herauslässt, sie wahrnimmst, fühlst und ehrlich zu dir bist. Doch setze dir eine zeitliche Grenze. Danach versprichst du dir, dich wieder aufzurichten, denn es geht darum, deine Selbstliebe wieder zu aktivieren und dein eigenes Leben weiterzuleben.

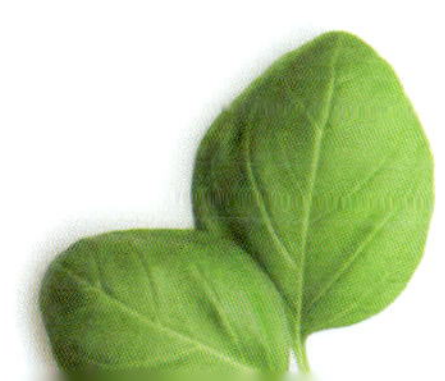

Die folgende Übung kann dir helfen, akute negative Gefühle zu harmonisieren. Oft ist es erst möglich, sich wieder auf das Wichtige beim Thema »Beziehungen« zu konzentrieren, wenn man sich etwas besser fühlt. Zu schmerzhafte Gefühle können uns blockieren.

ÜBUNG

Die Fesseln sprengen

Lies bitte erst die Anleitung durch oder nimm sie auf, bevor du die Übung durchführst.

Setze dich bequem an einem ruhigen Platz hin.
Atme tief ein, halte den Atem kurz an, und atme dann langsam und tief aus. Zähle beim Einatmen und beim Ausatmen mit.
Nun baue eine kleine Variation in die Atmung ein:
Drehe den Kopf nach links, und atme dabei tief ein.
Während du den Atem anhältst, stelle dir dein Gefühl bildlich vor: Wut, Eifersucht, Demütigung, Scham, Groll, Hass, Gekränktheit, Schmerz, Trauer, Ohnmacht.
Nun stelle dir dich selbst vor, wie du an das Gefühl gefesselt bist, vielleicht mit Seilen, Schnüren, Handschellen oder Ketten. Sie halten dich daran fest. Sieh dies deutlich vor dir.
Nun drehe den Kopf nach rechts und atme dabei aus.
Stelle dir dabei vor, wie du die Fesseln sprengst. Die bedrückenden Gefühle fallen von dir ab. Das negative Bild löst sich in Nebel auf.
Wiederhole die Übung so lange, bis du dich besser fühlst.

Nimm dann deine Wohlfühlliste zur Hand, und tue dir etwas Gutes – allein für dich! Sage dir bewusst: »Ich tue mir etwas Gutes und genieße es!«

DER DUFTENDE TIPP

Verwöhne dich mit einem Vollbad mit einem beruhigenden Öl. *Lavendel, Rose, Weihrauch, Blaufichte, Ingwer, Orange, Mandarine, Melisse* oder *Ylang-Ylang* sind hierfür gut geeignet.
Mische 1 Tasse Sahne als Emulgator mit 7 Tropfen deines Lieblingsöls, und gib sie in das Vollbad. Vorsicht, durch die Sahne kann es etwas rutschig sein! Das Wasser sollte 37–39 °C warm sein. Genieße das Bad für mindestens 15 Minuten.

Auch bei den Übungen kannst du diese Öle oder eine Mischung aus ihnen im Diffuser nutzen, um noch mehr zur Ruhe zu kommen.

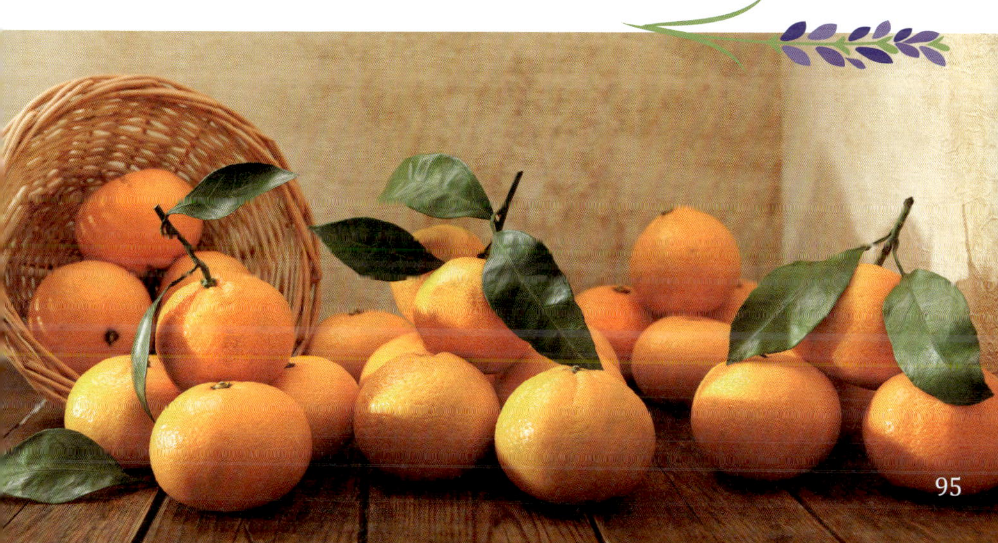

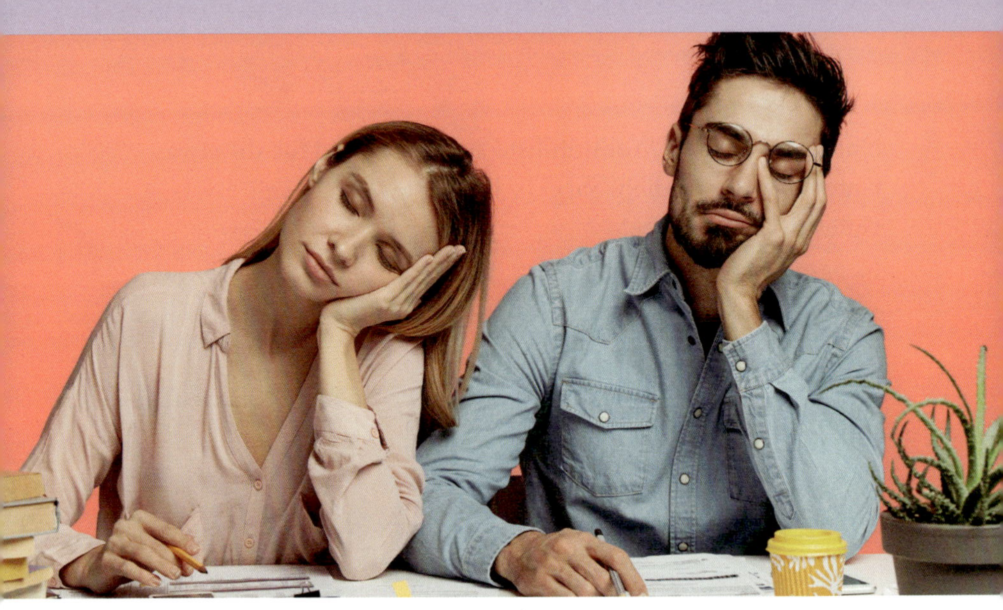

Müdigkeit

Es gibt diese furchtbaren Tage, an denen wir uns einfach nur wie ein nasser Sack fühlen. Vielleicht hatten wir tausend Pläne, wollten alles Mögliche erledigen oder haben noch eine riesige To-do-Liste. Doch wir wollen uns nur noch die Decke über den Kopf ziehen und unsere Ruhe haben, weil wir erschöpft sind. Zunächst ist es wichtig, sich deswegen nicht fertigzumachen. Die Situation ist schon unangenehm genug – innerliches Ausschimpfen hilft hier wenig.

Sinnvoller ist es, gezielt – aber liebevoll – etwas zu unternehmen. Und dazu gehört es tatsächlich, erst einmal anzunehmen, dass wir erschöpft und müde sind und damit in Frieden zu kommen, dass es so ist.
Denn erstens: Ob du dich aufregst oder nicht, es würde jetzt nichts ändern an deinem Zustand. Du könntest dich zwingen,

fleißig zu sein, aber dadurch würdest du auch deine eigenen Grenzen überschreiten. In diesem Zustand bringt man meist auch keine wirklich guten Dinge zustande und braucht viel zu lange.
Und zweitens: Erst das Aufbauschen der Situation bringt dich in den Abwärtsstrudel. Selbstliebe und Nachsicht mit dir selbst sind jetzt wichtig – auch wenn der Kopf rattert: »Ich müsste …«, »Ich sollte …«, »Ich darf doch nicht …«

Nur wenn du mit der Situation und deinem Zustand in Frieden kommst, hast du die Chance, dass es dir schnell wieder besser geht. Dich unter Druck zu setzen, stresst deinen Körper und deinen Geist und zieht dir nur noch mehr Energie ab. Schiebe daher erst einmal gemütlich deine ganzen To-dos zur Seite, vergiss, was alles zu tun ist, und sieh zu, dass es dir jetzt wieder besser geht.
Zunächst ist es gut, einfach nur zu atmen. Atme richtig schön durch, lege die Hände auf den Bauch, halte inne, und gönne dir eine kleine Pause. Danach kannst du langsam, aber ohne an deine Aufgaben zu denken, ins Tun kommen. Vielleicht möchtest du einmal ums Haus oder auf den Balkon gehen und frische Luft schnappen. Dir einen Tee kochen. Ein oder zwei Teile wegräumen oder die Bettdecke gerade ziehen.
Hilfreich sind einfache, ganz kleine Dinge, die dich langsam und ohne Druck in Bewegung bringen. Dinge, die du mit Leichtigkeit erledigen kannst, ohne dich anstrengen zu müssen. Wenn du ein wenig Sport oder einfach ein paar Dehnübungen machen möchtest, dann ist alles, was nicht kompliziert ist, jetzt genau richtig. Lobe dich für diese Kleinigkeiten. Sage dir selbst, wie gut du das gemeistert hast und wie gut das funktioniert hat.

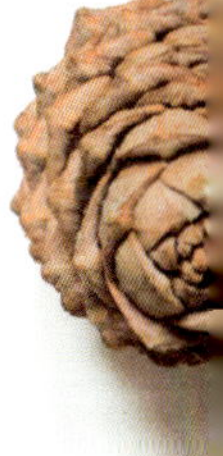

Vielleicht lähmt dich auch eine zu lange To-do-Liste oder ein extrem großes Ziel. Schaue dir dazu die Übung »Die Elefanten- oder Salamitaktik« (Seite 74) an.

Die Arme in die Höhe zu strecken, ist gut für die Stimmung. Der Körper sendet in bestimmten Posen oder Haltungen Signale ans Gehirn. Ebenso wie wir uns, wenn wir traurig sind, hängen lassen, kommen bessere Gedanken und Gefühle, wenn wir eine »Siegerpose« einnehmen.
Ein Lächeln, einfach ohne Grund, sendet ebenso positive Signale an das Gehirn. Es werden automatisch Hormone ausgeschüttet, die uns sagen: »Es geht mir gut.« Probiere es aus, du wirst erstaunt sein!
Um richtig zu funktionieren, braucht unser System außerdem ausreichend Sauerstoff. Weder das Gehirn noch der Körper können ihre volle Leistung bringen, wenn ihnen die Luft fehlt. Eine Runde um den Block zu laufen oder zwei kurze Spaziergänge am Tag können Wunder wirken.
Ausreichender Schlaf ist ebenso wichtig. Zu viel oder zu wenig Schlaf macht sich am nächsten Tag sofort bemerkbar. Wenn der Schlafrhythmus über längere Zeit gestört ist, wird der Körper langfristig nicht mehr richtig regenerieren können.
Trinkst du genügend Wasser? Leicht vergessen wir, regelmäßig etwas zu trinken, oder nehmen Softdrinks, Kaffee oder Ähnliches zu uns, was nicht den gleichen Effekt hat. Wenn es dir schwerfällt, reines stilles Wasser zu trinken, gib 1 Tropfen ätherisches **Zitronenöl** in 1 Liter Wasser.
Welche Jahreszeit ist gerade? Vielleicht leidest du unter Frühjahrsmüdigkeit? Auch dann ist es wichtig, dich viel draußen aufzuhalten, da der Körper dadurch mehr Serotonin ausschüttet – das wichtig ist, um wach zu werden.

Weitere Tipps, um Müdigkeit entgegenzuwirken:

- Reduziere Koffein – entgegen der landläufigen Meinung, dass Kaffee und Cola wach machen, wird die Müdigkeit danach viel schlimmer.
- Vitamin C ist ein Wachmacher für unseren Geist.
- Heißes Wasser zu trinken, hilft in Sekunden – sagen die Inder.
- Kürbiskerne können uns energetisch weit nach vorn bringen. Nicht sofort, aber langfristig.
- Kalt duschen ist super für den Kreislauf, vor allem am Morgen.
- Stehe öfter auf, wenn du viel am Computer sitzen musst.
- Regelmäßig Sport zu treiben, vor allem in Gruppen, motiviert und verbessert das Körpergefühl.

Es gibt noch weitere Gründe für Antriebslosigkeit. Sollte sie länger andauern und nicht an einer der eingangs genannten Überforderungen liegen, lohnt es sich, genauer hinzusehen und den Ursachen auf den Grund zu gehen. Folgende Ursachen gehören in die Hände eines Arztes:

- Vitaminmangel
- Eisenmangel
- niedriger Blutdruck
- Sodbrennen
- Übergewicht
- Depressionen

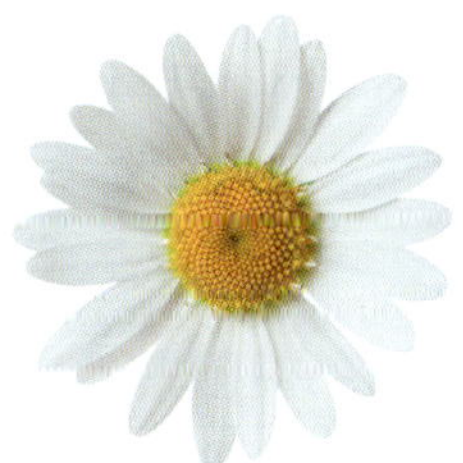

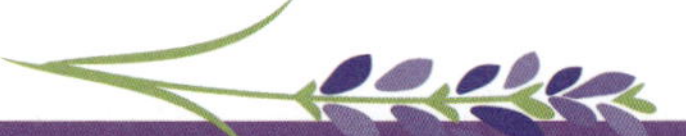

DER DUFTENDE TIPP

Pfefferminze ist ein »Hallo-wach«-Öl. Rieche einfach an dem Fläschchen, wenn du einen Durchhänger hast.
Zedernholz flutet unser Gehirn mit Sauerstoff und bringt uns in Aktion, da es ein Phytotestosteron ist.
Ocotea, Zimt, Wacholder und *schwarzer Pfeffer* geben einen tollen Energiekick. Statt tassenweise Kaffee zu trinken, könnte ein Roll-on mit einer Mischung aus diesen ätherischen Ölen dir helfen, dir selbst Feuer unter dem Hintern zu machen.

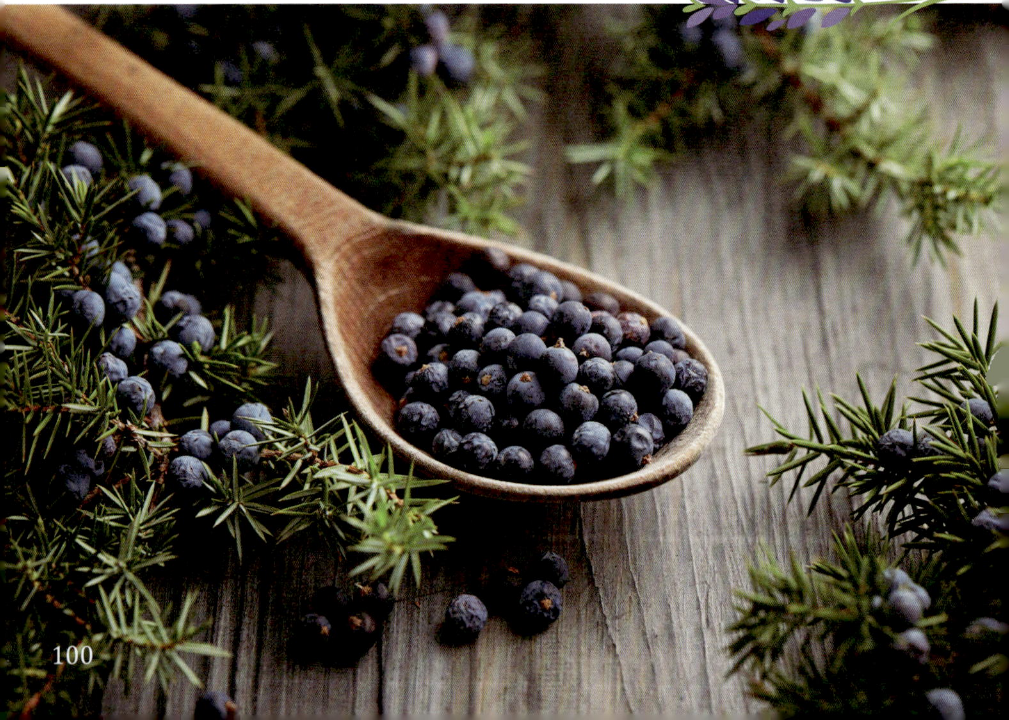

EXKURS: Die Beziehung von Emotionen und Organen

Wir alle kennen Redewendungen wie »Dem ist eine Laus über die Leber gelaufen«, »das schlägt mir auf den Magen« oder »ihm läuft die Galle über.« Sie weisen darauf hin, dass unsere Empfindungen und unsere Organe eng zusammenhängen. Wenn wir über eine längere Zeit einer bestimmten Emotion ausgesetzt sind, dann wird auch ein bestimmtes Organ tendenziell geschwächt.
Ich, Karin, arbeite mit einem energetischen Messgerät, dem Zyto-Scanner, das neben weiteren Parametern die Emotionen sichtbar macht.
Die auf den Klienten abgestimmte Messung zeigt die individuelle Resonanz auf die verschiedenen ätherischen Öle. In den Auswertungen empfinde ich oftmals eine besonders stark erscheinende Emotion als aufschlussreiche Erklärung für organische Belastungen. Auch meine Klienten können meist sofort eine Verbindung zu erlebten Situationen herstellen, waren sich zuvor jedoch nicht bewusst, wie stark sie die dahinterstehende Thematik noch belastet. Balancieren wir die Emotionen mit passenden ätherischen Ölen aus, zieht die stoffliche Ebene, der Körper mit seinen Organen, nach.

Wie Emotionen sich auf den Körper auswirken, zeigen auch Infrarotaufnahmen von Menschen in verschiedenen Gemütslagen. Freude und Liebe fluten den ganzen Körper mit Energie. Wir kennen das alle, wenn wir uns verliebt fühlen. Die große Aufgabe ist es, an jedem Tag etwas zu finden, woran wir Freude haben, um dieses Gefühl zu nähren und die Liebe in den Alltag zu bringen. Eine Mischung aus **Rose, Ylang-Ylang, Jasmin** und **Orange** kann uns hier auf die Sprünge helfen.

Die wunderbare Louise L. Hay erforschte aufgrund ihrer eigenen Erfahrungen die Verknüpfungen des Körpers mit Disharmonien und blockierenden Themen. Sowohl den inneren Organen als auch der Wirbelsäule kann man ein emotionales Thema zuordnen.
Nicht alles haben wir in unserer eigenen Lebenszeit erworben, manchmal tragen wir auch die Altlasten aus der Zeit im Mutterleib oder die Ahnenthemen weiter. Die ätherischen Öle können eine gute Möglichkeit sein, dieses emotionale Gepäck klein zu halten. Hier ist eine kleine Übersicht an Optionen für mehr Balance.

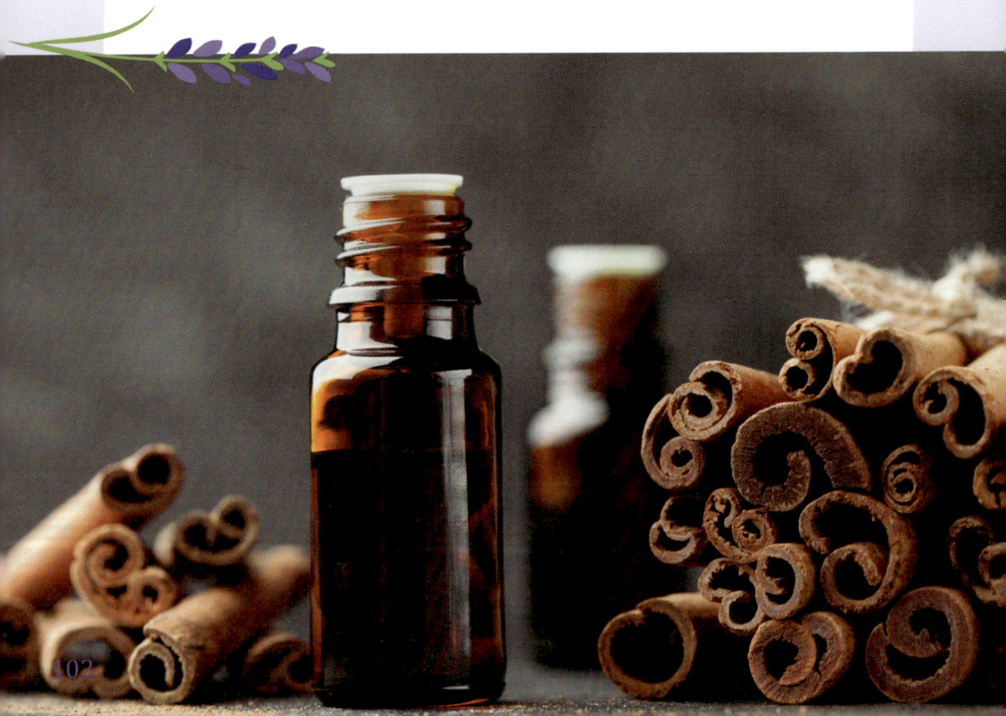

Organ	emotionales Thema	ätherisches Öl
Blase	Ängstlichkeit, emotionaler Druck	Zitrone, Wacholder
Bauch-speicheldrüse	die Süße des Lebens nicht genießen können	Zimt
Herz	bedingungslose Liebe	Rose
Leber	Wut, Groll	Grapefruit, Selleriesamen, Rosmarin, Ledum
Niere	Beziehungen im engen Umfeld	Zitrone, Wacholder
Magen	Sorgen, Stress, Verdauung von Themen	Fenchel, Ingwer
Darm	Verdauung von Themen, Loslassen	Kreuzkümmel, Estragon, Pfefferminze

Auf alle Organe wirkt Stress, der in unserem Lebensstil völlig normal geworden ist. Hierfür sind **Orange, Mandarine, Lavendel, Weihrauch, Copaiba** und **Sandelholz** hilfreiche ätherische Öle, die die innere Ruhe und Gelassenheit fördern.

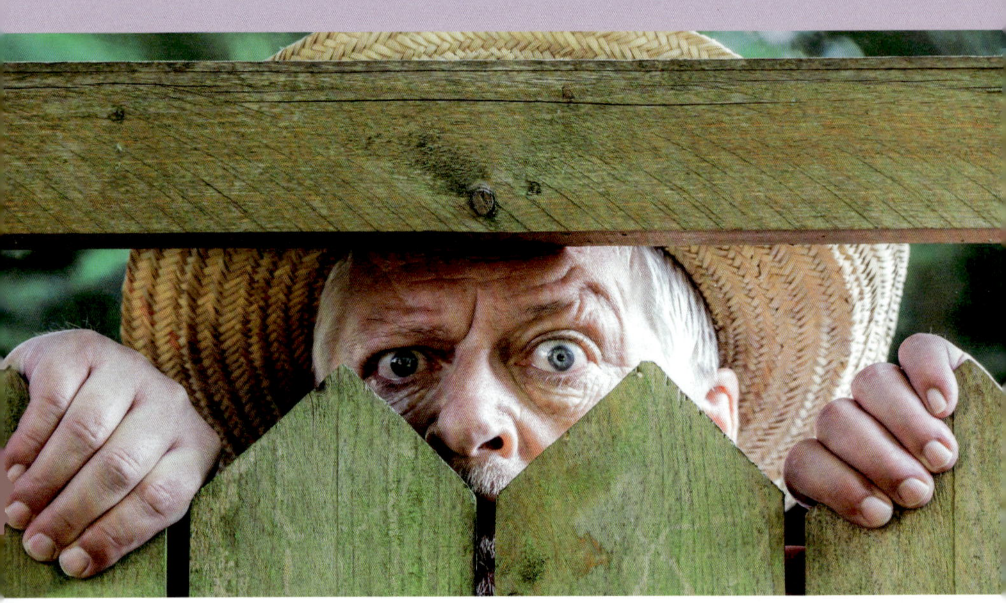

Neid

»Neid muss man sich erarbeiten«, heißt es. Bei diesem Thema geht es darum, dem anderen etwas gönnen zu können. Wenn wir damit Schwierigkeiten haben, zeigt sich darin unsere eigene Bedürftigkeit. Daher ist es entscheidend, dass wir für uns selbst erkennen, was wir können, was wir erschaffen haben, und dass wir auch stolz darauf sind.
Dann müssen wir uns nicht mit anderen vergleichen, sondern können unsere eigene Entwicklung betrachten.

In der erwähnten Zyto-Messung kommt die Emotion Neid recht häufig vor. Oftmals sind die Menschen dann erstaunt, weil sie sich nicht so einschätzen. Die Messung kann allerdings auch darauf hinweisen, dass sie der Frequenz des Neids anderer ausgesetzt sind, also jemand auf sie neidisch ist. Es kann also ein aktives Gefühl oder ein passiv erfahrenes Gefühl sein. Das Schwingungsfeld besteht so oder so.

DER DUFTENDE TIPP

Um dich von Anhaftungen anderer zu reinigen, eignen sich die ätherischen Öle von *Weihrauch, Palo Santo, Copaiba* und *Salbei.* All diese Pflanzen, Hölzer oder Harze werden auch traditionell zum Räuchern verwendet. Um bei dir zu bleiben, deine Stärken zu würdigen und dich wertzuschätzen, kannst du dich mit der Energie der *Rose* unterstützen.

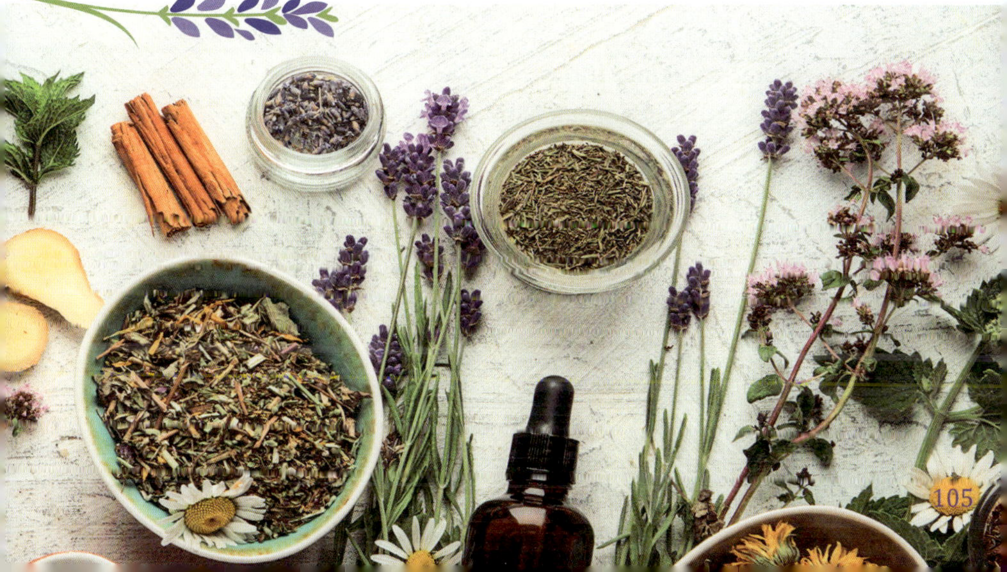

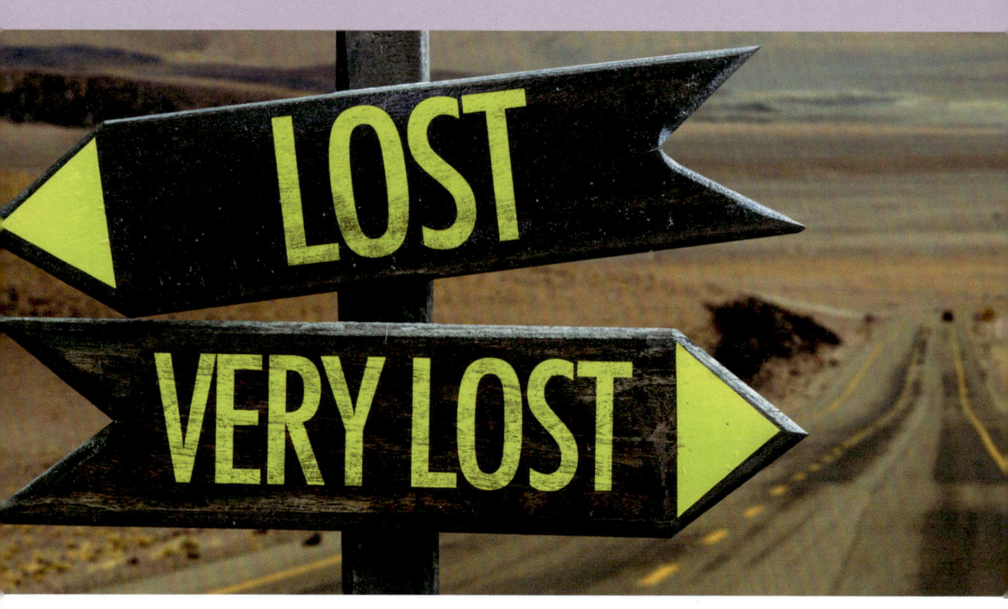

Orientierungslosigkeit

Es ist nicht leicht, sich selbst zu finden und zu fühlen – gerade in Zeiten, die sehr laut und fordernd sind. Überall gibt es so viele Möglichkeiten und so wenige Vorbilder. Zu erkennen, was das Richtige ist, setzt voraus, dass du dir deiner Werte und Bedürfnisse bewusst wirst. Was sind die einfachen Dinge, die dir wichtig sind? Zudem solltest du dein Selbstbewusstsein festigen und an deiner inneren Stärke arbeiten, damit du für deine Werte auch einstehen kannst.

Jeder Mensch sollte in der Lage sein, sich selbst zu spüren – denn nur er weiß, was gut für ihn ist. Viel zu oft sagen wir Ja zu etwas, was uns nicht guttut, und leben das Leben von anderen Menschen. Manchmal leben wir sogar das Leben der Menschen aus der Werbung, weil wir so viele falsche Glaubenssätze in uns aufgenommen haben, dass wir uns nicht mehr spüren können, uns selbst nicht mehr nah sind. Doch wie sollen wir dann wissen, was gut für uns ist? Woran sollen wir uns orientieren?

Hier hilft nur eines: In die Stille gehen und das Körperbewusstsein neu trainieren, um mehr Klarheit zu bekommen. Wir müssen uns selbst wieder kennenlernen, um eigenverantwortlich handeln zu können.
Es ist wichtig, sich viel mit sich selbst zu beschäftigen. Mit den eigenen Gefühlen, Wünschen, Ideen und dem eigenen Körper. Wenn du zu den Menschen gehörst, die nicht mehr wahrnehmen, was ein Ja oder ein Nein in ihnen ist, dann hast du deine innere Autorität verloren.
Das ist nicht weiter schlimm, denn du kannst sie jederzeit wiederfinden. Du kannst lernen, sie wieder zu spüren.

ÜBUNG

Die Entscheidung des Körpers

Setze oder stelle dich bequem hin. Entspanne dich, und lege die Hände auf deinen Bauch. Atme entspannt ein und aus. Lasse den Atem fließen, und denke an nichts.
Spüre in deinen Körper hinein, lausche nach innen. Schließe deine Augen, und nimm wahr, wie dein Körper sich anfühlt. Achte dann wieder auf deinen Atem, wie er ein- und ausströmt.
Wann hast du dir das letzte Mal richtig viel Zeit für dich selbst genommen?

Wann musstest du das letzte Mal eine wichtige Entscheidung treffen?
Und wann hast du zuletzt eine Entscheidung so getroffen, dass du zufrieden warst? Was hatte dein Körper dir zu sagen, als du die Entscheidung getroffen hast?
Wie hat dein Körper reagiert, als du dich gefragt hast: »Soll ich das tun, oder soll ich das lieber lassen?« Spüre in dich hinein, und frage deinen Körper, wie er dir eine Antwort darauf gibt.

Wann hast du das letzte Mal eine wichtige Entscheidung getroffen und dich gegen etwas entschieden? Wie und wo hat dein Körper sich bemerkbar gemacht? Was hat deine innere Stimme dir gesagt? Was hast du gefühlt? Wo hast du es gefühlt?

Frage dich auch bei Mahlzeiten, welches Essen dir besonders gut schmeckt. Halte einen Moment inne, und spüre, wo und wie dein Körper dir antwortet. Er tut es nämlich. Und dies ist die einzige Orientierung, die du wirklich brauchst: dein Körperbewusstsein, denn der Schlüssel zu allem liegt immer in dir.

Wenn dir Orientierung fehlt, ist es wichtig für dich, Klarheit darüber zu erlangen, wo deine Lebensreise hingehen soll. Was ist dein Warum, das dich antreibt? Was willst du vielleicht der Nachwelt hinterlassen?

Stelle dir diese 3 Fragen:

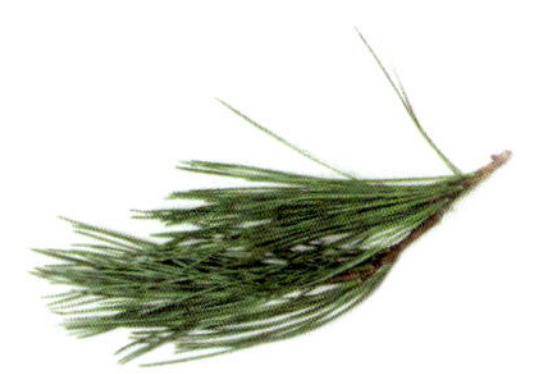

- *Was* will ich?
- Was *will* ich?
- Was will *ich?*

Für mich, Karin, haben diese Fragen bewirkt, dass ich zusammen mit meinem Mann einen Verein ins Leben gerufen habe, die »Lebe energetisch!«-Akademie zur Förderung, Erforschung und Bildung einer ganzheitlichen, gesundheitspflegenden Lebensweise. Eines unserer Ziele ist, die belastenden Einflüsse des modernen Lebensstils auszugleichen durch die Vermittlung von Lebensfreude bereitenden Aktivitäten für ein selbstbestimmtes Leben.
In Zeiten, in denen der Einzelne das Gefühl bekommen kann, nicht mehr Herr seines eigenen Lebens zu sein, ist es wichtig, sich Pippi Langstrumpfs Lebensmotto »Ich mache mir die Welt, wie sie mir gefällt« zu bewahren. Neue Mitglieder sind herzlich willkommen.

DER DUFTENDE TIPP

Ätherische Öle, die sowohl die Kreativität, den inneren Antrieb als auch den Fokus fördern können, sind *Sandelholz, Salbei, Patchouli, Muskat, Bergamotte, Ingwer, Ylang-Ylang* und *Geranie.*
Aus diesen Pflanzen kannst du eine individuelle Mischung für einen Roll-on herstellen. Dieser unterstützt dich immer, den Sinn in deinen Handlungen zu finden, um dein Lebensziel großartig zu machen.

Viel zu viele Menschen leben unter ihren Möglichkeiten. Die Frequenz der ätherischen Öle kitzelt auch unsere Potenziale heraus. Stellen wir uns doch einmal eine Welt vor, in der jeder zum höchsten Wohl aller im Einklang mit der Natur und der Menschheitsfamilie agieren würde. Wir könnten das Paradies wiedererschaffen.
Stehen wir zu unseren Talenten, und zeigen wir diese! Nutzen wir unsere Stärken, und bringen wir sie in die Umsetzung! Gönnen wir jedem seine Qualitäten, und ergänzen wir sie mit unseren individuellen Stärken. Dann gibt es keinen Grund mehr, neidisch zu sein.

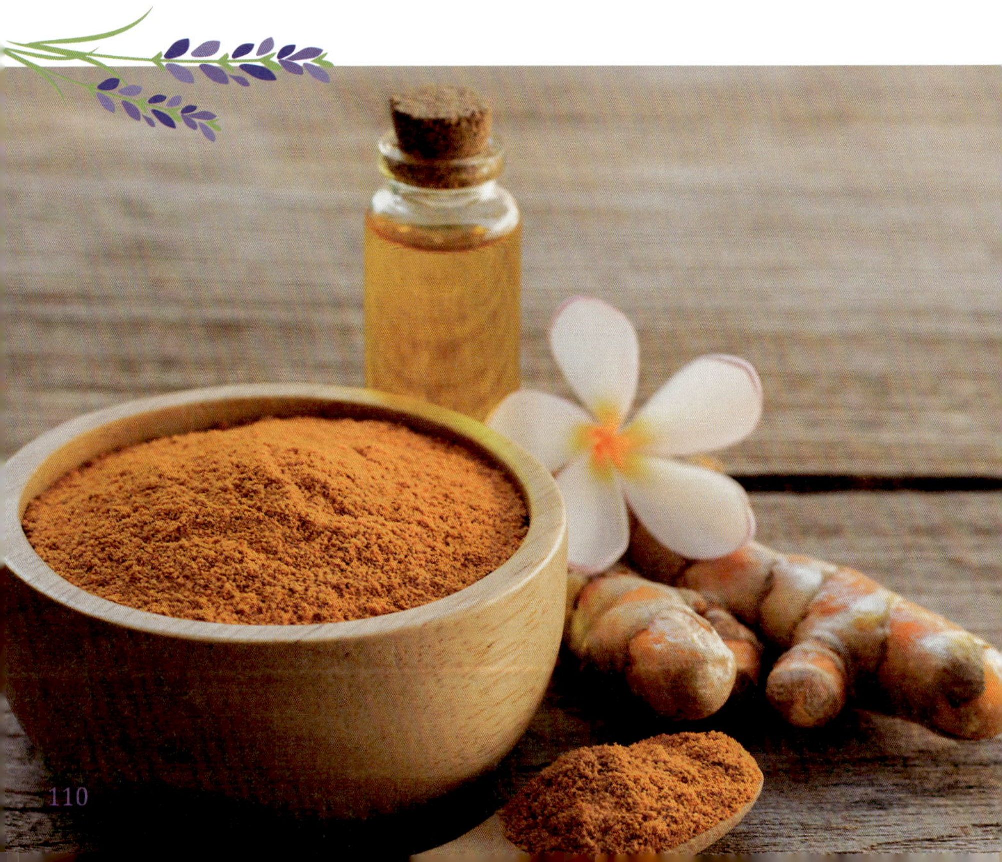

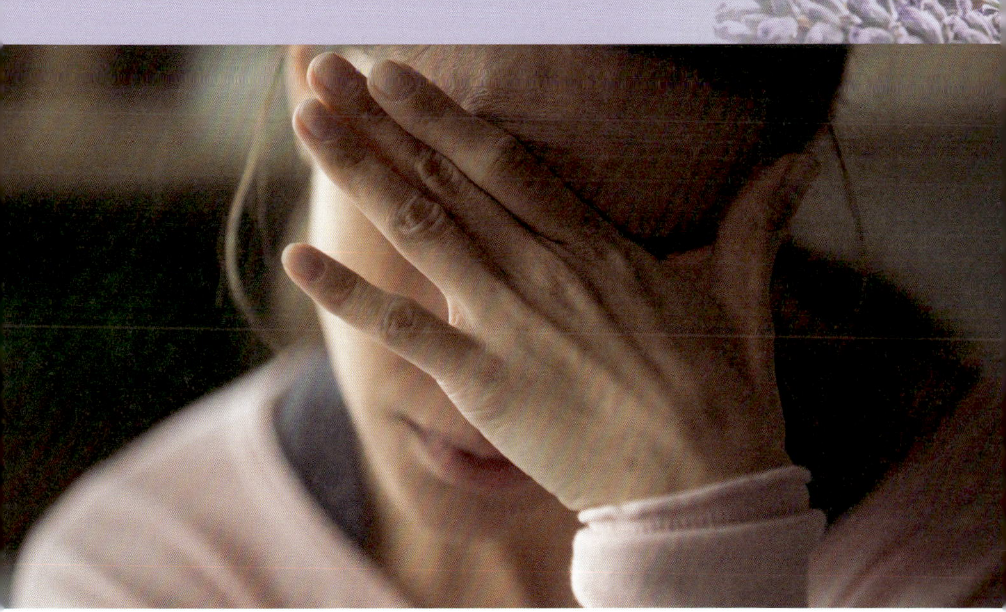

Scham

»Oh mein Gott, wie peinlich. Ich möchte am liebsten im Boden versinken.« Wie oft ging es mir, Michelle, schon so! Begonnen hat das in der Schule, wenn ich ausgelacht wurde oder mich lächerlich gemacht hatte – dann überfiel mich das Gefühl, total falsch zu sein. Ich glaubte, mit mir stimmt etwas nicht. Besonders unangenehm wurde es, wenn die Scham auch körperlich sichtbar war: wenn ich rot wurde, Schweißausbrüche bekam, die Stimme wegging, ich zitterte … Heute weiß ich natürlich, dass mit mir alles richtig ist und ich, egal, ob ich Fehler mache oder andere lachen, immer die gleiche Frau mit dem gleichen Wert bleiben werde. Doch diese innere Stabilität musste ich mir erst erarbeiten.

Andere Menschen schämen sich für ihren Körper oder einzelne Merkmale, für Eigenschaften. Was du mit deinen Schamgefühlen und den äußeren Anzeichen am besten machen kannst, ist: Akzeptiere dich so, wie du bist. Akzeptiere, wie du aussiehst oder was geschehen ist – es ist nicht mehr zu ändern. Wenn dir öfter etwas peinlich ist, braucht dein Selbstwertgefühl Stärkung. Dann ist es ganz wichtig, dass du beginnst, dein Bewusstsein für dich selbst zu festigen.

Setze dein Verhalten nicht mit deiner Person gleich. Denn der Mensch ist dazu da, Fehler zu machen. Wir werden nicht perfekt geboren und werden nicht perfekt sterben. Fehler zu machen, gilt in Deutschland leider immer noch fast als eine Schande. In den USA z. B. werden Fehler ganz anders betrachtet: Sie gehören zur Entwicklung und sind wichtig. Missgeschicke haben nichts mit unserer Persönlichkeit zu tun, sondern mit unserem Verhalten. Und das können wir jederzeit ändern. Fehler sind dazu da, aus ihnen zu lernen.

Frage dich, wie du mit anderen Menschen umgehen würdest, die Fehler machen oder sich peinlich verhalten. Was würdest du einem guten Freund raten, der sich für etwas schämt? Wahrscheinlich würdest du sagen, dass bald Gras über die Sache gewachsen sein wird. In einigen Jahren wird niemand mehr über diese Situation nachdenken oder lachen – sie ist völlig unwichtig.

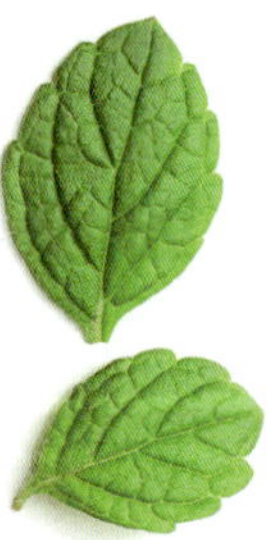

ÜBUNG

Slapstick

Das hilft dir natürlich nicht in der Situation, in der du dich schämst. Es gibt eine niedliche, hilfreiche Übung aus dem NLP. Du visualisierst die Situation, die dir unangenehm ist, und stellst sie vor deinem inneren Auge wie einen Film auf schnellen Vorlauf, das heißt, du erhöhst die Abspielgeschwindigkeit. Du betrachtest die Szene im Zeitraffer und spielst Kirmesmusik dazu ein. Schaue sie dir mehrmals an, so lange, bis die Situation dir selbst lächerlich und unwichtig vorkommt.

Sei milde zu dir, und beschäftige dich damit, warum es so wichtig ist, dein Verhalten zu bewerten.

- Wem dient diese Bewertung?
- Ist das Erlebte wirklich so schrecklich gewesen?
- Wirst du daran sterben?
- Ist es tatsächlich wichtig, was andere über dich denken?
- Kannst du sicher sein, was sie genau denken?
- Glaubst du nicht, sie lachen vielleicht, weil ihnen auch schon einmal so etwas passiert ist und sie jetzt froh sind, dass von ihnen abgelenkt wird?
- Ist das ein Erlebnis, das dich verändert oder etwas mit dir und deiner Person macht?

Es ist ein Zeichen von Stärke, über den Peinlichkeiten zu stehen und trotz allem erhobenen Hauptes deinen Weg zu gehen. Sie ändern nichts an deinem Wert.

Versuche, das Geschehene mit Humor zu nehmen, denn das Leben ist ernst genug. Wenn es notwendig ist, kannst du dich bei den Menschen, die es betrifft, entschuldigen. Das ist ebenfalls nichts Schlimmes, sondern zeigt deine Größe.

Ehrlichkeit ist wichtig, auch, die Verantwortung zu übernehmen für das, was wir getan haben. Du sollst es auch nicht leugnen, wenn du einen Fehler gemacht hast. Doch es ist nicht notwendig, dich in langen Rechtfertigungen zu ergehen. Die Angelegenheit ist vorbei, du hast dich entschuldigt. Trage die Sache mit Humor, dann tun es die anderen auch.

DER DUFTENDE TIPP

Um zu dir selbst mit allen deinen Ecken und Kanten zu stehen und Verantwortung für dein Tun zu übernehmen, brauchst du Selbstannahme. Diese kann mit Blütenölen gefördert werden, vor allem *Rose, Ylang-Ylang* und *Geranie.* Diese sanften Düfte berühren uns im Herzen. Um den Selbstwert zu stärken, sind die Baumöle von *Zeder* oder *Schwarzfichte* wertvoll. Und um mehr Leichtigkeit in dein Tun zu bekommen, können die *Zitrusöle* gute Begleiter sein.

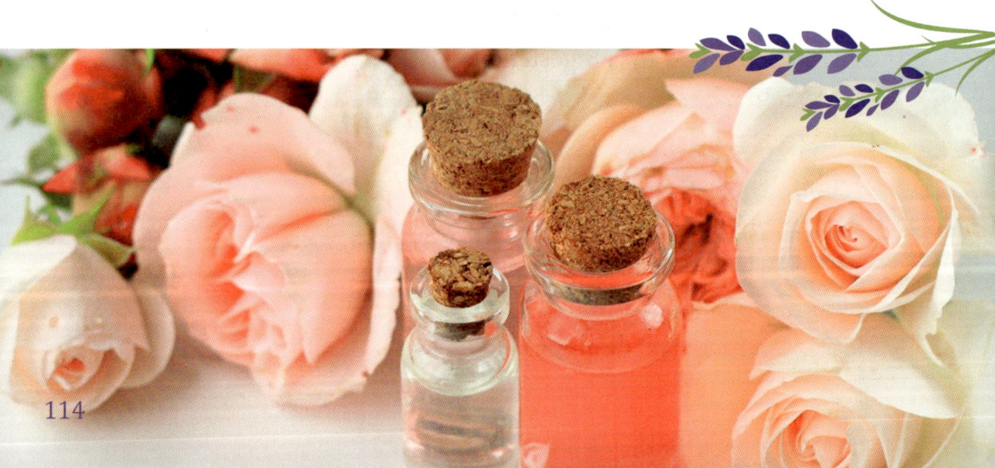

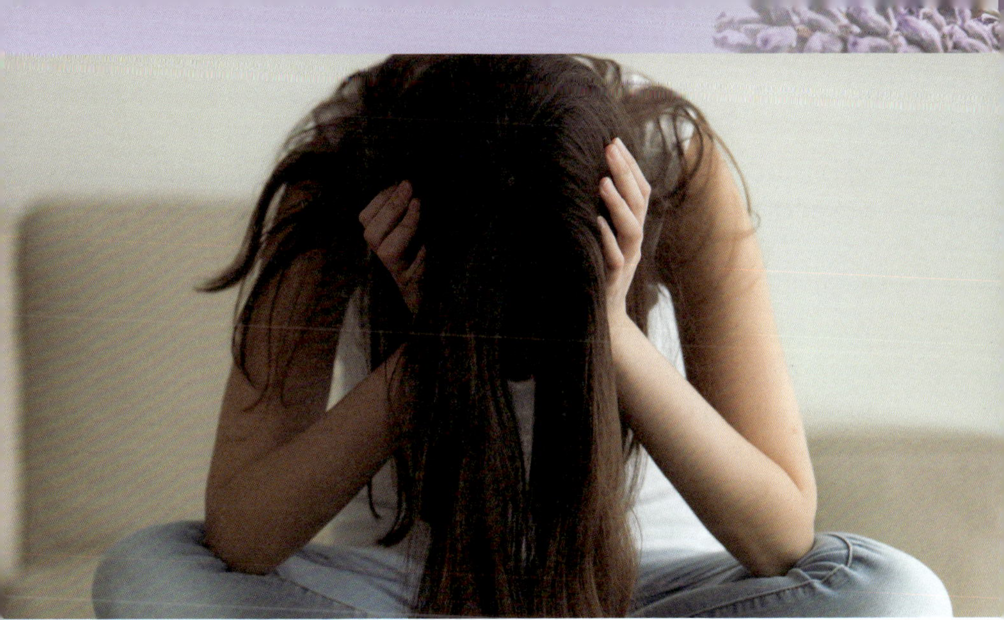

Schuldgefühle

Wenn dich Schuldgefühle plagen, geht es darum, dir selbst zu verzeihen. An allem, was dir geschieht, bist du auch auf gewisse Art beteiligt. Das ist aber keine Frage der Schuld, sondern der Verantwortung – oder nennen wir es Konsequenz.

Natürlich macht es dich wütend, wenn jemand deine Grenzen überschreitet. Du bist verletzt, wenn jemand dir Schlechtes will oder dein Vertrauen missbraucht. Doch was steckt hinter alldem? Du musst dir eingestehen, dass du diese Dinge mit dir hast machen lassen. Vielleicht hat deine Intuition dir schon lang vorhergesagt, dass du dich mit diesem Menschen lieber nicht einlassen solltest. Vielleicht hast du deine Grenzen nicht wirklich deutlich gezogen. Vielleicht hast du eine bestimmte Sache nicht auf den Tisch gebracht aus Angst, eine Beziehung zu gefährden. Vielleicht hattest du einfach zu große Erwartungen oder warst bedürftig.

In all diesen Fällen geht es darum, dir selbst zu verzeihen. Wahrscheinlich fragst du dich vorwurfsvoll:

- Warum bin ich nicht eher gegangen?
- Warum habe ich nichts gesagt?
- Warum habe ich nicht auf meine innere Stimme gehört?
- Was habe ich mir dabei gedacht, so lange auszuharren?

Solange wir uns selbst nicht verzeihen können, glauben wir, das Glück nicht verdient zu haben. Dieser Glaubenssatz ist oft so tief in unserem Unterbewusstsein verankert, dass er verhindern kann, dass wir uns verändern. Wir erlauben uns nicht, in die Fülle zu gehen und das Glück mit beiden Händen zu greifen, denn wir meinen, es nicht zu verdienen, weil wir uns selbst nicht beschützt haben. Solange wir das glauben, werden wir nichts verändern können.

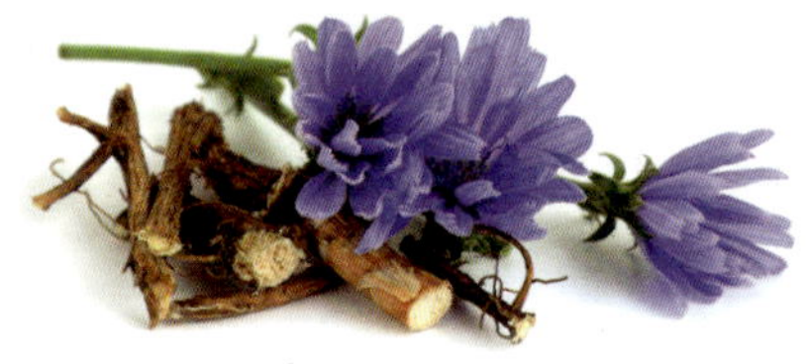

ÜBUNG

Ho'oponopono

Alles, was dir in Beziehungen angetan wurde, was dich schmerzt und weswegen du anderen Menschen und dir selbst nicht vergeben kannst, erzeugt Groll. Dieser kann dir nachhaltig schaden.

Mit der hawaiianischen Technik des Ho'oponopono kannst du ihn loslassen und transformieren. Dieses Ritual dient dazu, Schuldgefühle, Sorgen, Zweifel und vor allem Ungerechtigkeiten aufzulösen. Dadurch kannst du wieder lieben und Liebe zulassen – und dann erst bist du frei.

Hier findest du eine Kurzform. Es gibt auch eine sehr lange, vielschichtige Variante, die du am besten mit einem Mentor durchführst. Doch auch die kurze Fassung zur Vergebung hat es in sich. Du kannst sie für alles, was dir widerfahren ist, und mit jedem Menschen anwenden, am besten mehrmals. Auch die Glaubenssätze, die du im Kapitel »Blockaden« aufgespürt hast, kannst du einzeln damit bearbeiten.

Vergegenwärtige dir das schmerzhafte Erlebnis oder den Menschen, dem du etwas nicht verzeihen kannst. Dann sprich folgende Sätze:

»Es tut mir leid.
Bitte verzeihe mir.
Ich liebe dich.
Ich danke dir.«

DER DUFTENDE TIPP

Um das Gefühl der Vergebung, vor allem uns selbst gegenüber, zu unterstützen, können ätherische Öle von *Melisse, Weihrauch, Geranie, Angelikawurzel, Lavendel, Bergamotte, Zitrone, Sandelholz, Ylang-Ylang, Jasmin, Rose, Strohblume* und *Römischer Kamille* wirksam sein.

Eine Mischung aus den genannten Düften hilft, emotionale Verletzungen und belastende Emotionen zu überwinden. Trage sie um den Nabel herum auf. Dort ist der Sitz des Solarplexus-Chakras (Seite 219). Bei schwelenden Konflikten verlierst du viel Energie über diesen Bereich. Die Öle unterstützen dich dabei, die Anhaftungen zu lösen und das Energiefeld zu stabilisieren. Inhaliere nach dem Auftragen den Duft aus deinen Händen. Nimm dir noch einen Moment Zeit, lege die Hände auf dein Herz, und spüre kurz nach. Vielleicht willst du weinen – dann gib diesem Impuls nach. Vielleicht hast du das Gefühl, dass es innerlich heller wird, als hätte sich eine Gewitterwolke verzogen.

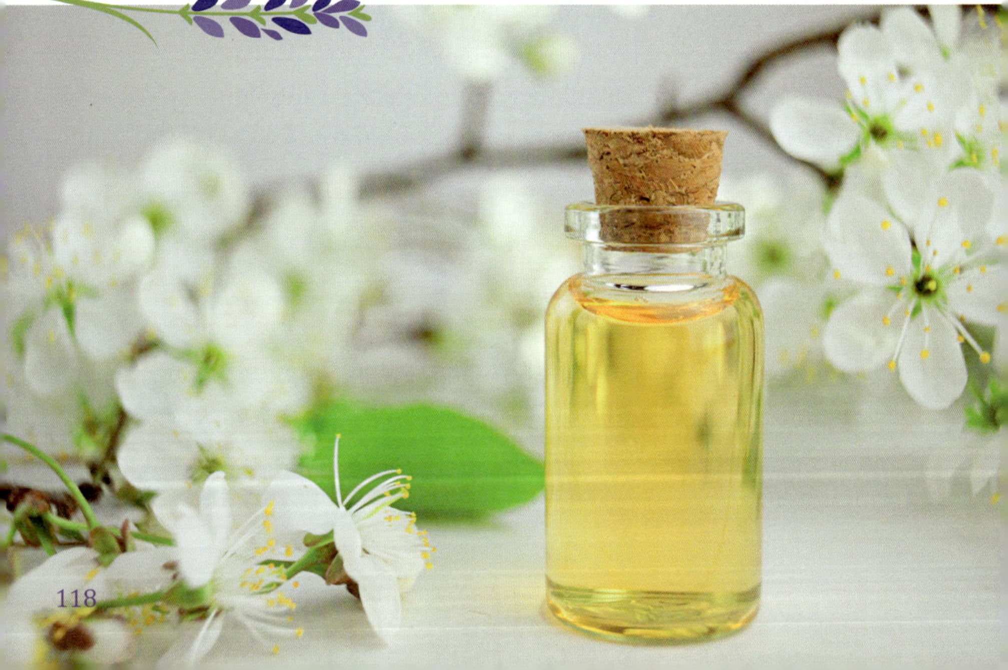

EXKURS: Blütenöle

Die ätherischen Öle aus Blüten berühren die meisten Menschen stark im Herzen. Das sind vor allem **Rose, Geranie, Ylang-Ylang, Neroli** und **Jasmin.** Sie sprechen eher die weibliche Seite in uns an. Unsere stärkste Emotion, die bedingungslose Liebe, wird vor allem durch den Duft der Rose gefördert.
Wer im Laufe seines Lebens emotionale Wunden aus der Beziehung zur Mutter, zum Partner oder zur Partnerin, zu Kindern oder zu Freunden mitgenommen hat und dadurch eine emotionale Mauer um sich errichtet hat, um niemanden so nah an sich heranzulassen, dass das wieder geschehen könnte, empfindet den Duft der Rose oft als übelriechend. Sich dennoch mit dem ätherischen Öl auseinanderzusetzen, kann ihn dabei unterstützen, diese emotionalen Altlasten zu überwinden.

Die Feinheiten in der Wirkung der verschiedenen Blütenöle macht die Zusammensetzung der Wirkstoffe aus. Schauen wir daher einige Schlüsselkomponenten an. Wenn sich Wirkstoffe wiederholen, erklären wir ihn nur bei der ersten Nennung.

Rose

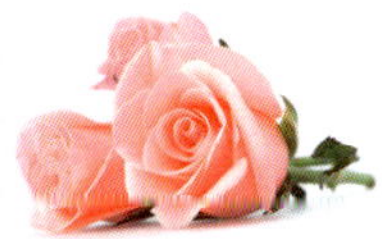

Die Rose berührt uns durch ihr volles, blumiges Aroma. Der samtig-weiche Duft kann die Harmonie und die emotionale Ausgeglichenheit fördern, das Gefühl der bedingungslosen Liebe erwecken und die Stimmung heben. Er wirkt auch durchaus berauschend und kann als romantisches Aphrodisiakum eingesetzt werden. Bei Ängsten wirkt Rose beruhigend und harmonisierend. Die Rose wird in der Volksmedizin als Allrounder geschätzt. So wurden mit Rosenblüten Nierensteine und Magenproblemen behandelt und der Atmungsapparat unterstützt. Bislang wurden um die 130 biochemische Stoffe im Rosenöl nachgewiesen, ihr Geheimnis wurde aber noch nicht vollständig entdeckt.[11]

Es gibt zwei Rosenarten, die sich für die Destillation eignen: die Damaszener Rose, die vor allem in Bulgarien angebaut wird, und die Rosa centifolia, die vor allem aus Marokko kommt. Beide unterscheiden sich in der Ausbildung ihrer Schlüsselmoleküle. Die marokkanische Sorte hat mehr Phenylethanol, die bulgarische Sorte mehr Citronellol.

Der Hautbestandteil in der Damaszener Rose ist **Citronellol** (24 bis 50 Prozent), das zur Gruppe der Terpenalkohole gehört. Als isolierter Stoff oder synthetisch hergestellt, kann es leicht zu Allergien oder Hautirritationen führen. Eine hohe Dosis Citronellol kann sogar giftig wirken. Doch hier zeigt sich wieder, dass es auf die Gesamtheit der Komponenten in einem ätherischen Öl ankommt. Der Gehalt an Citronellol in 5 ml ätherischem Rosenöl kann eine Maus töten. Wenn ein Mensch einige Tropfen Rosenöl anwendet, ist keine negative Wirkung zu erwarten.
Geraniol (10 bis 22 Prozent) ist ein Bestandteil, der auch im Geranienöl vorkommt. Er ist ein Monoterpen-Alkohol. Monoterpene zeichnen sich dadurch aus, dass sie die Zellen sozusagen neu starten. Daher wirkt Geraniol unterstützend

11 Vgl. https://pubmed.ncbi.nlm.nih.gov/30317989.

bei entzündlichen Prozessen und hat hautpflegende Eigenschaften.[12]
Nerol (5 bis 12 Prozent) ist ebenfalls ein Terpenalkohol mit einer zitrusartigen Duftnote. Es erinnert an Neroli, das ätherische Öl der Orangenblüte. Im Zusammenspiel mit den anderen Inhaltsstoffen rundet Nerol den blumigen Duft ab.
Beta-Phenylethylalkohol (0,5 bis 5 Prozent) hilft gegen Bakterien und hat einen mild-blumigen Duft.

Das Rosenöl gehört zu den hochpreisigen ätherischen Ölen. Wenn man bedenkt, dass in einem Tropfen davon 60 Rosenblüten im optimalen Reifezustand verarbeitet sind, kann man diese Kostbarkeit verstehen. Im Jahr 2019 habe ich, Karin, in Bulgarien eine Rosenernte besucht. Sie ist reine Handarbeit, das kann nicht maschinell gemacht werden. Von 5 bis ca. 10 Uhr morgens laufen die Pflücker immer wieder durch die Reihen und prüfen, ob die Blüten schon im optimalen Zustand sind. Laufend werden die Säcke mit den Blüten abgeholt und zur Destillerie gebracht, denn sie wollen schnell verarbeitet werden.
In der Destillerie wird dann das Rosenöl in 2 Schritten gewonnen. Im ersten Destillationsprozess entsteht noch relativ viel Rosenwasser. Auch dieses ist sehr pflegend und wird in den arabischen Ländern Gästen zur Erfrischung angeboten. Das Rosenwasser wird dann aufgekocht und erneut destilliert. Erst jetzt entsteht das kostbare Rosenöl.
In den Tagen im Tal der Rosen habe ich selbst die emotional reinigende Wirkung des ätherischen Öls gespürt. Ich war sehr dünnhäutig und vergoss einige heilsame Tränen.

12 Vgl.https://pubmed.ncbi.nlm.nih.gov/28156234.

Geranie

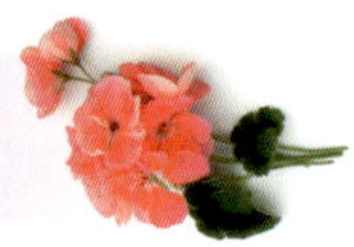

Die Düfte von Geranie und Rose sind sich sehr ähnlich. Das liegt an den ähnlichen Schlüsselkomponenten. Für diejenigen, denen der Duft der Rose zu intensiv ist, kann die Geranie eine Brücke sein. Ihr Duft hilft, negative Erinnerungen zu überwinden, und unterstützt die Nerven in Zeiten großer Belastung. Der blumig-zitronige Duft fördert das Gefühl von innerem Frieden, eine hoffnungsvolle Einstellung und dadurch das allgemeine Wohlbefinden.
Das ätherische Öl der Geranie wirkt außerdem hautpflegend, vitalisierend und anregend auf die inneren Organe wie Bauchspeicheldrüse und Leber.

Durch den Wirkstoff **Geraniol** (10 bis 15 Prozent) wirkt das Öl unterstützend bei Entzündungen.
Wie die Rose enthält Geranie **Citronellol** (25 bis 36 Prozent). **Citronellylformiat** (5 bis 8 Prozent) verleiht dem Öl eine tropisch-blumige Note.

Geranienöl eignet sich zur Abwehr von Insekten. Die Umgebung eines Hundekörbchens damit einzusprühen, wehrt Plagegeister ab.

Ylang-Ylang

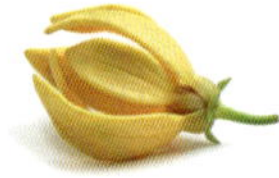

Der Duft von Ylang-Ylang ist blumig, satt und sinnlich betörend. Die weißen oder gelben Blüten entwickeln sich an einem immergrünen Baum, der bis zu 25 Meter hoch wächst. Das Besondere ist, dass der Duft der Blüten um Mitternacht

am intensivsten ist. In Indonesien, Ecuador und Madagaskar beginnen die Pflücker um 4 Uhr morgens. Um ein ätherisches Öl der Spitzenklasse zu erhalten, ist es wichtig, dass sie gut trainiert sind und nur die Blüten pflücken, die im optimalen Reifezustand sind. Das erkennt man am satten Duft. Sind die Blüten noch zu grün, würde das ätherische Öl unreif riechen, sind sie überreif, ranzig.
Ylang-Ylang balanciert die männliche und die weibliche Energie in uns aus. Wir alle haben beide Anteile in uns. Gerade in einer Zeit, in der Frauen »ihren Mann stehen« müssen und Männer auch traditionell weibliche Aufgaben übernehmen, ist das wichtig.
Bei Ängsten und Stimmungsschwankungen wirkt Ylang-Ylang ausgleichend. Wer wütend ist, belastet dadurch sein eigenes System. Der Duft fördert das Gefühl von innerer Harmonie und innerem Frieden und stärkt das Vertrauen.

Germacren D (14 bis 27 Prozent) und **Alpha-Farnesen** (5 bis 23 Prozent) gehören in die Gruppe der Sesquiterpene und verhalten sich wie ein pflanzlicher Hormonduftstoff (Pheromon), der das Sexualverhalten beeinflusst.
Beta-Caryophyllen (2 bis 19 Prozent) aktiviert das körpereigene Endocannabinoid-System und beruhigt daher bei Angst und Panik. Dieses Molekül ist auch in Hanf enthalten.
Benzyl-Acetat (1 bis15 Prozent) bringt den blumigen Duft in das ätherische Öl.
Benzyl-Benzoat (4 bis 8 Prozent) gehört in die Gruppe der Ester und verjagt Plagegeister wie Flöhe und Läuse. Wahrscheinlich ist dies auch ein Grund, warum in Indonesien Frauen in früheren Zeiten dem Haarwaschmittel gern Ylang-Ylang zugaben.

Jasmin

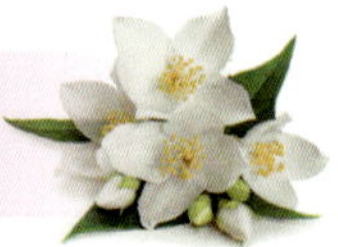

Ursprünglich war Jasmin im Himalaya, in China und in Kaschmir heimisch. Von hier aus verbreitete sich die Pflanze mit dem betörenden Duft auf der ganzen Welt. Jasmin gehört zu den Blüten, die in der Nacht ihren intensivsten Duft entfalten. Daher nennt man ihn auch »Königin der Nacht«. Die Ernte findet in den frühen Morgenstunden statt. Da die Blüten sehr fragil sind, müssen sie achtsam behandelt werden. Würden sie gequetscht werden, verflöge bereits ein Teil des kostbaren ätherischen Öls. Weger dieser Sensibilität können die Blüten nicht direkt destilliert werden. Im sogenannten Absolue-Verfahren werden sie in ein Lösungsmittel eingelegt (z.B. Kokosöl), und dieses wird dann bei niedriger Temperatur destilliert. Neben Jasmin wird Neroli auf diese Weise hergestellt, und auch für Rose kann diese Methode verwendet werden. Der Duft von Jasmin eignet sich zur Unterstützung bei Angst, Stimmungsschwankungen, Gleichgültigkeit, Hoffnungslosigkeit und nervlicher Belastung. Außerdem wirkt er sexuell anregend. Bei Beschwerden vor der Menstruation wird die entspannende und lindernde Wirkung von Jasmin geschätzt.

Der Hauptbestandteil ist das Molekül **Benzyl-Acetat** (18 bis 28 Prozent), das auch in Ylang-Ylang enthalten ist und den blumigen Duft liefert.
Außerdem findet sich im Jasminöl **Benzyl-Benzoat** (14 bis 21 Prozent).
Phytol (6 bis 12 Prozent) gehört zur Gruppe der Alkohole und duftet ebenfalls blumig.
Linalool (3 bis 8 Prozent) ist ein Wirkstoff, der u.a. auch ein Hauptbestandteil des Lavendels ist und entspannend wirkt.

Squalen (3 bis 7 Prozent) gibt dem ätherischen Öle eine etwas öligere Konsistenz, wird jedoch sehr gut von der Haut aufgenommen und hinterlässt dadurch keinen Fettfilm.

In einer Studie zeigte sich, dass Jasmin und Ylang-Ylang die Oxytozinproduktion ankurbeln. Das ist unser »Kuschelhormon« und trägt stark zum Wohlbefinden bei.[13]

Neroli

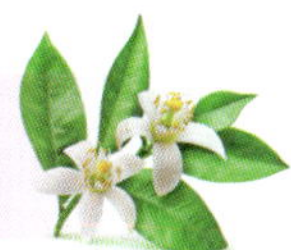

Das ätherische Öl aus Blüten der Bitterorange wird Neroli genannt. Der Duft ist sowohl fruchtig als auch blumig und harmonisiert die Ebenen von Körper, Emotionen und Geist. Das wussten bereits die Menschen im alten Ägypten. Es gibt sehr genaue Aufzeichnungen der Anwendungen aus dieser Zeit, z. B. im »Papyrus Ebers«.
Der Duft von Neroli stimuliert unser unbeschwertes Inneres Kind. In Zeiten von Hoffnungslosigkeit lädt er auf seine zarte Art wieder Leichtigkeit, Freude und Spaß ins Leben ein. Wir hören auf, in der Vergangenheit zu leben oder über die Zukunft zu fantasieren, und kommen im Hier und Jetzt an. Das ätherische Öl wird zudem bei Ängsten und Stimmungsschwankungen eingesetzt.

Das **Linalool** (28 bis 44 Prozent) erklärt die entspannende Wirkung von Neroli.
Limonen (9 bis 18 Prozent) ist auch ein Wirkbestanteil der Zitrusöle und bringt die stimmungsaufhellende Eigenschaft mit sich.

13 Vgl. https://pubmed.ncbi.nlm.nih.gov/32013535/.

Beta-Pinen (7 bis 17 Prozent) gehört zur Gruppe der Monoterpene und kommt vor allem in Baumölen wie Kiefer vor. Sein Geruch hat eine ausgleichende und stressreduzierende Wirkung auf das vegetative Nervensystem.
Linalylacetat (3 bis 15 Prozent) ist ebenfalls ein Hauptbestandteil von Lavendel. Es hat einen senkenden Einfluss auf die Stresshormonausschüttung. Menschen, die übermäßig ängstlich oder gestresst sind, haben im Gehirn meist besonders offene Kanäle für Adrenalin und Noradrenalin. Linalool und Linalylacetat wirken wie Blocker für diese aufwiegelnden Botenstoffe. Daher kann Neroli die innere Harmonie wiederherstellen. Zusätzlich wird der Abbau von Serotonin verlangsamt, und dieses »Glückshormon« kann länger im Körper wirken. Diese beiden Wirkstoffe können auch für Menschen sehr entlastend sein, die unter Albträumen und alten Traumata leiden.
Trans-Ocimen (3 bis 8 Prozent) gehört in die Gruppe der Monoterpene und liefert einen zitronigen und kiefernartigen Duft, der ebenfalls die Entspannung fördert.
Alpha-Terpineol (2,5 bis 5 Prozent) gehört zur Gruppe der Monoterpene und beschleunigt bei Hautverletzungen den Genesungsprozess. Außerdem wirkt es konservierend. Der Duft erinnert an Flieder.
Trans-Nerolidol (1 bis 5 Prozent) rundet das Aroma mit einer holzig-fruchtigen Note ab. Nerolidol kommt auch in anderen Pflanzen wie Lavendel, Jasmin, Ingwer, Orange, Zitronengras und in cannabinoidhaltigen Hanfpflanzen vor und gehört zur großen Gruppe der Sesquiterpene. Zu deren zellkorrigierenden Wirkungen gibt es spannende Studien.[14]
Myrcen (1 bis 4 Prozent) wirkt entspannend und stimmungsaufhellend.

14 Vgl. https://strainprint.ca/community/understanding-terpenes-nerolidol.

Lavendel

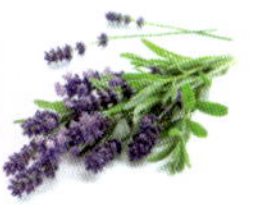

Der echte Lavendel (Lavandula angustifolia) wird vom Samen aus gezogen. Das ist leider nicht die Norm, im konventionellen Anbau wird viel mit Stecklingen gearbeitet, die Klone der Ursprungspflanze sind. Solche Felder sind leicht zu erkennen, denn die Farbe der Pflanzen ist wie aus einem Guss. Diese farbintensiven Felder sehen spektakulär aus, allerdings bildet geklonter Lavendel nicht so viele ätherische Öle aus wie ein Pflänzchen, das sich vom Samen aus behaupten musste. Lavendel gehört zu den weltweit am meisten nachgefragten Düften. China ist momentan der größte Hersteller von Lavendelöl. Der Bedarf ist sogar höher als die jährliche Produktion. Das verleitet manche Hersteller dazu, das Öl ein bisschen zu strecken und einen Inhaltsstoff, Linalylacetat, aus Erdöl künstlich herzustellen. Der ungeübten Nase fällt das vielleicht nicht auf, den Körperzellen aber schon. Wir können davon nicht die Wirkungen erwarten, die das Naturprodukt bereithält.

Vor einigen Jahren hat die Glasflügelzikade den Lavendel in der Provence stark befallen. Sie überträgt einen Pilz, durch den die Pflanzen eingehen. Viele Felder mussten abgebrannt werden, um die Seuche zu bannen. Für die Landwirte ist ein solcher Totalausfall eine Katastrophe, und daher haben viele auf eine andere Pflanze umgestellt: Lavandin. Er ist dem Lavendel sehr ähnlich, aber die Zikade befällt ihn nicht. Zudem ergibt Lavendel auf 1 Hektar Land ca. 30 Liter ätherisches Öl, Lavandin 90 bis 120 Liter. Da die Bauern mit Lavandin weniger Risiko eingehen, werden inzwischen viele Felder damit bepflanzt. Es gibt aber Bemühungen, die Landwirte wieder zum Lavendelanbau zu motivieren.

Die meisten von uns sind übrigens auf Lavandin geeicht, ohne es zu wissen. Wenn blind Lavendel und Lavandin gerochen werden, meinen die Probanden in vielen Fällen, das Lavandin sei der echte Lavendel. Deswegen werden manche ätherische Öle einfach aus beiden Pflanzen gemischt. Wer jedoch die hautpflegende Eigenschaft von Lavendel sucht und auf solch ein Produkt zurückgreift, wird enttäuscht sein.
Lavendel hat zahllose Anwendungsmöglichkeiten und wird nicht nur wegen seiner beruhigenden Wirkung geschätzt, sondern auch wegen seiner hautpflegenden Eigenschaften.
Er kann zudem die Konzentration und die Leistungsfähigkeit fördern. Der Körper nimmt sich, was er von den Wirkstoffen gerade braucht.

Der Parfümeur René-Maurice Gattefossé (1881–1950) war in seinem Labor tätig, als es zu einer Explosion kam, wodurch er starke Brandwunden erlitt. Im Affekt griff er zu einer Flasche Lavendelöl und konnte mit der Zeit beobachten, wie die Regenerierung der betroffenen Stellen extrem beschleunigt wurde. Dies liegt an dem Monoterpen **Linalylacetat** (21 bis 47 Prozent), das wundheilende Eigenschaften hat und sogar pur auf offene Wunden gegeben werden kann. Gattefossé war so beeindruckt, dass er sich nach diesem Erlebnis vollständig der Erforschung der ätherischen Öle widmete.
Den blumigen Duft bekommt Lavendel durch das **Linalool** (23 bis 46 Prozent). Es kann an die GABA-Rezeptoren andocken und nimmt dadurch Einfluss auf die Entspannung und Beruhigung. Auch bei Ängsten wird es eingesetzt.
Cis-Beta-Ocimen und **Trans-Beta-Ocimen** wirken ebenfalls entspannend und beruhigend, auch bei Unruhe, Angst und Panik.

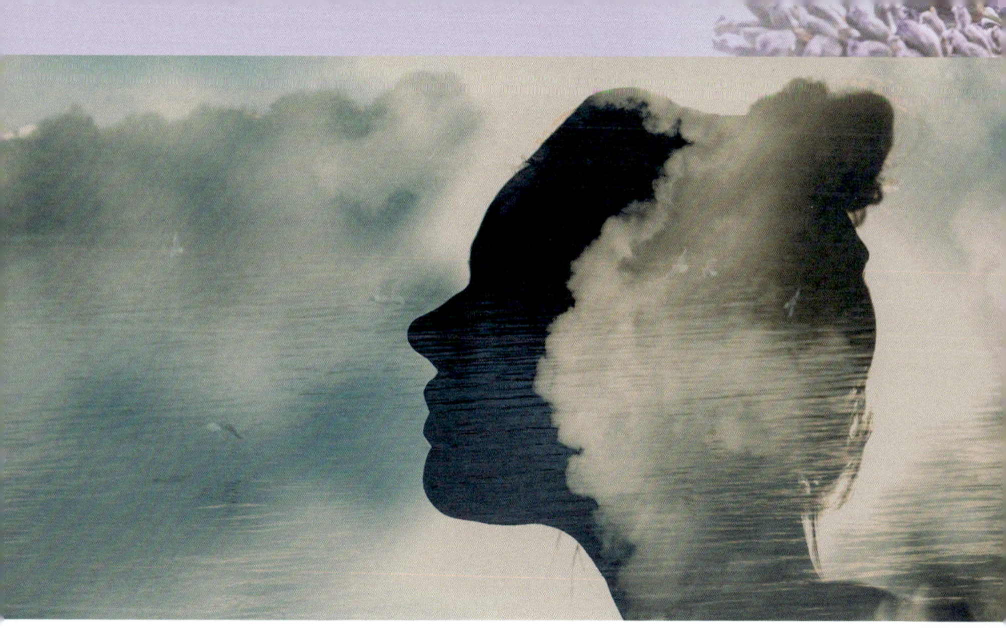

Sensibilität

Bist du ein sensibler oder sogar hochsensibler[15] Mensch, dann kommen dir Reize in der Umwelt viel intensiver vor als anderen. Du bist auch Menschen gegenüber empfindlicher, und belastende Situationen nehmen dich stärker mit. Vielleicht wirkst du auf dein Umfeld schüchtern oder ängstlich.
Als Reizüberflutung empfindest du bereits ein gut besuchtes Café, einen Marktplatz voller Menschen, ein lautes Konzert. Während andere sich dadurch stimuliert und inspiriert fühlen, fühlst du dich überfordert.

Sensibilität wird in unserer Gesellschaft häufig als Schwäche wahrgenommen, weil sensible Menschen nicht so belastbar sind wie andere. Doch Sensibilität an sich ist nichts Schlechtes, sondern eher eine besondere Gabe der feineren Wahrnehmung.

15 Für Hochsensibilität gibt es zahlreiche Tests, die auch frei verfügbar sind, im Internet.

Das Wichtigste, wenn du sensibel oder hochsensibel bist, sind zunächst Einsicht und Bewusstsein. Bewusstsein bringt immer Klarheit und zeigt den Weg für eine Lösung, durch die eine vermeintliche Schwäche zu einer Stärke transformiert werden kann. Bei starker Sensibilität arbeitet das Gehirn etwas anders als bei anderen Menschen. Wenn du nun anders tickst und dies weißt, geht es darum, die Eindrücke zu reduzieren. Werde dir deiner Bedürfnisse bewusst, und drücke sie auch aus – ob im Privaten oder im Beruflichen. Sich anderen mitzuteilen, damit eine Lösung für beide Seiten gefunden werden kann, ist ein Stück Eigenverantwortung. Denn du selbst musst dafür sorgen, dass es dir gut geht. Niemand sonst ist dafür verantwortlich.
Es geht also um eine klare Kommunikation in der Familie, mit dem Partner oder der Partnerin und auch im Beruf. Fragen, die für dich wichtig sein könnten, um gesunde Grenzen zu setzen, sind:

- Welche Bedürfnisse habe ich?
- Was ist zu viel für mich?
- Wo ist meine Grenze?
- Welche Möglichkeiten und Talente habe ich?
- Was ist meine Stärke?
- Was brauche ich, um zur Ruhe zu kommen?

Da alle Menschen unterschiedliche Bedürfnisse haben, geht es nicht darum, die Sensibilität als Eigenschaft ständig hervorzuheben. Im Grunde willst du doch auch nicht wie ein rohes Ei behandelt werden. Eigenschaften, die wir haben, sollten nicht dazu benutzt werden, andere Menschen zu manipulieren oder uns vor Verantwortung und Aufgaben zu drücken. Es geht einzig und allein darum, Verständnis zu erzeugen, indem du Verantwortung übernimmst und klar kommunizierst.

Ein morgendliches Ritual kann dich auf den Tag einstimmen und dir das nötige Fundament und die Kraft geben, die du für deine Aufgaben brauchst. Solange du achtsam bist und nicht allen Versuchungen nachgibst, wirst du es schaffen, ruhig und entspannt zu bleiben. Achte auf deinen Körper, und richte den Fokus stärker nach innen als nach außen. Gönne dir ausreichend Pausen, gehe an die frische Luft und in die Stille – das hilft bei Reizüberflutung und schützt vor der Überforderung. Es geht nicht darum, leistungsfähiger zu werden, ein Perfektionist zu sein oder dich auszupowern. Gerade sensible Menschen glauben häufig, dass sie besonders viel leisten müssen, um anerkannt zu werden. Das ist nicht nötig.

Doch selbstverständlich gibt es immer wieder Situationen, die schwierig sind und denen du nicht ausweichen kannst. Dann ist es notwendig, Grenzen zu ziehen, Nein zu sagen oder dich besonders zu schützen. Es gibt viele Schutzrituale, die du nutzen kannst, wenn du dich emotional offen und verwundbar fühlst. Diese Rituale können gut mit ätherischen Ölen kombiniert werden.

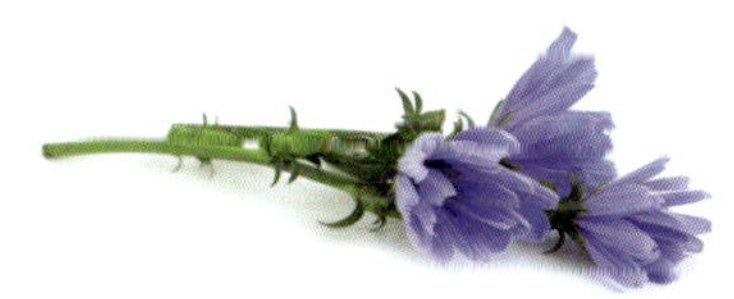

ÜBUNG

Schutzritual

Stelle dir, bevor du morgens aus dem Haus gehst, vor, dass sich eine weiße Kugel aus Licht um dich herum bildet. Sie hüllt dich vollständig ein und ist dennoch durchsichtig und flexibel. Diese Hülle ist für andere nicht sichtbar, aber hält negative Emotionen und Einflüsse von dir ab. Sie schützt dich vor allem, was dir schaden könnte.

Du kannst diese Visualisierung auch in dein Morgenritual einbauen, z. B. mit einer Botschaft, die du an dich selbst oder an die Außenwelt richten möchtest, oder mit einer Geste, die dir Sicherheit bringt.

DER DUFTENDE TIPP

Pflanzenaromen, die dich unterstützen können, einen schützenden Kokon um dich herum aufzubauen, sind *Palo Santo, Weihrauch* und *Copaiba.* Du kannst diese reinigenden Essenzen auch gut mit *Rose* oder *Ylang-Ylang* mischen, um der Welt liebevoller zu begegnen.

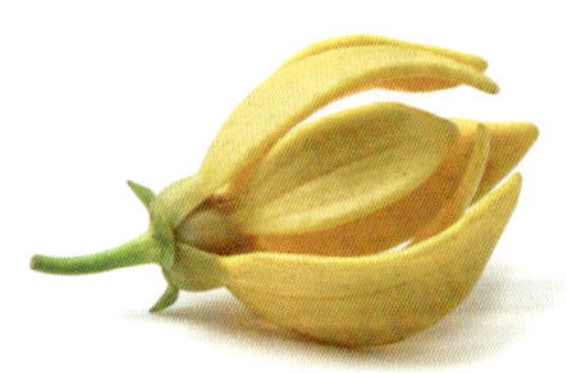

ÜBUNG

Reinigungsritual

Wenn du abends wieder zu Hause ankommst, kannst du eine Energiedusche machen. Stelle dir vor, dass du, bevor du durch die Eingangstür gehst, durch einen Wasserfall schreitest, der alle Energien abspült, die du unterwegs von anderen Menschen aufgenommen hast.

Du kannst dir auch in den Eingangsbereich ein Duft-Potpourri aus getrockneten Blüten und Rinden, auf die du einen klärenden Duft gibst, stellen.

Wenn du merkst, dass du Fremdenergien aufgenommen hast, kannst du auch ein reinigendes Bad oder eine Dusche nehmen. Sage innerlich oder laut zu dir: »Ich reinige meinen physischen Körper, ich reinige meine Emotionen, ich reinige meine Gedanken.« Stelle dir vor, wie alles, was nicht zu dir gehört, mit dem Wasser im Abfluss verschwindet.

Du kannst deinem natürlichen Duschgel ohne giftige Zusatzstoffe auch ätherische Öle deiner Wahl hinzufügen. Sie »reparieren« das Energiefeld und helfen, Anhaftungen zu beseitigen.

Wir möchten dir noch einen guten Rat mit auf den Weg geben: Gerade bei hoher Sensibilität ist die Qualität der ätherischen Öle entscheidend. Wir sind heutzutage von vielen künstlichen Düften umgeben, gerade in Putz- und Waschmitteln, aber auch in Hygieneprodukten. Menschen reagieren auf diese Labordüfte empfindlich, da der Körper erkennt, dass sie nicht natürlich sind. Sei in diesem Bereich sehr achtsam.

Auf ätherische Öle, die naturrein und von höchster Qualität sind, reagieren die Anwender gut. Ich, Karin, bekomme immer wieder die Rückmeldung: »Ich hätte nicht gedacht, dass ich diese ätherischen Öle so gut vertrage, ohne dass mir übel wird.« Ich schmunzle dann vor mich hin und denke: »Die Natur in uns erkennt die Natur im Duft.«

Du solltest auch deine Wohnung regelmäßig räuchern oder mit ätherischen Ölen energetisch reinigen. **Salbei, Weihrauch, Palo Santo** und **Copaiba** sind für beides besonders geeignet.

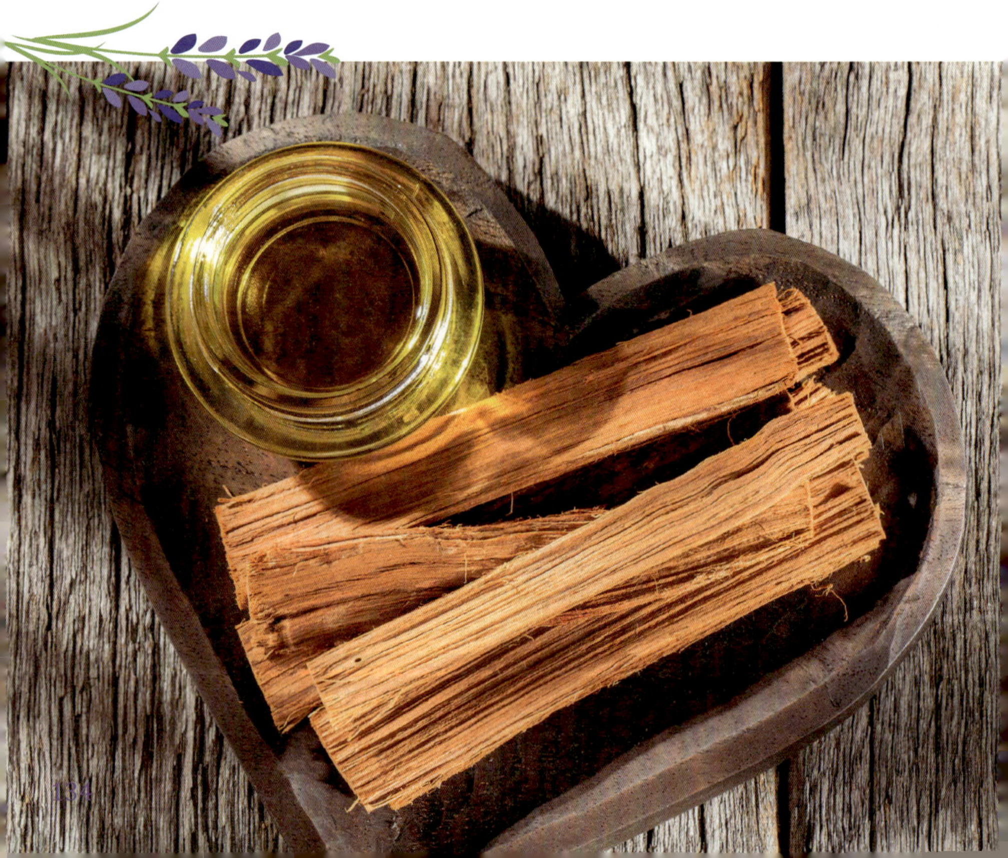

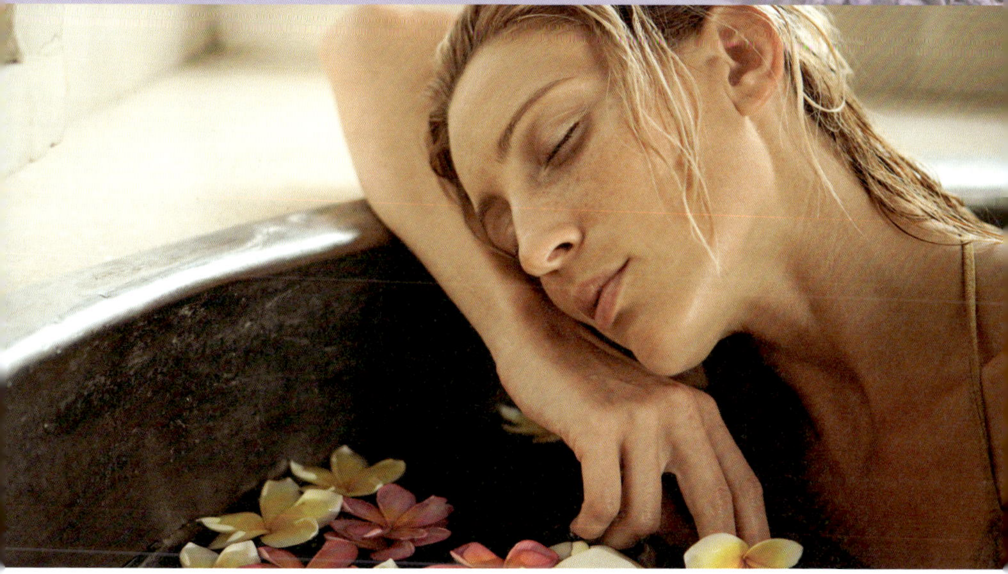

Sexualität

Vor nicht allzu langer Zeit hat eine bekannte Krankenkasse großes Aufsehen mit der Aufforderung erregt, durch Selbstbefriedigung den Schlaf zu verbessern. Mehr als 2000 Kommentare fanden sich unter dem Post in einem sozialen Netzwerk. Was natürlich als augenzwinkernder Werbegag gedacht war, enthält jedoch viel Wahrheit. Sexualität entspannt und hilft bekanntermaßen häufig bei Migräne.
Eine gelebte, gesunde Sexualität hat viele Vorteile:

- gesteigerter Kalorienverbrauch
- Anregung des Kreislaufs
- gesunder Teint
- Beckenbodentraining
- verbesserte Durchblutung des Unterleibs
- Freisetzung von Glückshormonen

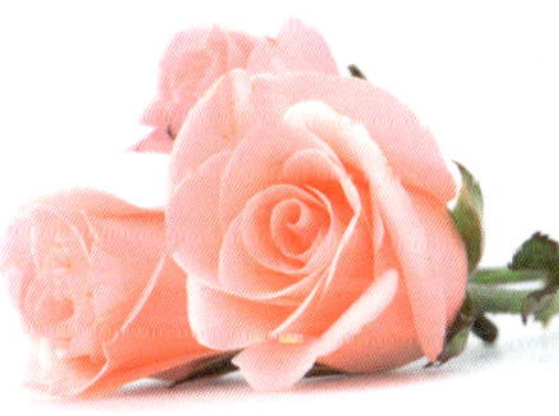

- Entspannung
- guter Schlaf
- Linderung bei Migräne
- Förderung der Kreativität

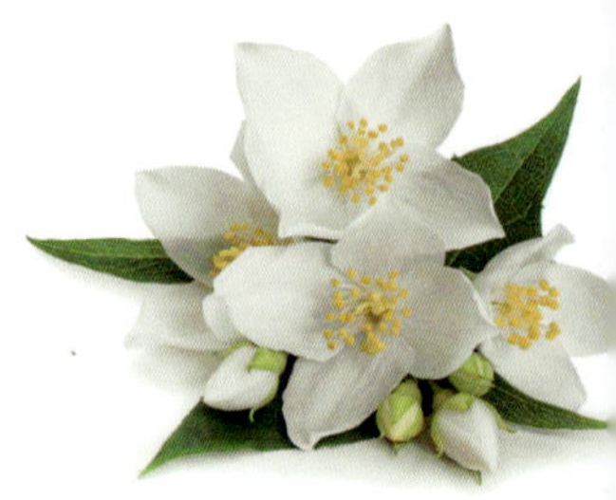

Auch wenn Sexualität sogar in intimen Beziehungen oft ein Tabuthema ist, sollten wir uns diesem Thema widmen. Warum es in die Ecke der Heimlichkeiten und Peinlichkeiten geschoben wird, darum soll es hier nicht gehen. Wichtig ist, dass eine gute Sexualität ebenso erlernbar ist wie eine offene Kommunikation darüber. Obwohl Sex allgegenwärtig ist, fällt es uns unfassbar schwer, eine lustvolle, liebevolle, gesunde Sexualität zu leben. Es kann daher gar nicht genug Aufklärung geben. Ohne eine gesunde Sexualität brechen die meisten Partnerschaften früher oder später auseinander, denn selbstverständlich geht es dabei auch immer »um das eine«. Miteinander zu schlafen, erschafft die Intimität, Nähe und Verbundenheit, durch die Partnerschaften bestehen.

Klienten, die mit einem Problem zu mir, Michelle, kommen, sei es privat oder beruflich, haben fast ausnahmslos ebenfalls eine Blockade im Bereich der Sexualität, denn Dysbalancen in unserem Leben wirken sich immer auch auf das Liebesleben aus. Unsere Sexualität beeinflusst unser Leben, und umgekehrt lässt sich an einer mangelnden oder nicht gesund gelebten oder schönen Sexualität ablesen, dass etwas anderes nicht stimmt. Das gilt auch im höheren Alter.

Die Grundvoraussetzungen für eine gesunde Sexualität sind Entspannung, Wohlbefinden, Akzeptanz und das Loslassen von Vorstellungen, Vergleichen und Glaubenssätzen. Frauen und auch Männer sind häufig gehemmt, ihrer Lust nachzugehen. Scham und die Unkenntnis des eigenen Körpers können das wundervolle, lustvolle Empfinden stören. Stress und Ängste verhindern schönen Sex ebenso wie negative Gedanken und schlechte Erlebnisse, auch Missbrauch. Manchmal genügt es schon, dass der Partner unachtsam war oder die Partnerin sich über das geringe Stehvermögen geäußert hat. Ein kritischer Blick, und wir fühlen uns unter Druck gesetzt, und unausgesprochene Gefühle hemmen uns. Glaubenssätze wie »anständige Mädchen sollten so etwas nicht machen«, »das gehört sich nicht« oder »das darf ich nicht sagen« sorgen dafür, dass wir uns verkrampfen, statt zu entspannen und weich zu werden. Die Genitalien sind dadurch angespannt, und wir vergessen, richtig zu atmen, spannen die Schultern an und können uns nicht mehr fallen lassen.

Geringe Selbstliebe und ein mangelhaftes Gefühl für den eigenen Körper führen bei Frauen häufig zu Vaginismus, bei Männern zu Erektionsstörungen. Solange wir gestresst sind und Adrenalin ausschütten, ist der Körper im Flucht-oder-Kampf-Modus und denkt nicht daran, sich auf Intimität einzulassen. Häufig glauben wir dann, dass unser Körper nicht richtig will oder nicht mehr funktioniert. Doch er tut genau das Richtige: Er versucht, uns etwas mitzuteilen. Keine Lust mehr zu haben oder nicht zu »können«, weist darauf hin, dass uns eine unbewusste Angst unter Druck setzt. Manchmal liegen dem auch psychische Krankheiten wie Depressionen zugrunde, die in professionelle Hände gehören.

Zunächst ist entscheidend, solltest du dich in diesen Beschreibungen wiedererkennen, dass du dir eingestehst, dass dich

etwas hemmt, und nicht so zu tun, als sei alles in Ordnung. Liebevolle, offene Gespräche mit dem Partner bzw. der Partnerin sind ein erster Schritt, möglicherweise von einem Sexualtherapeuten moderiert.
Vielen Menschen fällt es schwer, zu sagen, was genau ihnen gefällt, und vor allem, was ihnen nicht gefällt – umso mehr, wenn sie schon lange etwas mitgemacht haben, worauf sie eigentlich keine Lust haben. Ein Gespräch kann dann mit den Worten beginnen: »Ich möchte dir etwas sagen, doch ich schäme mich so und weiß nicht, wie ich beginnen soll.« Oft sind sie erstaunt, wie verständnisvoll die Partnerin oder der Partner ist und wie dankbar das Thema aufgegriffen wird.

Unterdrückte Gefühle sorgen für enormen Stress im Körper und werden gerade in der Intimität schnell getriggert. Besonders bei Frauen findet sich viel unterdrückte Wut, die sich meist hinter Trauer versteckt. Diese blockiert das Sprechen, das Halschakra. Schreien, z. B. im Auto, im Wald oder in ein Kissen, löst die Wut aus dem Körper. Auch schnelle Sportarten oder, auf ein Kissen einzuschlagen, kann Wut ins Positive transformieren.
Solltest du schlecht loslassen können beim Sex, achte einmal auf deine Atmung. Atme immer länger aus als ein, und lege dabei die Hände auf den Bauch, um den Atem zu spüren. Entschleunigung im Bett, sogenannter Slow Sex, und weniger Stress in anderen Lebensbereichen wirken oft Wunder.

DER DUFTENDE TIPP

Wie war das noch mal mit den Blümchen und den Bienchen? Die ätherischen Öle sind tatsächlich das Hormonsystem der Pflanzen und ziehen mit ihrem betörenden Duft die Insekten an. Wir Menschen produzieren auch Duftstoffe, die Pheromone, die wir unterschwellig wahrnehmen und dadurch entscheiden, wen wir »gut riechen können« und wen nicht, mit wem wir also intim werden wollen.
Mit den entsprechenden ätherischen Ölen kannst du der Libido ein wenig auf die Sprünge helfen. Schon in der Bibel gibt es Hinweise auf aphrodisierende Anwendungen mit ätherischen Ölen, z. B., als der persische König Ahasveros im ganzen Land nach neuen Jungfrauen suchen ließ.[16] Jede Frau, die eine Nacht mit ihm verbringen sollte, durchlief ein Reinigungsprozedere, in dem sie über ein halbes Jahr mit Myrrhenöl und ein weiteres halbes Jahr mit Balsam und anderen Gewürzen behandelt wurde.
Kleopatra war eine selbstbewusste Monarchin im alten Ägypten, die sich auch ihrer Schönheit und sinnlichen Reize bewusst war. Es gibt Überlieferungen, in denen von Liebesgelagen mit dem Feldherren Marcus Antonius berichtet wird, bei denen Rosenblätter knietief das Schlafgemach ausfüllten. Der Duft der Rose fördert die Hingabe und die bedingungslose Liebe.
Blumige Düfte wie *Ylang-Ylang, Jasmin* und *Rose* sorgen auch heute noch für ein romantisches Erlebnis.

Doch unsere moderne, von Leistungsdruck geprägte Welt macht auch vor dem Schlafzimmer nicht Halt. Daher kommt es vor, dass die Lust an der Lust verloren geht. Stress ist ein Sexkiller.
Stelle dir vor, wie dir als Steinzeitmenschen ein Säbelzahntiger begegnet. Du wirst nicht versuchen, mit ihm zu diskutieren, es geht um Kämpfen oder Fliehen. Im Körper wird eine Kaskade von biochemi-

16 Vgl. Bibel, Esther 2, 12.

schen Prozessen in Gang gesetzt, um die Energiereserven zu mobilisieren. Die Muskulatur wird mit Zucker versorgt, der Fortpflanzungstrieb wird unterdrückt, die Blutversorgung wird aus dem Verdauungssystem abgezogen und auf Arme und Beine konzentriert. Untersuchungen zeigen, dass dieses Programm durchschnittlich 13-mal am Tag abläuft. Der Säbelzahntiger ist dabei unser cholerischer Chef, ein nerviger Kollege, Stress mit dem Partner, anstrengende Kinder, der Stau, der verpasste Bus. Das alles sind keine lebensbedrohlichen Situationen, doch der Körper reagiert, als ob es um Leben und Tod ginge. Durch diese Dauerstressbelastung bleibt die Libido auf der Strecke.

Daher ist es für mehr Spaß im Bett genauso wichtig, die generelle Entspannung zu fördern. Hierzu sind Baumöle sehr gut geeignet. Die Düfte von *Zeder, Schwarz-* und *Blaufichte* sind wie ein kleiner Waldspaziergang und zaubern im Nu eine entspannte Stimmung.

ÜBUNG

Partnermassage

Im Schlafzimmer kannst du mit ätherischen Ölen ein Wohlfühlambiente erschaffen. Das sorgt sowohl für guten, erholsamen Schlaf als auch für ein erfülltes Liebesleben. Die entspannende Wirkung der Baumöle entfalten sie auch wunderbar in einer Partnermassage. Am Rücken angewendet, zaubern sie den Stress weg und verbessern zusätzlich die Durchblutung. Besonders sinnlich ist es, die ätherischen Öle wie Regentropfen auf den Bereich der Wirbelsäule fallen zu lassen. Anschließend kannst du sie von unten nach oben mit den Fingerspitzen und Fingernägeln ganz sanft einstreichen. Stelle dir vor, deine Hände seien Adlerfedern. Der Massierte erlebt dies als wohlige Schauer, die ihm durch den ganzen Körper gehen.

- Unterteile den Rücken in 3 Segmente: unterer Rücken, mittlerer Rücken und oberer Rücken mit Kopf. Streiche in jedem Segment 3-mal das Öl ein.
- Unterteile den Rücken nun in 2 Hälften, und streiche jeweils 3-mal darüber.
- Streiche dann 3-mal von unten nach oben über den gesamten Rücken.
- Zum Abschluss lässt du deine Hände von unten nach oben wandern und den Rücken von der Wirbelsäule nach außen ausstreichen. Du kannst dir vorstellen, dass du eine anwachsende Wasserfontäne sprudeln lässt. In etwa 7 Schritten gehst du bis zu den Schultern.
- Ziehe noch 3-mal die ganze Wirbelsäule entlang und weiter über die Arme bis zu den Ellenbogen.

Diese Massage kann eine schöne Ouvertüre für mehr sein oder für einen erholsamen Schlaf sorgen.

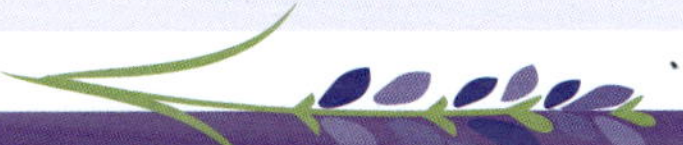

DER DUFTENDE TIPP

Die Geschlechter sind auch im Schlafzimmer tendenziell verschieden. Überspitzt gesagt, sind Männer wie Lichtschalter, Frauen wie ein großes Mischpult voller Knöpfe und Regler. Das ist nicht böse gemeint, liebe Männer, das hat mit der Evolution zu tun. Frauen geht oftmals zu viel durch den Kopf, um sich den schönen Momenten völlig hinzugeben. Wenn du schlecht aus dem Kopf herauskommst und deine Lustempfänglichkeit fördern möchtest, helfen dir *Zypresse* und *Orange* in einem neutralen Trägeröl, dich zu entspannen und zu genießen. Zypresse unterstützt zudem die Durchblutung des Gewebes, und alles, was gut durchblutet ist, ist auch sensitiv. Diese Kombination kannst du pur oder in neutralem Trägeröl auf die Innenseite der Schenkel, auf den Unterbauch und die Innenseite der Arme auftragen oder deinen Partner bzw. deine Partnerin auftragen lassen. Das erhöht den Östrogenspiegel, was Haut und Haare schöner macht und die Schleimhäute versorgt, also auch für eine gut angefeuchtete Vagina sorgt.

Die Kombinationen von *Zeder* und *Rose* lässt das männliche und das weibliche Prinzip über den Duft verschmelzen. Du kannst sie in einen Diffuser im Schlafzimmer geben oder in ein Massageöl mischen für eine gegenseitige Anwendung. Auch emotionale Altlasten, die im Energiesystem festhängen, werden von dieser Mischung gelöst.

Lavendel ist nicht nur eine gute Einschlafhilfe. Bei gestressten Männern kann der Duft entspannend wirken und dadurch das sexuelle Interesse fördern. Er hat auch aphrodisierende Eigenschaften, und hinterher schläft es sich doppelt gut.

Gehe mit deinem Partner bzw. deiner Partnerin auf eine duftende Entdeckungsreise, und findet gemeinsam heraus, welche ätherischen Öle euch beiden gefallen. Da bekommt »Blümchen-Sex« eine ganz neue Bedeutung. Nur eine Warnung: Heiße Öle wie Zimt solltet ihr nicht an sensiblen Körperstellen anwenden, das könnte unangenehm brennen. Die blumigen und holzigen Duftnoten sind hier unbedenklich.

Ein weiterer Aspekt, der manchmal störend für das Liebesleben sein kann, ist, dass sich über die letzten Jahrzehnte die Rollenbilder stark verändert haben. Frauen erobern die Chefetagen, Männer finden ihren Platz auch in der Kindererziehung und im Haushalt. In einigen Familien hat ein regelrechter Rollentausch stattgefunden. Doch in uns wirken noch immer steinzeitliche Programme, gerade auch in der Sexualität. Damals erlegten die

Männer das Mammut, und die Frauen hüteten das Feuer. Beide Geschlechter haben männliche und weibliche Hormonanteile, die Balance kann sich jedoch durch den Lebensstil verändern. Für ein erfülltes Liebesleben empfehlen sich daher für Frauen ätherische Öle, die die Weiblichkeit fördern, und für Männer solche, die die Männlichkeit unterstützen.

- **Frauendüfte: Rose, Ylang-Ylang, Jasmin, Geranie, Zypresse, Myrrhe, Myrte, Salbei, Fenchel, Schafgarbe**
- **Männerdüfte: Zedernholz, Schwarzfichte, Blaufichte, Weihrauch, Zimt, Sandelholz, Lavendel**

DER DUFTENDE TIPP

Impotenz ist ein Tabuthema, betrifft jedoch immer mehr Männer. Das kann mit dem vielen Mikroplastik zusammenhängen, das uns überall umgibt, da es wie ein Xenoöstrogen im Körper agiert. Männer verweiblichen dadurch. Um es wieder aus dem Körper hinauszubekommen, kann die tägliche Anwendung von je 1 Tropfen *Zitrone* und *Pfefferminze* auf die Fußsohlen hilfreich sein. Zur Pflege der Prostata kannst du eines der Männeröle oder eine Mischung daraus in neutralem Trägeröl mit einem speziellen Prostatamassagegerät einvibrieren.

Natürlich können auch alle, die gerade in keiner Beziehung leben, ihre eigene Sexualität mit den ätherischen Ölen intensivieren. Sie helfen zudem, sich im eigenen Körper richtig wohlzufühlen und in ein besseres Körpergefühl zu finden. Das wirkt dann wiederum attraktiver auf potenzielle Partner bzw. Partnerinnen.

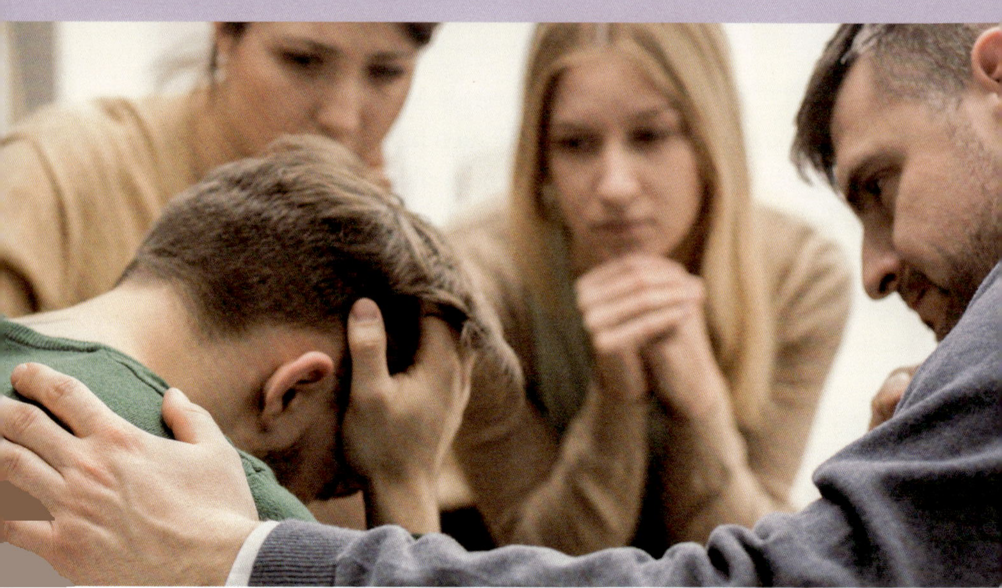

Trauer

Trauer und Traurigkeit sind schmerzvoll und hinterlassen große Wunden. Sie entstehen aufgrund eines Verlustes, und der hat immer direkt oder indirekt mit dem Tod zu tun, denn etwas ist unwiederbringlich verloren. Das Schlimmste daran ist die Tatsache, dass wir hilflos sind und es nicht beeinflussen können. Da »Trauer« und »Tod« Tabuthemen sind, sind wir zudem meist nicht darauf vorbereitet, einen Verlust zu erleiden. Er kommt wie aus heiterem Himmel. Dies kann die Trennung vom Partner, der Tod eines geliebten Menschen oder eines Haustieres, der Verlust einer langjährigen Arbeitsstelle oder ein Umzug sein. Die Trauer hat unterschiedliche Ausmaße, doch ist es in jedem Fall wichtig, dieses Gefühl nicht zu unterdrücken, sondern es ernst zu nehmen.

Jeder Mensch trauert anders, doch durchlaufen alle Menschen, die einen großen Verlust erlitten haben, ähnliche Phasen. Nach Verena Kast[17] gibt es vier Phasen der Trauer:

- Nicht-Wahrhaben-Wollen
- aufbrechende Emotionen
- Auseinandersetzung
- neuer Selbstbezug

Sei in deiner Traurigkeit nachsichtig und liebevoll mit dir. Scheue dich nicht, um Hilfe im Alltag zu bitten. Es ist normal, dass man in Zeiten großer Trauer das Leben nicht allein bewältigen kann – das ist keine Schande.

Im Laufe des Trauerprozesses können weitere tiefe Gefühle und Erlebnisse an die Oberfläche kommen, die bislang nicht verarbeitet wurden: Schuldgefühle, nicht gesagte Dinge, Verzweiflung, möglicherweise ungelöste Konflikte. Es ist wichtig, sie zu verarbeiten und darüber zu sprechen. Die hawaiianische Technik der Vergebung (Seite 117) kann dir dabei helfen. Vielleicht möchtest du Orte aufsuchen, an denen du gemeinsam mit dem oder der Verstorbenen warst. Gespräche in Stille oder auch die Verschriftlichung der Emotionen und Gedanken können helfen, die Gefühle zu befrieden. Nimm dir so viel Zeit, wie du brauchst.
Wenn die Trauer ehrlich durchlebt wird, endet sie irgendwann, und du kannst dich wieder dem eigenen Leben zuwenden. Der Tod wird akzeptiert, und eigene Ziele rücken wieder in den Fokus. Die Erinnerung bleibt.

---

17 Vgl. Verena Kast: Trauern – Phasen und Chancen des psychischen Prozesses. Freiburg im Breisgau: Kreuz 2013.

Die Phasen der Trauer nach Elisabeth Kübler-Ross[18] sind noch ein wenig differenzierter. Sie umfassen auch Zorn und Depression. Es ist auf jeden Fall wichtig, sich das Spüren aller Gefühle zu erlauben, offen in seinem eigenen Tempo mit der Trauer umzugehen und sich, wenn nötig, Hilfe zu suchen.

Es gibt schöne Rituale, die nach dem Verlust eines geliebten Menschen Trost spenden können:

- Öffne das Fenster, damit die Seele fortfliegen kann.
- Halte Totenwache, um dem Toten lange nah zu sein.
- Bewahre eine Locke des Toten auf, um noch etwas von ihm festhalten zu können, ihn noch nicht ganz weggeben zu müssen. Das kann besonders in der ersten Zeit hilfreich sein.
- Lasse dir einen kleinen Teil der Asche des Toten aushändigen. Du kannst sie in einem Kästchen zu Hause aufbewahren oder mit einem Gebet an einem Lieblingsplatz verstreuen.
- Zünde an wichtigen Tagen Kerzen an oder besuche bedeutsame Orte. Auch, für den Toten zu kochen, allein oder mit Freunden, kann ein schönes Ritual sein.
- Richte eine Gedenkseite im Internet für den Verstorbenen ein.
- Lege ein Fotoalbum mit Erinnerungen an, oder pflanze einen Baum oder Strauch.

---

18 Vgl. Elisabeth Kübler-Ross: Über den Tod und das Leben danach. Güllesheim: Silberschnur 1984.

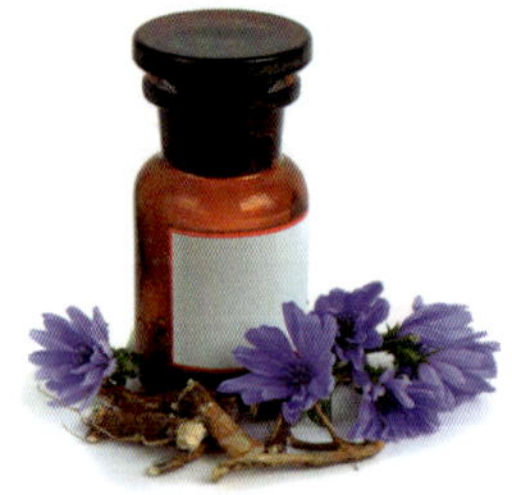

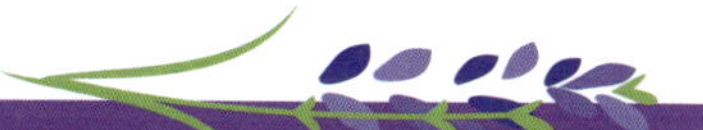

DER DUFTENDE TIPP

Die meisten von uns sind auf einen Tod im Familien- oder Freundeskreis nicht vorbereitet, denn über den Tod und das Sterben zu sprechen, wird in unserer Gesellschaft oft tabuisiert.
Sterben ist ein Prozess. Bei manchen verläuft er schnell und unerwartet, bei anderen zieht er sich über einen sehr langen Zeitraum hin. Um das Loslassen eines geliebten Menschen zu unterstützen, ist die *Zypresse* eine gute Hilfestellung. Du kannst den Duft in dem Raum vernebeln, in dem der Sterbende liegt, oder seine Hände oder Füße damit einölen. Von solch einer innigen Berührung profitieren sowohl der Empfänger als auch der Geber. Ich, Karin, kann mich an sehr intensive, kostbare Momente mit meiner sterbenden Mutter erinnern, in denen ich ihr Handmassagen gab.

Wenn die letzten Atemzüge erreicht sind, nimmt der Raum eine andere Atmosphäre an. Auch der Geruch kann sich dann verändern. Dies auszuhalten, kann für die Angehörigen eine Herausforderung sein. Um ein angenehmeres Umfeld zu gestalten, kannst du eine Mischung aus *Rose, Zeder* und *Bergamotte* einsetzen. Diese Mischung habe ich, Karin, von einer Krankenschwester aus dem Hospizbereich. Die Rose öffnet uns für das Feld der bedingungslosen Liebe. Die Zeder gibt dem Sterbenden die Kraft, den Körper zu verlassen. Die frische Note der Bergamotte spricht die mentale Verfassung an, besonders der Angehörigen.

Ein ganz besonderer Abschiedsgruß ist ein Einreiben mit ätherischen Ölen von *Weihrauch, Myrrhe, Zistrose, Zypresse, Zedernholz, Sandelholz, Ysop* oder *Myrte.* Einzeln oder gemischt können diese Düfte in einem Trägeröl dazu benutzt werden, den ganzen Körper des Sterbenden zu salben. Die ätherischen Ole sind in der Lage, ungelöste Themen, die die Seele noch zwischen den Welten halten können, zu bereinigen.

Trauer und Leid generell besser zu verarbeiten, helfen *Melisse, Zistrose, Wacholder, Palo Santo, Bergamotte* und *Lavendel.*

Trauer empfinden wir nicht nur wegen eines Todesfalls, auch Liebeskummer macht uns traurig. Solltest du über eine Trennung nicht hinwegkommen, dann schaue dir bitte unsere Tipps dazu an (Seite 89).

Wichtig ist die Unterscheidung zwischen Traurigkeit und Depression, denn mit einer Depression solltest du zum Arzt gehen. Du erkennst sie daran, dass du jedes Interesse verloren hast, Aktivitäten, die du früher mochtest, dir keinen Spaß mehr bereiten, und das über lange Zeit. Du hast Konzentrationsschwierigkeiten und bist reizbar. Solltest du dich also richtiggehend gelähmt fühlen, dann lasse professionell abklären, worum es sich handelt.

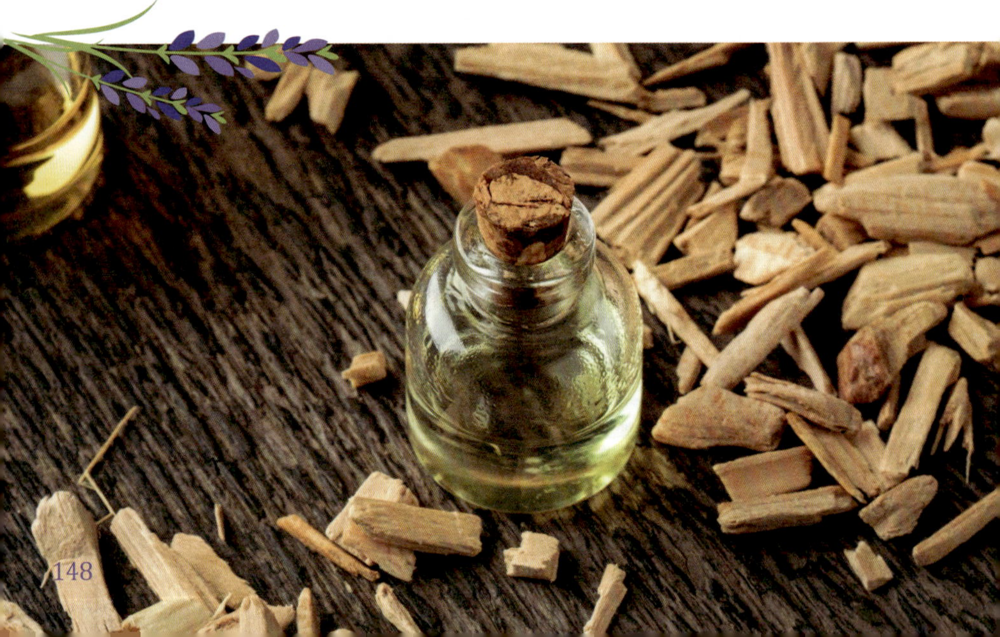

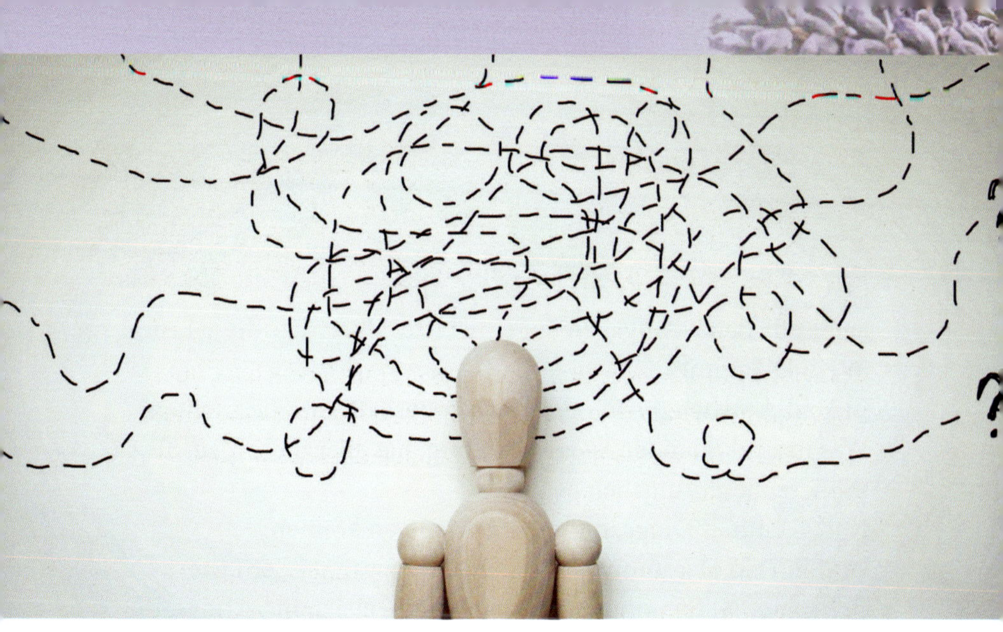

Überforderung

Wir nehmen uns viel vor, möchten uns verändern oder etwas Neues beginnen: eine Diät, Sport, mit dem Rauchen aufhören, die Steuererklärung machen, den Keller endlich ausmisten, die Sockenschublade aufräumen oder die Küchenschränke auswischen. Die Liste kann lang sein, doch bedeutet das leider nicht, dass wir auch alles erledigen. Häufig gewinnt der innere Schweinehund. Wie können wir uns dann selbst liebevoll in den Hintern treten? Wie schaffen wir es, uns für unsere Aufgaben zu motivieren?

Was steht alles auf deiner To-do-Liste? Welche der Aufgaben sind wirklich wichtig? Was sollte zuerst erledigt werden? Häufig beginnt die Überforderung schon, wenn wir festlegen müssen, was wir zuerst erledigen sollten. Bewährt hat sich hier die Eisenhower-Methode, benannt nach dem 34. US-Präsidenten Dwight D. Eisenhower.

ÜBUNG

Die Eisenhower-Methode

Setze alle deine Aufgaben auf eine Liste. Übertrage diese Liste in ein Diagramm.
In Feld A stehen die Dinge, die sofort erledigt werden sollten. Was in Feld B landet, ist auch wichtig, hat aber mehr Zeit. Terminiere diese Aufgaben genau.
Feld C enthält Dinge, die andere erledigen können.
Und in Feld D kommt alles hinein, was zwar auf der Liste steht, aber völlig unnötig ist. Häufig finden sich hier Dinge, die wir uns bloß vornehmen, weil wir glauben, beschäftigt sein zu müssen.
Nun ist dir klar, was es zu tun gilt. Falls es dir trotzdem schwerfällt, die Liste auch in Angriff zu nehmen, kannst du an deiner Willensstärke und Motivation arbeiten.
Am einfachsten ist es, sich mit dem Ergebnis zu motivieren. Wenn du dir vorstellst, wie es ist, wenn der Keller endlich leer oder die Steuererklärung vom Tisch ist, wie leicht und stolz du dich fühlen wirst, wird es dir leichter fallen, loszulegen.

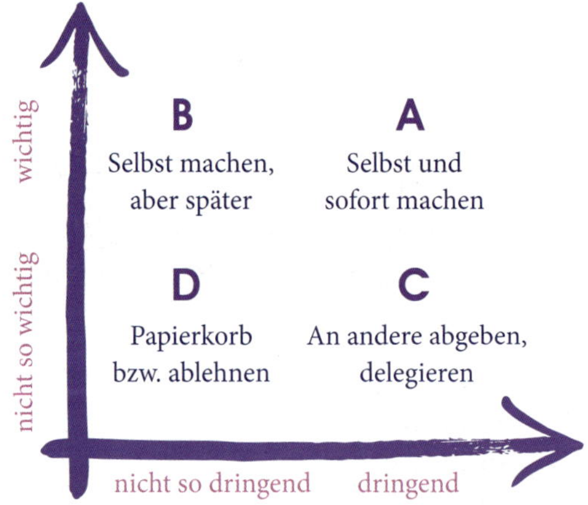

DER DUFTENDE TIPP

Um deine Motivation anzuregen und dabei ausgeglichen zu bleiben, können die ätherischen Öle von *Ylang-Ylang, Schwarzfichte, Zitrone* und *Zedernholz* hilfreich sein. Fülle einen Roll-on mit je 5 Tropfen dieser Öle und einem neutralen Trägeröl.

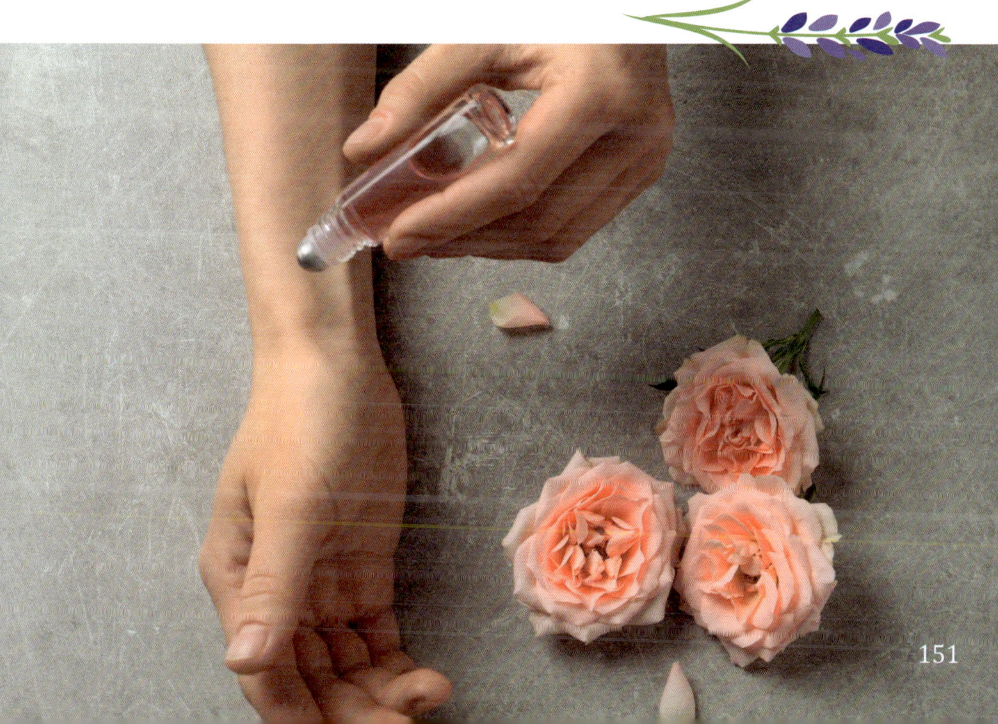

EXKURS: Baumöle

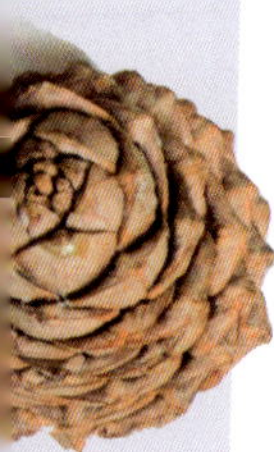

Die ätherischen Öle der Bäume sind wie ein Waldspaziergang, den wir jederzeit unternehmen können. Du kennst das bestimmt auch: Du machst einen Spaziergang im Wald, nimmst die würzig-harzige Luft wahr, die verschiedenen Facetten des Grüns, wanderst auf dem federnden Waldboden, und danach fühlst du dich geistig frisch und befreit. Als hätten die Bäume alles Belastende von dir genommen.

Vor ca. 20 Jahren hörte man zum ersten Mal vom japanischen »Shinrin Joku«, dem »Waldbaden«. In der dicht besiedelten Industrienation Japan, die eine extreme Leistungsgesellschaft ist, wurde die Erholung im Wald vom Arzt verschrieben. Denn der Aufenthalt im Wald ist so regenerierend, stärkt das Immunsystem, entspannt und fördert die erholsame Nachtruhe, dass kein Medikament wirksamer ist. Warum ist das so? Wenn wir im Wald sind, bekommen wir die Gespräche der Bäume mit. Sie verständigen sich mittels der ätherischen Öle, die sie bilden. Man kann sich die einzelnen Duftmoleküle wie Buchstaben in einem Alphabet vorstellen. Damit warnen sie sich z. B. vor Schädlingen und produzieren andere ätherische Öle zum besseren Selbstschutz. Diese Botenstoffe nehmen wir als typischen Waldduft wahr.
Auch unser eigenes Immunsystem springt dadurch an, sodass wir noch einige Zeit nach dem Spaziergang ein aktiver arbeitendes Abwehrsystem haben. Wenn also in den nächsten Tagen eine belastende Zeit ansteht, die das eigene System schwächt, können wir uns mit einem ausgedehnten Waldaufenthalt darauf vorbereiten. Ein Wochenende

im Wald lässt das Immunsystem sogar für 14 Tage besser arbeiten.

Das einzige Problem: Nicht jeder hat die Zeit für einen Ausflug in den Wald oder der nächste Wald ist zu weit weg. Eine Lösung ist, in der Stadt nach Plätzen für die Erholung im Grünen zu suchen. Auch ein Stadtpark kann eine gute Energietankstelle sein. Völlig unabhängig sind wir, wenn wir die Kraft der Bäume als ätherisches Öl in der Hosentasche dabei haben.

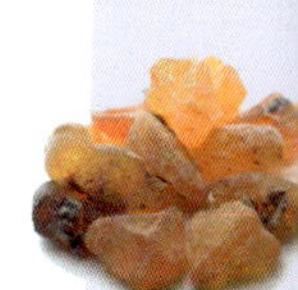

Stress, egal ob es Zeitdruck, körperliche Anstrengung oder emotionale Belastung ist, ist auf Dauer ein großes Problem. Wer extremen Stress erlebt, hält die Umstände oft nur noch aus und blendet alles andere aus. Das ist ein überlebenswichtiger Selbstschutz. Unser Körper ist so angelegt, dass er Stress als lebensbedrohliche Situation wertet, in der entweder für das Überleben gekämpft oder die Flucht ergriffen werden muss. Im Körper wird eine Kaskade von biochemischen Prozessen in Gang gesetzt, durch die Adrenalin ausgeschüttet, die Energiereserven mobilisiert und die Muskulatur mit Zucker versorgt wird. Wenn das zum Dauerzustand wird, ist es nachvollziehbar, warum der Körper auf die Dauer erschöpft. Tägliche Bewegung, moderates Spazierengehen und leichtes Schwitzen helfen, das ausgeschüttete Adrenalin abzubauen. Die Bewegung verbessert auch die mentale und emotionale Verfassung.

Wenn dies nicht in der Natur möglich ist, wähle einen ruhigen Ort, an den du dich für ein paar Minuten ungestört zurückziehen kannst, und gönne dir eine Atempause mit ei-

nem Baumöl. Der Duft hilft dir, bei dir anzukommen. Auch in Zeiten, in denen es dir immer wieder den Boden unter den Füßen wegzieht, helfen die Baumöle, sich zu erden und zu verwurzeln.
Die Bäume strecken sich dem Licht der Sonne entgegen und widersetzen sich damit der Anziehungskraft. Damit dies möglich ist, haben sie unter der Erde ein starkes Wurzelgeflecht. Dieses gibt ihnen zum einen Halt und erlaubt ihnen zum anderen, sich mit den anderen Bäumen zu vernetzen. Dieses Wurzelnetz wird oft mit dem Internet verglichen. Pilze spielen eine wichtige Rolle bei der Informationsübertragung, denn ihr unterirdisches Geflecht reicht oft einige Kilometer um den jeweiligen Baum herum. Bäume sind soziale Wesen, die einander nicht nur warnen. Sie können über ihr Wurzelgeflecht auch andere Bäume mitversorgen. Es kommt vor, dass ein Baumstumpf über die befreundeten Bäume am Leben erhalten wird und nicht abstirbt.
Die Bäume sind gut geerdet und strecken sich dem Himmel entgegen. Ist es nicht eine schöne Vorstellung, sich mit dieser aufrichtenden Energie im Alltag zu unterstützen? Nur zu leicht kann es einem den Boden unter den Füßen wegziehen. Da hilft es, sich seiner eigenen Wurzeln bewusst zu sein. Immer wieder beobachte ich, Karin, dass Menschen, die mit den Baumölen an sich arbeiten, auch selbst eine aufrichtige Ausstrahlung haben und aufrecht durchs Leben gehen.

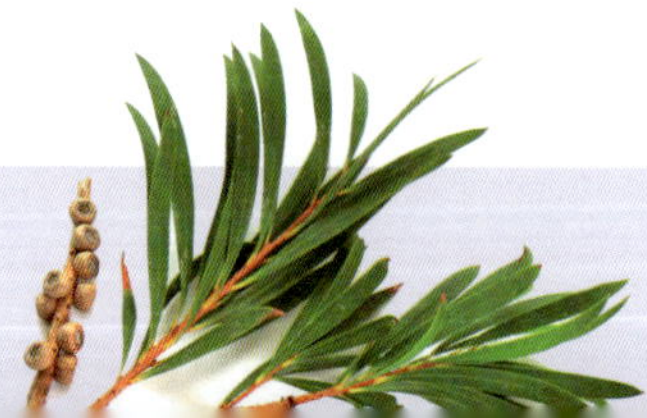

Für die Gewinnung eines ätherischen Baumöls lässt der Baum sein Leben. Daher solltest du auf 2 Dinge besonders achten:

- Dass für jeden gefällten Baum mehrere neue Bäume gepflanzt werden. Bei Sandelholz wurden Raubbau und illegale Abholzung betrieben. In Indien ist daher heute jeder Sandelholzbaum registriert, um ihn vor Wildfällern zu schützen.
- Dass das Öl richtig destilliert wird. Bei der Wasserdampfdestillation lösen sich zuerst die leichten und flüchtigen Moleküle. Manche Wirkstoffe brauchen jedoch sehr lange, bis sie sich aus dem Holz lösen. Haben die Produzenten nicht die nötige Geduld oder sparen an den Energiekosten für die erforderliche Temperatur, hat der Baum sein Leben umsonst gelassen, weil nur ein Bruchteil seiner Wirkstoffe im ätherischen Öl landet. Das ist in unseren Augen Rohstoffverschwendung und ökologisch nicht vertretbar.

Unser bevorzugter Hersteller hat für jede Pflanze erforscht, bei welcher Temperatur, bei welchem Druck und bei welcher Dauer sich alle Wirkstoffe aus dem Ausgangsmaterial lösen. Bei der Zypresse kann dies z. B. bis zu 24 Stunden dauern. Ein ätherisches Zypressenöl, das nur 4 oder auch 20 Stunden destilliert wurde, wird andere Wirkstoffe aufweisen und dadurch auch eine andere Wirkung bei der Anwendung erzielen als ein 24 Stunden destilliertes Öl.

Welche Teile von den Bäumen verwendet werden, um ätherisches Öl zu gewinnen, ist ganz unterschiedlich: Es finden Zweige und Nadeln bzw. Blätter, Holz, Harz, Rinde und Blütenknospen Verwendung in der Dampfdestillation.

Zedernholz/Atlaszeder

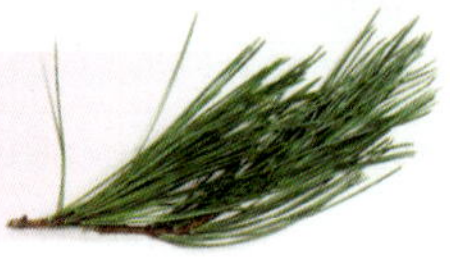

Wenn Menschen den Duft von Zedernholz wahrnehmen, reichen die Reaktionen meist von »Bäh, das stinkt wie Katzenklo« bis »Wow, das riecht schön nach Wald«. Wenn emotionale Themen in Verbindung mit dem Vater oder dem eigenen Ausdruck der männlichen, also analytischen, dynamischen, durchsetzungsstarken Seite in einem schlummern, wird das Zedernholzöl als unangenehm empfunden.

Wenn es dir so geht, versuche, das ätherische Öl weit weg von der Nase anzuwenden, z. B. mithilfe eines Roll-ons auf den Fußsohlen. Für mich, Karin, war Zedernholz auch eine Herausforderung. Nachdem ich es 14 Tage lang so angewendet hatte, roch es für mich nach Marzipan. Noch ein paar Wochen später konnte ich die Waldnote erkennen.

Zedernholz ist das ätherische Öl mit dem höchsten Anteil an **Sesquiterpenen.** Es bringt sehr viel Sauerstoff in die Zellen und hilft, unseren Fokus zu verbessern. Die Wirkstoffe regen zudem die Zirbeldrüse an. Gerade bei der Bearbeitung von emotionalen Traumata ist Zedernholz eine große Unterstützung, weil es uns emotional neustarten kann und schlechte Erinnerungen nach und nach neutralisiert.
Das ätherische Öl agiert wie Testosteron, das männliche Hormon, und bringt uns dadurch in die Aktion. Menschen, die viele Pläne im Kopf haben, diese jedoch nie umsetzen, profitieren sehr von der Anwendung von Zedernholz.
Der Duft vermittelt das Gefühl, geerdet und geborgen zu sein. Das ätherische Öl kann sowohl morgens auf den Fußsohlen verwendet werden, um uns zu erden und zu

aktivieren, als auch abends auf der Stirn, um die Zirbeldrüse zu aktivieren, uns zu beruhigen und zu entspannen. Zur Verbesserung der Schlafqualität kann Zedernholz gut mit Lavendel und Vetiver kombiniert werden.
Auf die Wirbelsäule wirkt Zedernholz aufrichtend. Die Haltung und Erscheinung können dadurch souveräner wirken. Gerade vor wichtigen Gesprächen kann es uns gut dabei unterstützen, fokussiert und präsent zu sein.

Zypresse/Mittelmeerzypresse

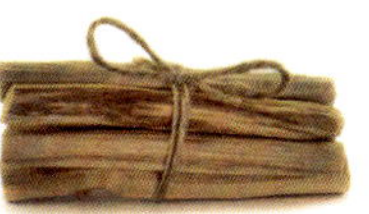

Ein ätherisches Zypressenöl mit allen Wirkbestandteilen hat einen satten, holzig-herben Geruch. Dafür verantwortlich ist der hohe Anteil an **Pinenen** (68 Prozent). Diese Monoterpene wirken sich günstig auf die Nebenniere aus und wirken ausgleichend auf das vegetative Nervensystem. Zypresse regt zudem den Lymphfluss an und wirkt reinigend. Es agiert im Körper wie Östrogen und unterstützt damit den weiblichen Hormonhaushalt.

Auf emotionaler Ebene unterstützt der Duft der Zypresse uns, im Fluss des Lebens zu sein, und gibt uns das Gefühl von Sicherheit und guter Erdung. Besonders nach Schicksalsschlägen oder großen Veränderungen kann er die Akzeptanz neuer Rahmenbedingen erleichtern. Die Zypresse hilft sowohl, sich in einem neuen Umfeld zurechtzufinden, als auch beim Loslassen. Daher eignet sich das ätherische Öl ebenfalls für die Begleitung von Sterbenden. Die Angehörigen können das Familienmitglied in Frieden gehen lassen, der Sterbende kann leichter seine irdische Hülle ablegen.

Blaufichte, Schwarzfichte

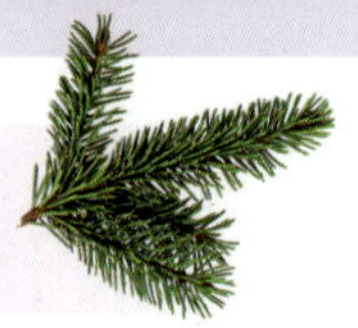

Viele Mythen und Geschichten ranken sich um die Nadelbäume. So glauben die Ureinwohner Sibiriens daran, dass es einen Weltenbaum gibt, der eine riesengroße Fichte ist. Diese wächst vom Nabel der Erde hinauf in den Himmel und verbindet die Welt, auf der die Menschen leben, die Unterwelt und die Geisterwelt miteinander.
In unseren Breitengraden vermitteln die immergrünen Bäume in der Zeit der Kahlheit und der Dunkelheit Hoffnung auf einen Neubeginn und werden zur Weihnachtszeit in die Stuben geholt.

Die Blaufichte wirkt sehr erhebend. Ihr ätherisches Öl harmonisiert die Verstandes- und die Herzebene. Es wurde festgestellt, dass das ätherische Öl der Blaufichte aus dem Bundesstaat Idaho mit 428 Hz die höchste Schwingung hat. Vielleicht erkannten die Ureinwohner dieser Gegend intuitiv, wie hoch schwingend die Blaufichte ist, und verwendeten daher die Zweige zu rituellen Räucherungen.

Das Besondere an der Schwarzfichte ist der tiefe, satte Duft. Der Baum hat bis zu 14 Meter tiefe Wurzeln. Gerade in Zeiten, in denen es einem den Boden unter den Füßen wegzieht, bringt die Schwarzfichte wieder eine gute Erdung und Standfestigkeit.

Der Duft beider Bäume hilft, emotionale Belastungen zu lösen, und fördert das Gefühl der Ausgeglichenheit. Der Wirkbestandteil **Bornylacetat** (35 Prozent) unterstützt die Atemwege, die Muskulatur und das Nervensystem.

Weihrauch

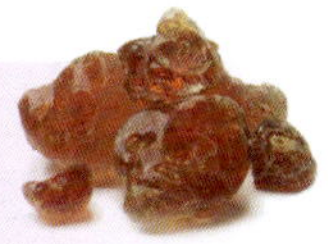

Das ätherische Öl des Weihrauchharzes wird seit ca. 4000 Jahren von Menschen genutzt und begleitete sie zu alten Zeiten von der Geburt bis zum Tod. Nicht von ungefähr brachten die Drei Heiligen Könige dem Jesuskind auch Weihrauch als Geschenk mit. Gerade in antiken Zeiten war die Ernte des Weihrauchharzes gefährlich, weil eine sehr giftige Schlangenart bei den Weihrauchbäumen lebte.

Für die Gewinnung des Harzes werden die Weihrauchbäume angeritzt. Um die Wunde zu schließen, produzieren die Bäume Resin, das Weihrauchharz. Dieses bildet kleine Klümpchen, die abgesammelt werden. Das Harz kann zu Pulver für die innere Einnahme in Kapseln gemahlen oder direkt zum Räuchern und Reinigen der Raumluft verwendet werden, oder das Harz wird in Wasser verflüssigt und dann destilliert, um ein ätherisches Öl zu erhalten.

Weihrauch wirkt beruhigend und hilft gerade in unserer überreizten Zeit, zur Ruhe zu kommen, z. B. abends oder als Vorbereitung auf Meditation und entspannende Übungen.

Auf körperlicher Ebene ist Weihrauch gut für das Knochensystem und hilft bei entzündlichen Vorgängen. Das im ätherischen Öl enthaltene **D-Limonen** wirkt auf Zellebene regenerierend und kann dabei unterstützen, die Effekte des modernen Lebensstils auszugleichen. In der Hautpflege zeigt Weihrauch eine verjüngende Wirkung.

Weihrauch ist also auf vielen Ebenen eine gute Unterstützung und bewirkt gleichzeitig Entspannung, Verjüngung sowie eine Anhebung des spirituellen Bewusstseins und der Stimmung.

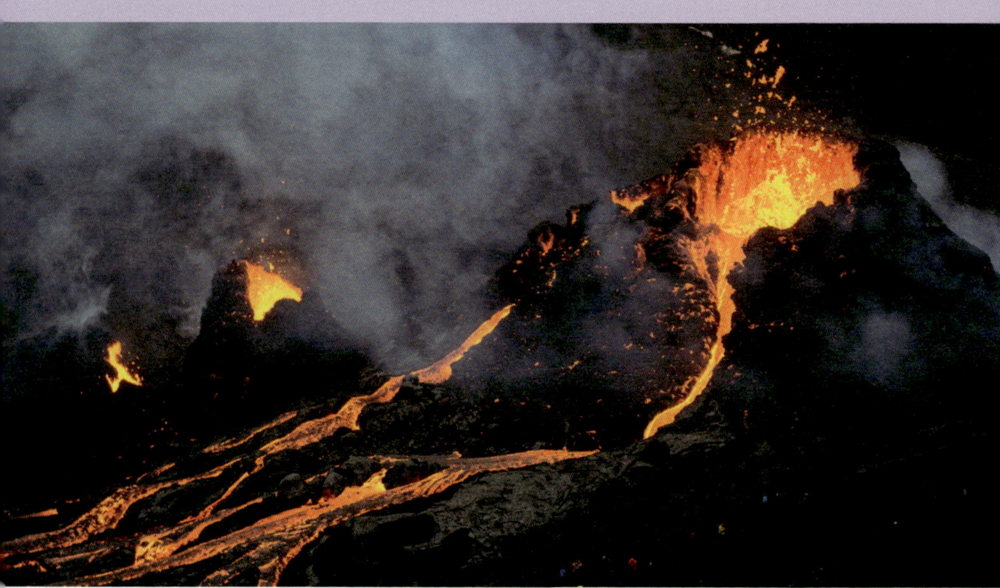

Wut

Wut, Aggression, Zorn – all diese aufbrausenden Gefühle wirken zerstörerisch. Obwohl sie die lautesten sind, werden diese Gefühle daher am häufigsten unterdrückt. Echter Jähzorn, der mehrmals im Jahr richtig ausbricht, gehört in professionelle Hände. Wir beschäftigen uns hier mit den etwas sanfteren Formen von Aggressivität.

Wir wissen schlicht nicht, wohin mit unserer Wut, ohne andere zu verletzen. Es gehört sich nicht, andere damit zu belästigen, und natürlich ist es keine Lösung, sie sich in Gewalt gegen einen Menschen ausdrücken zu lassen. Doch wie damit umgehen? Diese Gefühle bergen eine richtig große Kraft in sich, eine zerstörerische Urkraft. Während wir Wut oder Zorn fühlen, befindet sich der Körper in einer Art Ausnahmezustand. Daher verleiten diese Gefühle zu möglicherweise unüberlegten

Handlungen, die wir später bereuen. Hinter der Wut steckt häufig Hilflosigkeit oder Angst. Wir neigen dazu, diese Gefühle zu kompensieren, indem wir sie z. B. in ungezügelten Süchten wie extremer Sexualität ausleben, oder sie durch ein anderes Gefühl zu ersetzen. Gerade Frauen verfallen statt in Wut häufig in Trauer. Das aber ist nicht sinnvoll, weil wir damit nur neue Probleme erschaffen. Für einen gesunden Umgang mit der Wut, der niemanden verletzt, geben wir dir 3 Tipps:

- Sobald du spürst, dass Wut in dir aufsteigt, handle direkt. Es kann helfen, den Ärger offen und vor allem sachlich anzusprechen, damit er erst gar nicht bis zur Wut anwächst.
- Körperliche Betätigung hilft, den Stress aus dem Körper herauszubekommen und die Spannung abzubauen. Boxen, Laufen, Fitnesstraining oder, auf ein Kissen einzuschlagen, sind wirksame Methoden. Auch durch Schreien kannst du wunderbar Dampf ablassen – im Wald, im Auto oder in ein Kissen.
- Die Situation zu verlassen, über die du dich ärgerst, ist häufig hilfreich. Dadurch kannst du die Situation aus einem anderen Blickwinkel betrachten, und Klarheit kann entstehen. Aus der Außenperspektive hast du die Möglichkeit, zu begreifen, warum der andere so gehandelt hat. Jeder Mensch kann Fehler machen, und vielleicht warst du nicht persönlich gemeint.

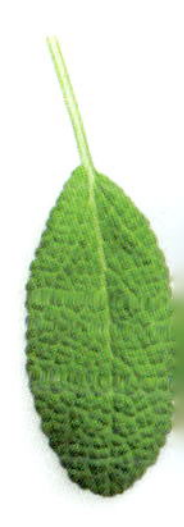

Vielleicht darfst du auch lernen, klarer Grenzen zu setzen oder Nein zu sagen, denn Wut ist oft versteckte Hilflosigkeit. Frage dich einmal, was es ist, was in dir verletzt werden könnte. Vielleicht dein Stolz? Warum hat jemand anderes so viel Macht über dich?

Auch Sarkasmus und Ironie sind Formen von Aggression und Hilflosigkeit. Sie sind gegen eine andere Person gerichtet und können sehr verletzend wirken. Vielleicht wirken solche Äußerungen witzig, sie sind aber im Grunde das Gegenteil: Sie offenbaren Bitterkeit und eine Opferhaltung.

Drogen und Alkohol können ebenfalls Wut auslösen. Amphetamine z. B. wirken durch die Ausschüttung von Noradrenalin und Dopamin. Alkohol enthemmt und schädigt die Leber. Diese wird in der TCM in Zusammenhang mit Gefühlen wie Wut und Ärger gebracht. Sie ist für die Entgiftung zuständig, auch für die emotionale Entgiftung. Du kennst bestimmt den Spruch: »Ihm ist eine Laus über die Leber gelaufen.« Es entsteht eine erhöhte Erregbarkeit, wie man sie von Wutausbrüchen kennt. Solltest du dazu neigen, schaue doch einmal auf deinen Alkoholkonsum und teste, wie es dir ganz ohne ihn geht. Möglicherweise hilft dir dies schon, ruhiger zu werden.

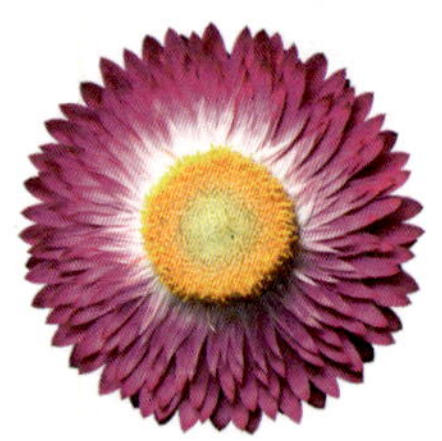

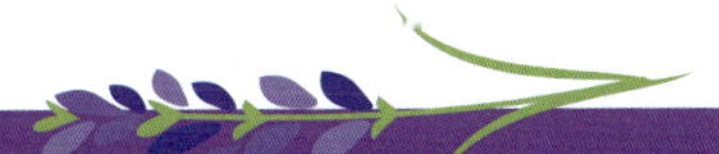

DER DUFTENDE TIPP

Da Wut auf Dauer die Leber belastet, sollten wir die Leber regelmäßig pflegen. Dieses Organ besitzt keine Schmerzrezeptoren, leidet also still vor sich hin. Dass die Leber stark belastet ist, merken wir nur an Antriebslosigkeit und Müdigkeit.
Die Leber liebt Bitterstoffe, z. B. in Wildkräutern, und mag keinen Zucker. Da sie an vielen Stoffwechselprozessen beteiligt ist, können wir sie auch gut mit einer Fastenkur stärken. Eine weitere stärkende Anwendung ist ein warmer Leberwickel.
Trage ein ätherisches Öl rechts unterhalb des Rippenbogens auf. Dort ist der Sitz der Leber. Lege anschließend ein feuchtwarmes Handtuch darüber, und wickle ein trockenes Handtuch herum. Mache es dir auf der Couch bequem, und genieße die wohltuende Wärme, solange es angenehm ist.
Fenchel, Rosmarin, Blauer Rainfarn, Strohblume, Römische Kamille und *Geranie* reinigen die Leber, aktivieren das lymphatische System und befördern dadurch belastende Energien hinaus. Du kannst ein einzelnes Öl oder eine Mischung aus den genannten Pflanzen verwenden.

Zusätzlich ist ein ionisches Fußbad eine gute Möglichkeit zur Entgiftung. Dafür gibt es Geräte, die über die Füße Schlacken und Gifte ausleiten. Oft ist das Wasser nach dem Fußbad ganz dunkel.

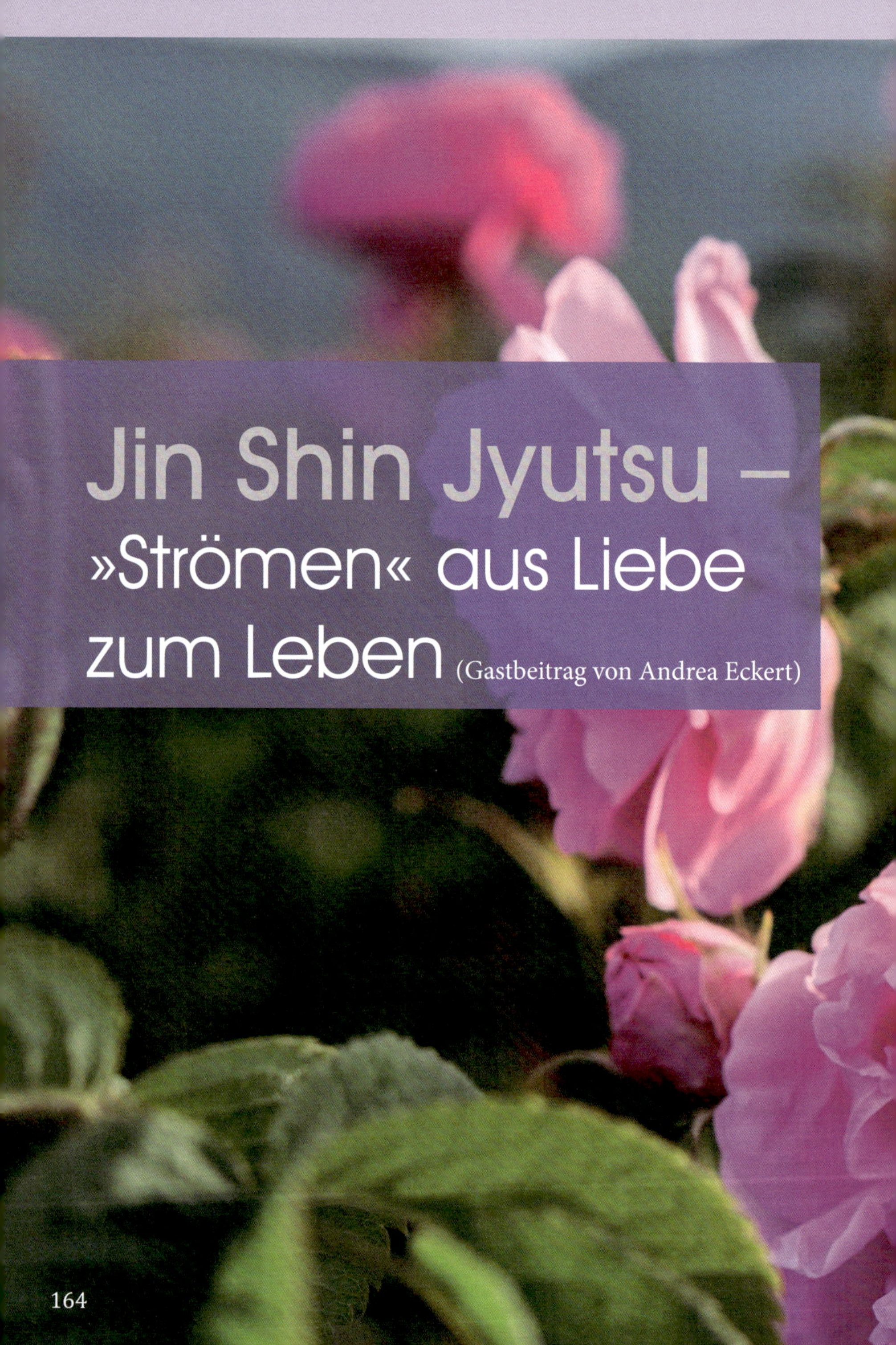

Jin Shin Jyutsu – »Strömen« aus Liebe zum Leben (Gastbeitrag von Andrea Eckert)

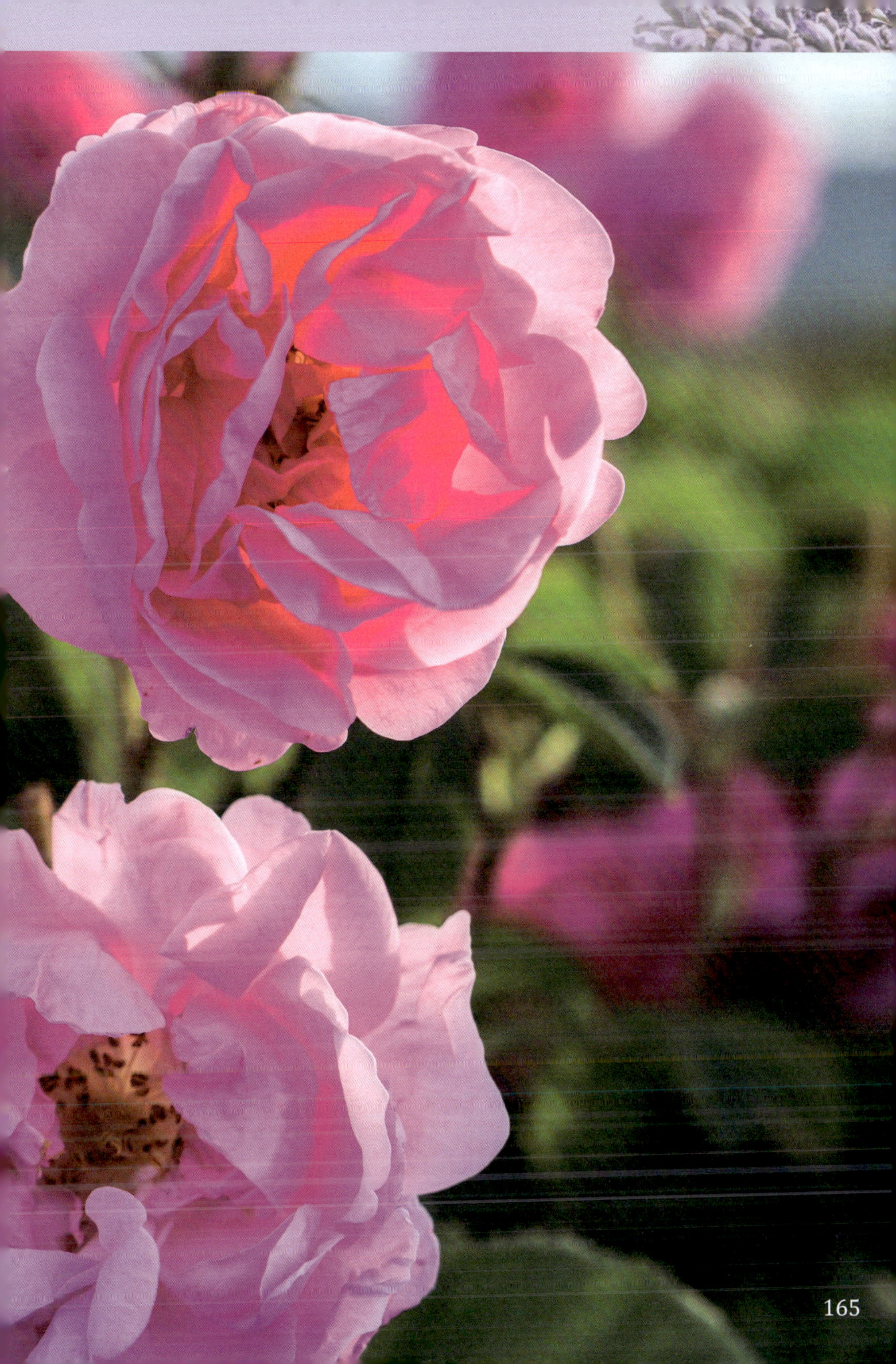

Aufgrund der vorwiegend mündlichen Überlieferung war das Wissen um Jin Shin Jyutsu beinahe in Vergessenheit geraten, bis es vor ca. 100 Jahren von dem Japaner Jiro Murai wiederentdeckt und erneuert wurde, nachdem er sich im Alter von 26 Jahren dadurch selbst von einem lebensbedrohlichen gesundheitlichen Zustand hatte heilen können. Seine Schülerin Mary Burmeister brachte die Lehre in den 1950er-Jahren in den Westen. »Jin Shin Jyutsu« ist ein japanischer Ausdruck, der »die Kunst des Schöpfers durch den wissenden, mitfühlenden Menschen« bedeutet.
Diese kraftvolle Methode hilft allen, die unter Stress, Verspannungen und Gesundheitsstörungen leiden, aber auch denjenigen, die aktiv und präventiv ihre Gesundheit erhalten wollen. Dafür muss man nichts Neues lernen: Wenn man sich strömt, wird man automatisch an die tiefen Ressourcen in seinem Innersten erinnert. Babys lutschen am Daumen, möchten wir uns erinnern, greifen wir uns an die Stirn, bei körperlicher Anstrengung stützen wir den unteren Rücken mit den Händen, und wenn etwas schmerzt, legen wir intuitiv die Hand auf die Stelle. Das ist kein Zufall! Wir tun dies intuitiv, um damit Kreisläufe in unserem System zu regenerieren, die durch Ermüdung und Erschöpfung blockiert waren.
Was sind deine persönlichen Lieblingsgriffe? Hältst du unbewusst öfter einen bestimmten Finger, verschränkst du gern deine Arme oder steckst die Hände vielleicht in den Hosentaschen, also an in deine Leiste. Hast du eine Lieblingsschlafposition? Beobachte dich, und lerne dich dadurch besser kennen. Mithilfe von Jin Shin Jyutsu erhältst du viele Antworten.

Durch das Strömen unterstützen wir unser ganzes System dabei, sich wieder auf die höhere, göttliche Ordnung einzu-

schwingen, die durch Erziehung, Traumata und andere Einflüsse gestört wurde. Je höher wir schwingen, desto besser geht es uns. Du wirst erleben, wie du dich durch die dargestellten Fingerpositionen entspannst, sodass sich tiefer Frieden und Harmonie in dir ausbreiten. Dabei kannst du nach Herzenslust, Intuition, Gefühl oder Tagesform ätherische Öle einsetzen.
Wenn du dich selbst strömst, gibt es keine zeitliche Begrenzung und weder Risiken noch Nebenwirkungen. Du kannst dabei sitzen, liegen oder stehen, solltest nur darauf achten, dass es bequem ist und du keine Mühe hast, deine Hände in der Position zu halten. Umfasse jeden Finger mit der anderen Hand, beginnend beim Daumen, je 6 fließende Atemzüge lang, je 1 Minute oder, solange es dir beliebt. Hast du wenig Zeit, halte nur einen Finger, der sich gerade richtig anfühlt. Berühre dich so sanft oder fest, wie es dir angenehm ist, aber du solltest nicht drücken, reiben oder massieren – nur liebevoll halten.
Wenn du dich mit einer bestimmten Absicht störmst, z. B., um migräneartige Kopfschmerzen zu harmonisieren, kann es vorkommen, dass sich zuerst Begleiterscheinungen wie verringerte Sehkraft oder Schmerzen in der Hüftgegend verbessern, bevor dein eigentliches Thema sich verändern kann. Sei geduldig, und versuche im Zweifelsfall alternative Griffe.

Dein ganzes Körper-Geist-Seele-System über das Halten der Finger harmonisieren – das klingt zu einfach, um wahr zu sein. Aber es wirkt. Du intensivierst die Wirkung des Strömens um ein Vielfaches, wenn du dazu ein hochwertiges ätherisches Öl auf die Handflächen auftragst, mit dem du Positives verbindest.

In besonders traumatischen, aber auch in besonders schönen Momenten bleibt uns die Luft weg. Wir atmen flach und nur in den Brustkorb. Dann ist es wichtig, wieder bewusst zu unserer ursprünglichen tiefen Atmung zurückzukehren, denn die flache Atmung lädt Disharmonien und Krankheiten förmlich ein. Mit den 36 bewussten Atemzügen einer Jin-Shin-Jyutsu-Runde gelingt es dir leichter, eine gesunde Atmung beizubehalten bzw. wiederzuerlangen.
Du kannst die 36 Atemzüge auch auf mehrere Sessions mit 9 oder 18 Atemzügen aufteilen, sodass es am Ende des Tages immer mindestens 36 vollständige Atemzüge sind. Die ätherischen Öle **Weihrauch, Pfefferminze** und **Eukalyptus** fördern eine tiefe, nährende Atmung.

Eine der Säulen des Jin Shin Jyutsu ist die Harmonisierung des Menschen durch das Lösen der Einstellungen Sorge, Angst, Wut, Trauer und Bemühung/Verstellung, in denen er verhaftet ist. Jede dieser Einstellungen kann sich, wenn sie über einen längeren Zeitraum vorherrscht, über bestimmte Organkreisläufe zunächst energetisch und schließlich körperlich auf den ganzen Menschen auswirken und somit die Gesundheit und das Wohlbefinden beeinträchtigen.

Der **Daumen** harmonisiert die Einstellung **Sorge.** Halte einen oder beide Daumen nacheinander oder eine Kombination aus Daumen, Mittelfinger und kleinem Finger, um deine Sorgen dahinschmelzen zu lassen.
Wenn dir deine Sorgen auf den Magen schlagen und es in deinem Leben an Süße fehlt, geht es darum, deine Mitte und dein gesamtes Verdauungssystem zu stärken. Fehlende Süße wirkt sich auf die Bauchspeicheldrüse aus, zu wenig emotio-

nale Wärme auf die Milz. Wenn du die Farbe Gelb liebst oder verabscheust, dich am liebsten ausschließlich von Süßspeisen ernähren würdest und nicht aus dem Haus gehst, ohne dich in eine Parfümwolke zu hüllen, solltest du hier genauer hinsehen. Wahrscheinlich ist dein Kopf oft schwer, und abends findest du vor kreisenden Gedanken nicht in den Schlaf. Die Schwäche deiner Mitte kann sich auch auf dein Hautbild auswirken, sodass du matt und erschöpft wirkst.
Das Strömen wird von **Zitrone, Orange** und **Mandarine** verstärkt. Sie lassen die Sonne in dir aufgehen und deine Sorgen verblassen. Auch **Lavendel** und **Römische Kamille** sind hilfreich. Um dein Hautbild zu verbessern, arbeite mit **Elemi, Geranie, Strohblume, Weihrauch** und **Sandelholz.**

Wenn dich **Ängste** vom Fluss des Lebens abtrennen und dir an die Nieren gehen, brauchen dein Urogenitalsystem und dein Rücken Unterstützung. Halte dann einen oder beide **Zeigefinger** oder eine Kombination aus Daumen, Zeigefinger und kleinem Finger, um deine Ängste zu harmonisieren. Dieses Thema könnte etwas mit dir zu tun haben, wenn du dich am liebsten dunkelblau oder schwarz kleidest, gern salzige Speisen, z. B. Geräuchertes oder Tomaten, verzehrst und eher zum Frieren neigst. Auch wenn du gern andere Menschen kritisierst und zu Perfektionismus tendierst, ist es höchste Zeit, diese Eigenschaften zurück in die gesunde Mitte zu bringen.
Das Strömen in Kombination mit Baumölen, die du auf deine Handflächen und Fußsohlen aufträgst, kann dir helfen, dich neu zu verwurzeln, Halt im Leben zu finden und zurück in die Zuversicht zu kommen: **Blaufichte, Zedernholz, Zypresse, Balsamtanne**, aber auch **Rosmarin, Wacholder, Zitronengras** und **Muskat** sind hier die Öle der Wahl.

Der **Mittelfinger** harmonisiert die Einstellung **Wut/Frustration.** Halte einen oder beide Mittelfinger nacheinander oder eine Kombination aus kleinem Finger, Ringfinger und Mittelfinger, um deine Wut und Frustration verrauchen zu lassen. Gerätst du zur Zeit leicht aus der Fassung und gehst an die Decke? Latenter Ärger, Ohnmachtssituationen und auch die nach innen gerichtete Version, die Frustration, strapazieren deine Leber. Wenn dieses grandiose Entgiftungsorgan dadurch über einen längeren Zeitraum unter zu hoher Spannung steht, wirst du zunehmend reizbar und wütend. Falls du die Farbe Grün liebst oder verabscheust und es dich nach sauren Nahrungsmitteln verlangt, jeden Frühling deine Nase anfängt, zu laufen, und du der Meinung bist, dass dein Umfeld dafür zuständig ist, dass du glücklich bist, ist es höchste Zeit, dich zu strömen, um das Glück in dir selbst zu finden.
Wenn uns »die Galle überläuft« oder »eine Laus über die Leber läuft«, stellen wir häufig fest, dass wir immer schlechter sehen oder plötzlich Schmerzen in der Hüftregion haben. Höchste Zeit, unser Leber-Galle-System zu unterstützen!
Auch stressbedingtes Lidflattern beruhigt sich in der Regel umgehend, wenn du deinen Mittelfinger hältst. Ein Tropfen **Pfefferminzöl** auf der Handfläche pusht dich zusätzlich und bringt dich auf versöhnliche Gedanken. **Grapefruit, Ledum, Limette** oder eine Mischung aus deinen persönlichen Lieblingsölen kann dich neben den **Zitrusölen** wunderbar entlasten.

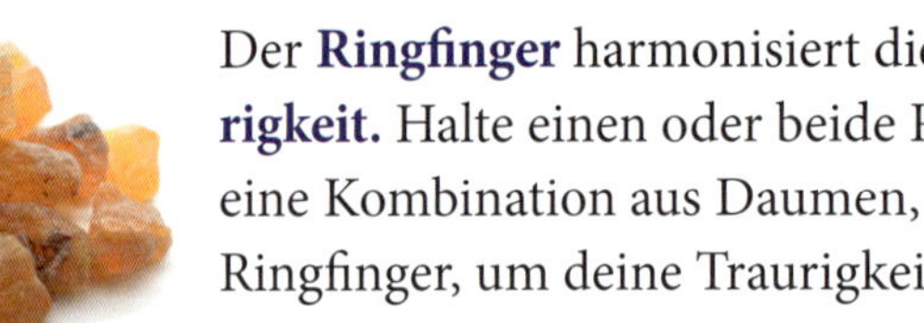

Der **Ringfinger** harmonisiert die Einstellung **Trauer/Traurigkeit.** Halte einen oder beide Ringfinger nacheinander oder eine Kombination aus Daumen, Zeigefinger, Mittelfinger und Ringfinger, um deine Traurigkeit zu überwinden.

Betrauerst du einen lieben Menschen oder tierischen Gefährten und kommst auch nach über 2 Jahren nicht in die Freude zurück oder bist derart überanstrengt, ausgepowert und leer, dass dir nichts mehr Freude bereitet? Wenn du ein glitzerndes weißes Schneefeld und überhaupt die Farbe Weiß abscheulich findest, einen bitteren Geschmack im Mund hast und schon seit Jahren regelmäßig im Herbst eine Bronchitis bekommst, könntest die Themen des Ringfingers dich betreffen. Ein Geheimrezept ist es, mindestens eine Stunde täglich an der frischen Luft spazieren zu gehen und dich dabei zu strömen. Dadurch kommst du schnell zurück ins Vertrauen, nimmst schöne Dinge und Momente wieder wahr und empfindest zunehmend Freude am Leben. Vielleicht bleibt im nächsten Herbst sogar deine Bronchitis aus. Mit **Weihrauch** findest du wieder ins Fühlen, um dann mit **Zitrone, Orange** oder **Mandarine** frischen Wind und Positivität in dein System zu lassen und mit **Rose** und **Jasmin** das Fest deiner Rückkehr in ein freudvolles Leben zu feiern.

Fehlt dir das Gefühl, willkommen zu sein? Diese Selbstverständlichkeit ist vielen Menschen, aus welchen Gründen auch immer, abhandengekommen, und sie leben in einem Grundgefühl der Ablehnung. In der Folge lehnen sie sich selbst ab und versuchen durch permanente große **Bemühung,** anerkannt und geliebt zu werden. Das ist erschöpfend und eine Hauptursache für Burn-out oder Verbitterung. Wenn du auf die Frage »Wie geht es dir?« antwortest: »Danke, sehr gut«, obwohl es dir schlecht geht, ist das **Verstellung.** Halte dann einen oder beide **kleinen Finger** oder eine Kombination aus kleinem Finger und Ringfinger, um diese Einstellungen zu harmonisieren.

Dadurch breitet sich ein wohliges Gefühl in deinem ganzen Körper aus, dein Herzschlag harmonisiert sich, und Panikattacken wird der Nährboden entzogen. Auch wenn Halsweh im Anflug ist, verschwindet er gleich wieder durch das Strömen.
Bergamotte, Zitrone, Orange und **Mandarine** sowie **Weihrauch** und **Copaiba** bringen dich zurück in die Leichtigkeit, und **Melisse** beruhigt mit ihrem betörenden Duft deine Nerven. Die Blumenöle **Rose** und **Jasmin** stärken die Selbstliebe.

Die beiden **Handflächen** vervollständigen die Hand. Ein kleines Kind greift automatisch zur Hand der Eltern. Das entspricht einem natürlichen Andocken an eine essenzielle Energietankstation, die Urvertrauen und eine tiefe Sicherheit vermittelt. Durch das Aneinanderhalten deiner beiden Handflächen kannst du auch als Erwachsener jederzeit wieder an dieses Gefühl anknüpfen und jegliches **Chaos** in dir harmonisieren. Ströme deine Handflächen, und die Gewissheit, geliebt und genährt zu sein, dich am richtigen Ort zu befinden, breitet sich aus.
Jeder Meter, den du neben deiner Partnerin oder deinem Partner gehst, ohne sie oder ihn an der Hand zu halten, ist ein verschenkter Moment. Händchenhalten oder auch, deine eigenen Handflächen zu halten, fügt alles Durcheinandergeratene in dir wieder zusammen. Gerade, wenn du und dein Partner oder deine Partnerin eine Abneigung dagegen habt, solltet ihr es bewusst ausprobieren.
Die Baumöle **Zedernholz, Zypresse, Blaufichte, Balsamtanne** und **Schwarzfichte** sowie **Weihrauch, Orange** und **Zitrone** helfen dir, dich wieder zu sortieren, Boden unter den Füßen zu gewinnen und Verbindung zu deinen Wurzeln aufzuneh-

men, um zurück in deine Kraft, Klarheit und Verbundenheit zu finden. Du kannst die ätherischen Öle auf die Handflächen und Fußsohlen auftragen, dich im Schneidersitz aufs Sofa kuscheln und mit deinen Handflächen deine Fußsohlen strömen. Alternativ lässt du die Füße nebeneinander und überkreuzt die Arme.

Die folgenden Kurzgriffe, auch Quickies genannt, helfen dir bei weiteren Themen, schnell zurück in die Harmonie zu finden.

Die große Umarmung (»Big Hug«)

Nimm beide Hände unter die Achseln, sodass die Daumen vorn herausschauen und die anderen Finger so nah wie möglich ans Schulterblatt kommen. Sollte dir das z. B. wegen einer großen Oberweite nicht möglich sein, kannst du erst eine Hand unter die Achsel stecken und die andere auf den gegenüberliegenden Oberarm legen und dann die Seiten wechseln. Vielleicht fühlt sich die Haltung anfangs unbequem an, aber ich versichere dir: Nach ein paar Tagen wirst du sie lieben.
Die große Umarmung ist ein Alleskönner. Wenn du Single bist oder einfach gerade niemand in der Nähe ist, der dich in den Arm nehmen kann, holst du dir mit der großen Umarmung jederzeit all die Nähe und Wärme, nach der du dich sehnst, und nährst dich damit selbst. Sie stellt die Ordnung in dir und um dich herum wieder her, zentriert dich und löst Angst und Unsicherheit auf. Lasse die große Umarmung zu deiner täglichen Routine werden, und tiefer Frieden, Beruhigung und Ausgeglichenheit werden sich einstellen.
Eine meiner Klientinnen wünschte sich, dass ihr Mann ebenfalls zugänglich für Jin Shin Jyutsu wäre, aber hatte keine Idee, wie sie ihn dazu überreden könnte. Im nächsten Satz erzählte sie, wie sie sich über ihn ärgerte, weil er seine frisch gebügel-

ten Hemden immer sofort wieder verknitterte, indem er beide Hände verschränkt unter den Achseln hielt! Ich bat sie, ihn auf keinen Fall mehr davon abzuhalten. Du siehst: Wir alle strömen uns immer schon in der einen oder anderen Weise.

Schulter-Leiste-Position

Du möchtest runterkommen und entspannen, hast auf Reisen eine schlechte Verdauung, kannst schlecht ein- und durchschlafen, deine Hormone setzen dir zu, oder deine Schultern sind so verspannt, dass es den Nacken hoch über den Hinterkopf bis in die Stirn zieht? Dann lege eine Hand auf die gegenüberliegende Schulter, entweder so, wie es dir besonders angenehm erscheint, oder an der Stelle, die besonders verspannt ist. Platziere die andere Hand an die gleichseitige n Leiste. Achte darauf, dass du entspannt sitzt und die Schultern locker fallen lässt. Halte diese Position 20–30 Minuten. Wechsle dann die Seiten. Sollte es dir zwischendurch anstrengend erscheinen, die Position zu halten, entspanne den betreffenden Arm kurz, schüttle ihn ein bisschen aus, und fahre fort mit dieser Übung. Die Position hilft dir, zutiefst loszulassen und zu entspannen, und unterstützt dich beim Ein- und Durchschlafen. Zudem verbessert sie die Atmung. Je früher du anfängst, diese Position regelmäßig zu halten, desto wahrscheinlicher wirst du völlig beschwerdefrei durch Phasen hormonellen Wechsels hindurchgehen. Es findet ein Loslassen in mentaler, emotionaler und physischer Hinsicht statt: Dein Kopf wird angenehm leer, deine Emotionen beruhigen sich, die Verdauung wird angeregt und deine Muskeln werden elastischer.
Zu dieser Haltung passen die Baumöle gut: **Zedernholz, Zypresse, Blaufichte, Balsamtanne, Schwarzfichte** oder auch **Weihrauch.**

Glücklich und zufrieden, wo immer du bist

Lege deine Hände über Kreuz unterhalb deiner Schlüsselbeine auf. Wenn dir das schwerfällt, geht es auch gleichseitig. Dieser Griff hilft dir dabei, dich auf neue Situationen einzulassen, dich an Veränderungen zu gewöhnen oder dich, wo nötig, anzupassen. Wenn dir die Höhe bei einer Bergwanderung, die Flugzeugkabine oder die neue Umgebung an einem fernen Urlaubsziel, bei einem Umzug oder Jobwechsel Unwohlsein bereitet, wende die Position an, und du fühlst dich bald pudelwohl. Nicht zuletzt hilft sie vielen Menschen beim Einschlafen. Im medizinischen Bereich würde dieser Griff Patienten dabei unterstützen, dass ihr Körper eine Bluttransfusion oder Transplantation leichter annehmen kann. Schon die alten Ägypter wussten um die Zusammenhänge des Haltens bestimmter Körperstellen mit Körper und Geist. Deswegen wurden die Pharaonen mit über der Brust verschränkten Armen beigesetzt – sie sollten auch im Jenseits glücklich und zufrieden sein.

Lavendel, Weihrauch, Baumöle, Melisse und **Blumenöle** können die Absicht dieser Position maßgeblich unterstützen.

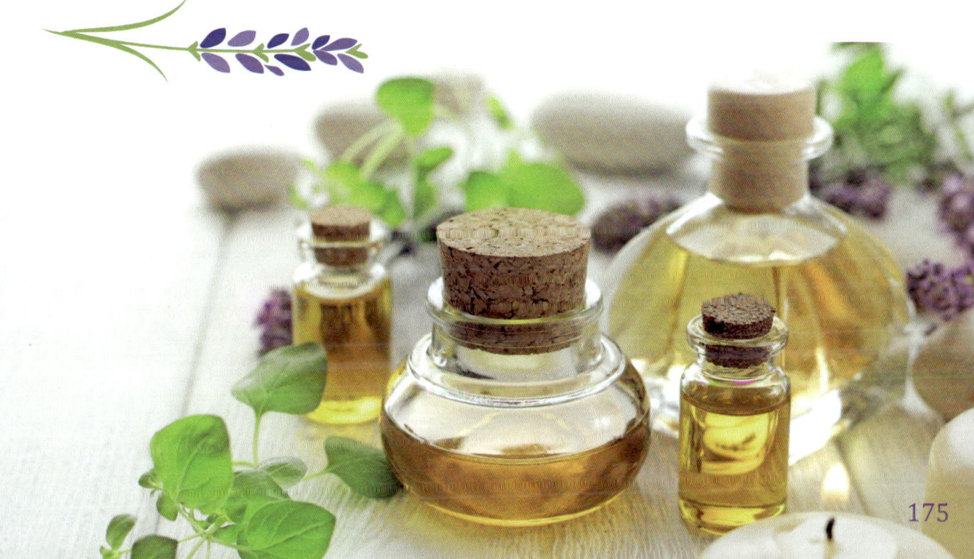

Die 7 Fäden
der Resilienz

(Gastbeitrag von Katja Michalek)

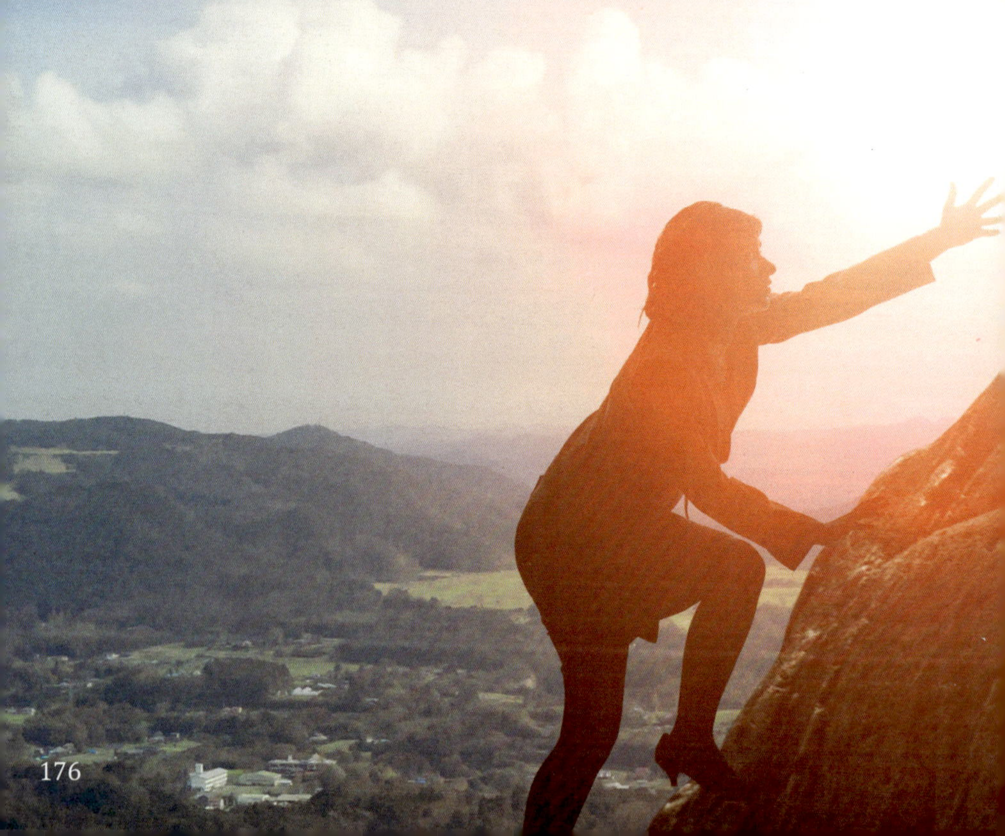

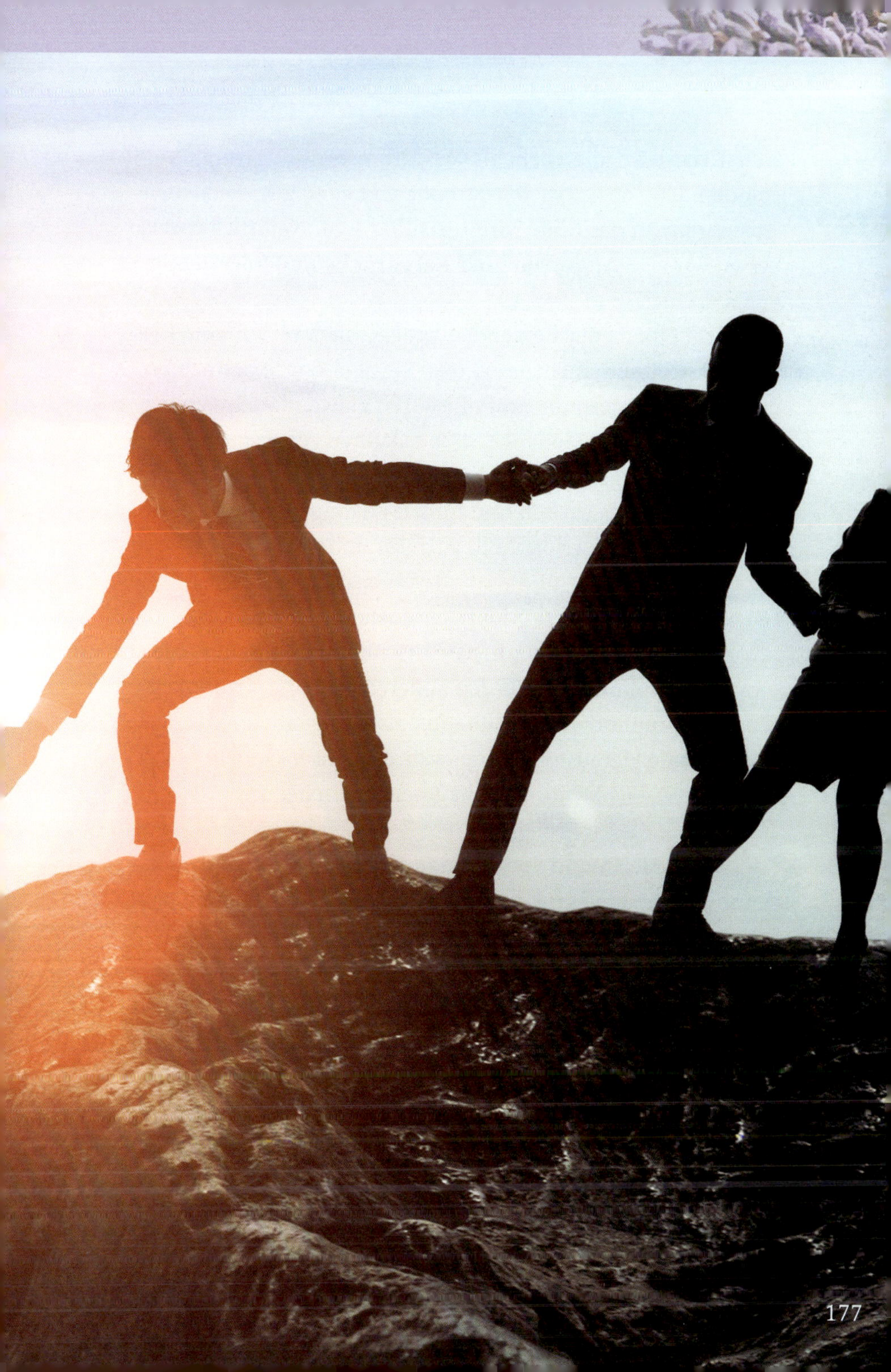

Eine Krise wird allgemein als Ouvertüre zur Katastrophe verstanden. Und aus einer Katastrophe gibt es so gut wie keinen Ausweg mehr, das Ende wird furchtbar sein. Natürlicherweise haben wir also Angst vor einer Katastrophe und folgerichtig vor Krisen.
Es macht einen entscheidenden Unterschied, ob wir eine Krise als Katastrophe wahrnehmen oder sie als Chance betrachten, etwas zu verändern und zum Besseren zu wenden. Im ersten Fall lähmt uns der Gedanke, dass es keinen Ausweg gibt, wir bekommen Angst und sind handlungsunfähig. Im zweiten Fall werden wir aktiv, suchen und finden Lösungen, sind in uns stabil und können es dadurch auch für andere sein.

Ob wir eine Krise als produktiven Zustand oder als Katastrophe definieren, ist allein unsere Entscheidung. Was der eine als Desaster empfindet, ist für den anderen nur eine Kleinigkeit. Oder wir empfinden eine Situation als Gelegenheit und freuen uns über die Herausforderung, während unser Umfeld uns bemitleidet. Die Deutungshoheit liegt allein bei uns!

Ich bin Trainerin und Speakerin und habe in meinem Leben schon so manche Krise durchlebt. Von außen betrachtet, habe ich ein spannendes Leben geführt und tue das immer noch: Ich bin teilweise in Kenia groß geworden, arbeitete 20 Jahre lang bei Lufthansa an 5 verschiedenen Standorten auf 2 Kontinenten, bevor ich mit Anfang 40 meine Berufung fand und in die Selbstständigkeit ging. Was für andere aufregend, vielleicht sogar beneidenswert wirkte, war für mich normal und fühlte sich nicht immer gut an. Beispielsweise habe ich mich lange entwurzelt gefühlt – ein Resultat der Umzüge im 5- bis 6-Jahresrhythmus zwischen Kenia und Deutschland, bei denen ich

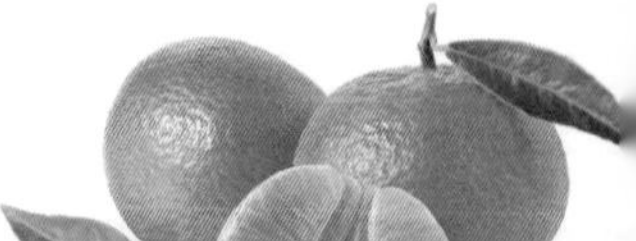

immer auch meine Freunde zurückließ. Natürlich habe ich die Zeit genossen und möchte meine Kindheit und Jugend dort auch nicht missen. Aber verstehen, wie sehr es mich beeinflusst und zeitweise auch zerrissen hat, können nur diejenigen, die Ähnliches erlebt haben.
Gleichzeitig habe ich Situationen durchgemacht, die andere Menschen wahrscheinlich als Katastrophen bewertet hätten, die ich aber recht schnell als Geschenk betrachtete (manchmal auch vorschnell). Dazu gehört beispielsweise eine schwere Erkrankung meines Mannes, die zu seinem Ausscheiden aus dem Beruf geführt hat. Damit wir uns nicht falsch verstehen: Ich würde alles dafür geben, wenn er nicht hätte krank werden müssen, damit wir das Leben führen, was wir jetzt führen! Aber seine Berufsunfähigkeit hat unseren beiden Söhnen einen Vater und mir einen Ehemann beschert, der zu Hause ist, der sich Zeit nehmen kann und der nicht nur körperlich präsent ist. Und mir hat es die Gelegenheit gegeben, mit vollem Herzen und Zeiteinsatz meine Berufung zu leben, in all ihren Facetten, ohne mir Gedanken um Organisation und Koordination von Haushalt, Kindern und Schule machen zu müssen.

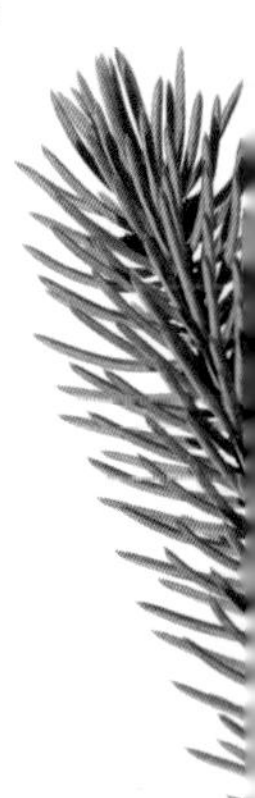

Was hat mir geholfen, schwierige Situationen in meinem Leben wirklich als Chance zu begreifen und Gelegenheiten dann auch beim Schopfe zu packen? Und wie schaffst auch du es, dich von Krisen nicht lähmen zu lassen? Das Geheimnis liegt in unserer persönlichen Resilienz, unserem psychischen Immunsystem. Denn Resilienz, oder genauer gesagt die 7 Fäden, aus denen unser Resilienznetz besteht, tragt uns durch jegliche Veränderung, die wir nicht bestellt und auch nicht gewollt haben.

Um zu verstehen, was Resilienz überhaupt ist, benutze ich gern das Bild von einem Schwamm. Stelle dir vor, du drückst einen feuchten Schwamm mit all deiner Kraft zusammen und lässt ihn dann wieder los. Was geschieht? Er wird wieder seine Ursprungsform annehmen. Daher stammt der Begriff »Resilienz« ursprünglich: In der Werkstoffphysik bezeichnet man damit die Fähigkeiten von Gegenständen, nach Drucksituationen in ihre Form zurückzukehren. Übertragen auf die Psychologie ist Resilienz die Fähigkeit von uns Menschen, nach schwierigen Situationen oder Krisen wieder aufzustehen und mental unbeschadet (und manchmal sogar noch stärker als zuvor) unseren eigenen Weg weiterzugehen.

Zur Resilienz gehören 7 einzelne Fähigkeiten, die zusammenhängen und sich gegenseitig stützen. Um sie zu erklären, habe ich das Modell des Resilienznetzes entwickelt. Dieses Netz kannst du dir wie ein Spinnennetz vorstellen, in dem wir selbst die Spinnen sind. Jedes Spinnennetz ist ein Unikat, und es gibt darin stärkere und schwächere Fäden. Das Schöne ist: Dadurch, dass wir das Netz selbst spinnen, haben wir die Möglichkeit, es zu verstärken. Wir haben also die Macht – aber auch die Verantwortung, denn das wird niemand anderes für uns tun.
Was sind nun die einzelnen Fäden, und wie können diese dir helfen, Krisen zu überwinden?

Der erste Faden ist die **Impulskontrolle.** Das ist die Fähigkeit, unseren ersten Handlungsimpuls zu kontrollieren und uns bewusst zu entscheiden, was wir tun wollen. Angenommen, dein Chef entlässt dich. Was könnte dein erster Impuls sein? Ihn anzuschreien, ihn und die Firma vor anderen schlecht zu ma-

chen, vielleicht sogar aus Rache Firmengeheimnisse an einen Mitbewerber weiterzugeben … All diese Handlungen würden dir vielleicht kurzfristig Erleichterung, sogar Befriedigung verschaffen. Aber helfen sie dir, das Problem zu lösen? Eher nicht – im Gegenteil, damit würdest du dir mit ziemlicher Wahrscheinlichkeit sogar deine weitere Karriere verbauen.
Auch das disziplinierte, fokussierte Arbeiten und Dranbleiben gehören zur Impulskontrolle. Wenn du deine persönliche Version von Erfolg erreichen möchtest, ist es unabdingbar, dass du nicht jedem neuen Trend hinterherläufst, sondern eine Sache einfach mal durchziehst, ohne dich ablenken oder verunsichern zu lassen. Das kann im Kleinen bedeuten, dass du dich nicht alle paar Minuten von einer Textnachricht ablenken lässt, während du eigentlich einen Artikel zu Ende schreiben willst. Im Großen, dass du eine Geschäftsidee weiterverfolgst, bis sie marktreif ist, und nicht ständig etwas Neues beginnst, was vermeintlich erfolgversprechender ist.
Um gelassener zu werden, kann **Weihrauch** hilfreich sein, der das Gehirn zur Ruhe bringt. **Orange** reduziert Stress und sorgt für eine niedrigere Cortisolausschüttung.

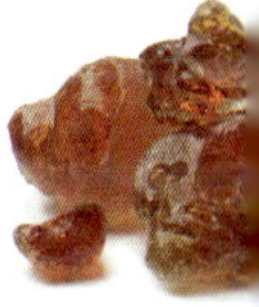

Um besser dranbleiben zu können und dich nicht so schnell ablenken zu lassen, ist **Zedernholz** hilfreich, das »Öl der Visionäre«. Wenn du dieses anwendest, strebst du wie ein Baum einerseits in die Höhe und bleibst gleichzeitig geerdet. Zusätzlich ist es ein Phytotestosteron, kurbelt also die männlichen Hormone in uns an (haben Frauen übrigens auch), sodass wir besser in Aktion kommen.

Um diesen Fokus zu halten und nicht in blinden Aktionismus zu verfallen, ist der zweite Faden wichtig: die **Zielorientierung.** Damit ist die Fähigkeit gemeint, uns Ziele zu setzen, die für uns persönlich Sinn ergeben, und diese zu verfolgen, bis wir sie erreicht haben. Oder aber, diese Ziele anzupassen oder sogar fallen zu lassen, wenn sich die Umstände geändert haben. Und natürlich, zu unterscheiden, wann das eine und wann das andere angebracht ist.

Wenn du entlassen wurdest, wirst du schneller aus deiner Wut und Enttäuschung herauskommen, wenn du dir überlegst, was dein nächstes Ziel ist. Wie möchtest du arbeiten? Wovon möchtest du mehr tun? Wovon weniger? Je klarer du das vor Augen hast, desto leichter wird es dir fallen, dich nicht zu verkriechen, sondern aktiv zu werden. Vielleicht ist das Ziel nicht direkt ein neuer Job, sondern einfach, in der gewonnenen Freizeit Dachboden, Keller und Gartenhäuschen in Ordnung zu bringen.

Was für ein Mensch möchtest du sein? Jemand, der Lösungen findet und andere unterstützt? Oder jemand, der Angst und Panik verbreitet und damit alle herunterzieht? Solche Überlegungen können dir helfen, deine Zukunftsvision zu finden. Sobald dir dein Ziel klar ist, wirst du besser entscheiden können, ob eine vermeintliche Gelegenheit wirklich eine ist, die du ergreifen solltest, oder ob sie nur eine Ablenkung ist.

Eine Mischung aus **Sandelholz, Muskatnuss, Zeder** und **Zimt** hilft, größer zu denken und gleichzeitig bei sich zu bleiben. Sie regt die Kreativität an und versetzt uns in die Lage, den Fokus und die Motivation zu halten, bis das Projekt sich manifestiert hat. Diese Ölemischung kann anfangs nicht so gut riechen. Wenn du bei dem Thema noch einen weiten Weg vor dir hast, triggert das Öl deine Blockaden. Je mehr du in die Balance kommst, desto angenehmer wirst du die Duftkombination finden.

Wenn wir uns Ziele gesetzt haben, ist es ungemein hilfreich, der Überzeugung zu sein, dass wir auch die nötigen Fähigkeiten haben, um diese Ziele zu erreichen. Damit sind wir beim Faden der **Selbstwirksamkeitsüberzeugung** angelangt – der Überzeugung, dass wir selbst etwas bewirken können, und dem Vertrauen in unsere eigenen Stärken. Wenn wir glauben, dass wir in unserem Job gut und fähig sind, werden wir schneller aus dem emotionalen Loch herauskommen, in das wir nach einer Kündigung fallen. Wenn wir der Auffassung sind, dass wir gute Eigenschaften haben und ein liebenswerter Mensch sind, werden wir nach einer Trennung nicht vollkommen verzweifeln. Eine Ölemischung aus **Schwarzfichte, Kampferholz, Blauem Rainfarn, Weihrauch** und **Geranie** unterstützt dich, mutiger zu sein, und fördert die Selbstermächtigung, große Ziele zu verfolgen. Morgens angewendet, können diese Öle dich wie eine Ritterrüstung in den Kämpfen des Alltags schützen. Sie können auch gut bei Mobbing eingesetzt werden.

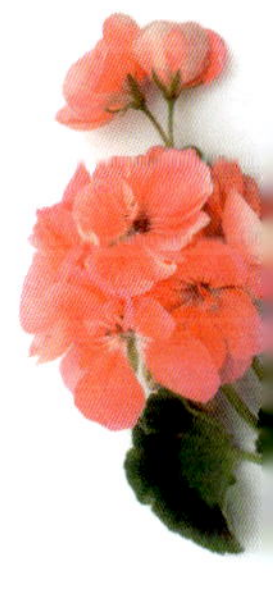

Damit einher geht der vierte Faden: der **Optimismus.** Es ist äußerst wichtig, auf sich selbst und seine eigenen Stärken zu vertrauen. Aber alles können wir auch nicht beeinflussen, egal, wie sehr wir uns bemühen. Optimismus ist das Vertrauen, dass das Leben auf unserer Seite ist und dass jede Situation schon ein gutes Ende nehmen wird – auch wenn wir es noch nicht sehen können. In jeder Krise steckt eine Chance: Optimismus ist die Zuversicht, dass wir allerspätestens hinterher begreifen, wofür das Ganze gut war.
Um deinen Optimismus zu verbessern, empfehlen sich alle **Zitrusfrüchte,** weil diese die Stimmung aufhellen und einen positiveren Blick auf die Welt ermöglichen. Eine Mischung aus **Balsamtanne, Koriander, Weihrauch, Bergamotte, Blaufichte,**

Ylang-Ylang und **Geranie** lässt dich dein grenzenloses Potenzial erkennen und den Glauben behalten, dass dein Vorhaben mit Freude und Leichtigkeit gelingen wird.

Empathie ist der fünfte Faden, die Fähigkeit, sich in andere Menschen hineinzuversetzen und Verständnis für sie aufzubringen. Der Chef hat dich entlassen? Die Art und Weise, wie er es gemacht hat, war alles andere als fair? Vielleicht wusste er sich auch nicht anders zu helfen oder durfte bestimmte Informationen nicht früher weitergeben. Dein Partner hat dich verlassen? Versuche doch mal, dich in seine Schuhe zu stellen: Hast du ihm die Liebe und Aufmerksamkeit gegeben, die er sich gewünscht hat?

Ohne Empathie kannst du kein stabiles soziales Netz aufbauen. Wenn dir deine Mitmenschen grundsätzlich egal sind und du auch bei deinen Freunden nicht versuchst, sie zu verstehen und für sie da zu sein, werden sie auch nicht für dich da sein, wenn es einmal schwierig wird.

Genauso wichtig ist die Empathie mit dir selbst: Ist dir was schiefgelaufen? Sind deine Impulse doch mit dir durchgegangen, und du hast etwas gemacht, was du gar nicht wolltest? Gehe nicht zu hart mit dir ins Gericht! Lerne lieber, auch dir selbst zu verzeihen.

Zeder, Weihrauch oder **Sandelholz** helfen, die Empathiefähigkeit zu verbessern, da diese viel mit einer gut arbeitenden Zirbeldrüse zu tun hat. Unser moderner Lebensstil lässt diese Drüse oft verkümmern. Die ätherischen Öle können ihr helfen, wieder in Balance zu kommen.

Wer unter zu viel Empathie »leidet«, kann sich mit **Schwarzfichte** oder **Blaufichte** unterstützen. Diese Baumöle erden und richten nach oben aus – dadurch bleibst du besser bei dir.

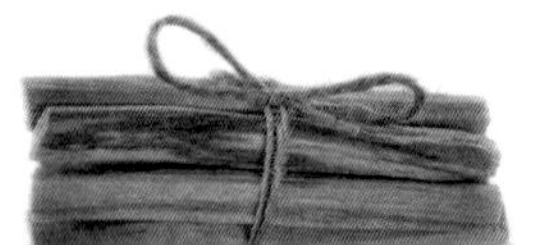

Es kann immer etwas schiefgehen, Fehler passieren. Wichtig ist einzig und allein, was wir daraus machen! Dabei hilft uns die Fähigkeit zur Selbstreflexion, die **Kausalanalyse.** Was war die Ursache, die zu meiner Situation geführt hat? Wo ist etwas falsch gemacht worden? Und vor allem: Was kann ich für das nächste Mal daraus lernen? Darum geht es im Leben: aus Fehlern zu lernen, damit wir uns stetig weiterentwickeln und wachsen können.
Warum ist dir gekündigt worden und nicht deinem Kollegen? Hast du dich vielleicht nicht auf dem aktuellen Stand gehalten? Hast du dich nicht so engagiert eingebracht, wie der Chef es erwartet hatte? Warum fällt es dir so schwer, einen neuen Job zu finden? Präsentierst du dich und deine Stärken vielleicht nicht gut genug? Bist du nicht aktiv genug oder nicht auf die richtige Art?
Hierfür ist **Zeder** das Öl der Wahl.

Kommen wir zum siebten und letzten Faden – dem Faden, den ich selbst über Jahrzehnte vernachlässigt habe, weil ich den anderen Fäden mehr Beachtung schenkte: der **Emotionssteuerung.** Das ist die Fähigkeit, die eigenen negativen Gefühle wahrzunehmen, anzuerkennen und dann in positive Gefühle umzuwandeln. Dazu gehört zum einen, sich einer morgendlichen schlechten Laune nicht einfach nur hinzugeben, sondern aktiv etwas dafür zu tun, sie zu ändern – gute Musik aufzulegen, schöne Düfte zu versprühen etc.
So weit, so gut – das konnte ich immer schon. Noch wichtiger ist es aber, die Gefühle von Angst, Traurigkeit oder Wut (zusammen mit der Freude sind das unsere vier Grundgefühle) auch wirklich wahrzunehmen und zu verstehen, woher sie kommen. Sprich: sie auch einmal zuzulassen. Denn dann lösen

sie sich manchmal von allein wieder auf. Wenn wir das aber nicht tun, verstecken sie sich irgendwo und kommen zu einem späteren Zeitpunkt mit Gewalt wieder, manchmal in einer Form, die wir gar nicht erwartet hätten.
Ich habe viele, viele Jahre lang negative Gefühle schnell einfach unterdrückt und sie übergangen. Mein Idealbild war das einer Frau, die blitzschnell wieder aufsteht, schnelle Lösungen sucht, die stark, fröhlich und optimistisch ihren Weg geht. Nach außen konnte ich das bis zur Perfektion. Innerlich sah es anders aus – und ich habe es noch nicht einmal bemerkt. Zutage trat es auf zweierlei Art: Die ganzen negativen Emotionen, die ich ignoriert und weggeräumt hatte wie in eine übervolle Kommode, platzten irgendwann aus mir heraus. Aber nicht nur als Gefühle, sondern auch in Form einer geplatzten Bandscheibe. Notoperation, 6 Wochen Krankenschein, ein Jahr nach meiner Gründung: ein absoluter Albtraum!
Viel erschreckender für mich war aber die Erkenntnis, dass ich mich für bestimmte Emotionen innerlich taub gemacht hatte, ohne das zu wollen. Ich erinnere mich an einen Tag, an dem mein Sohn weinend auf meinem Schoß saß. Ich hielt ihn und tröstete ihn auch – aber ich spürte ihn nicht. Das hat mich wahnsinnig erschreckt und dazu bewogen, mich genauer mit dem Thema »Resilienz« auseinanderzusetzen.
Bei dem ersten Aspekt der Emotionssteuerung empfehlen sich die Zitrusöle **Zitrone, Orange** und **Mandarine.** Sie alle machen glücklich. Wenn du keinen Zugang zu deinen Emotionen findest, dich gar nicht richtig spürst, kann die **Rose** hilfreich sein.

Resilienz ist nicht einfach nur »aufstehen, Krönchen richten und weiter«. Sie ist ein Netz aus 7 Fäden. Und nur, wenn wir lernen, allen Fäden Beachtung zu schenken, werden wir auch auf Dauer gestärkt aus Krisen hervorgehen können – und uns nicht irgendwann erschöpft und ausgebrannt fühlen, nach 3 überstandenen Krisen bei der vierten, vielleicht viel kleineren, dann doch zusammenbrechen.

Resilienz ist die Fähigkeit, innerlich stabil zu bleiben, wenn draußen der Sturm tobt. Und irgendein Sturm wird immer toben. Wenn wir es schaffen, uns selbst treu zu bleiben und unseren eigenen Weg zu gehen, werden wir auf Dauer nicht nur erfolgreicher, sondern auch gelassener und glücklicher werden. Und was können wir uns mehr wünschen als das?

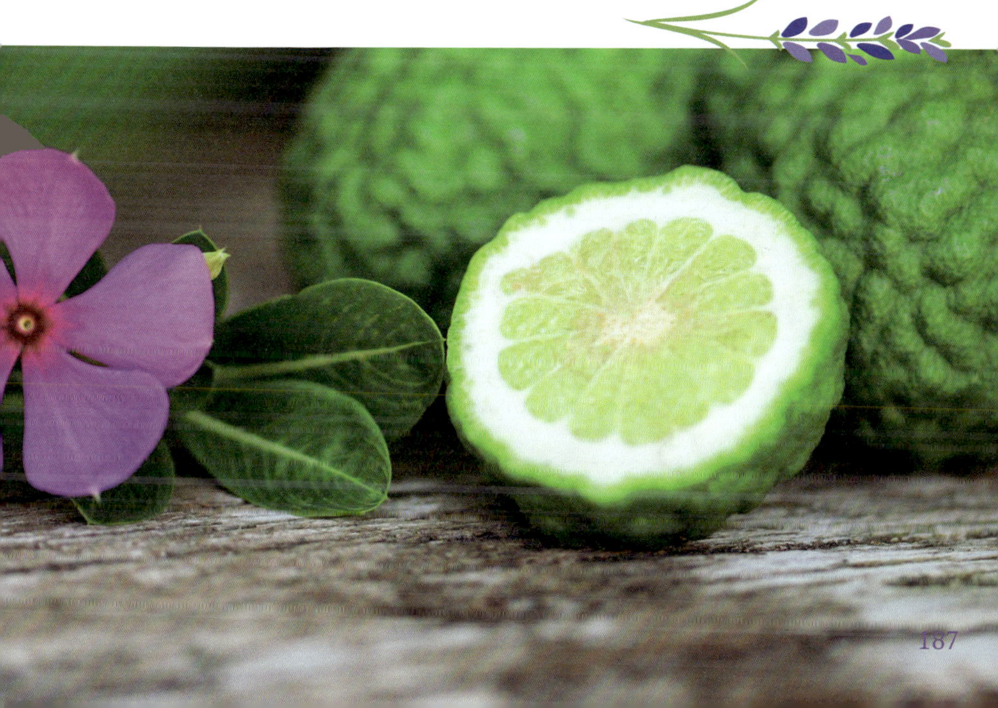

Balance
für das Hormonsystem

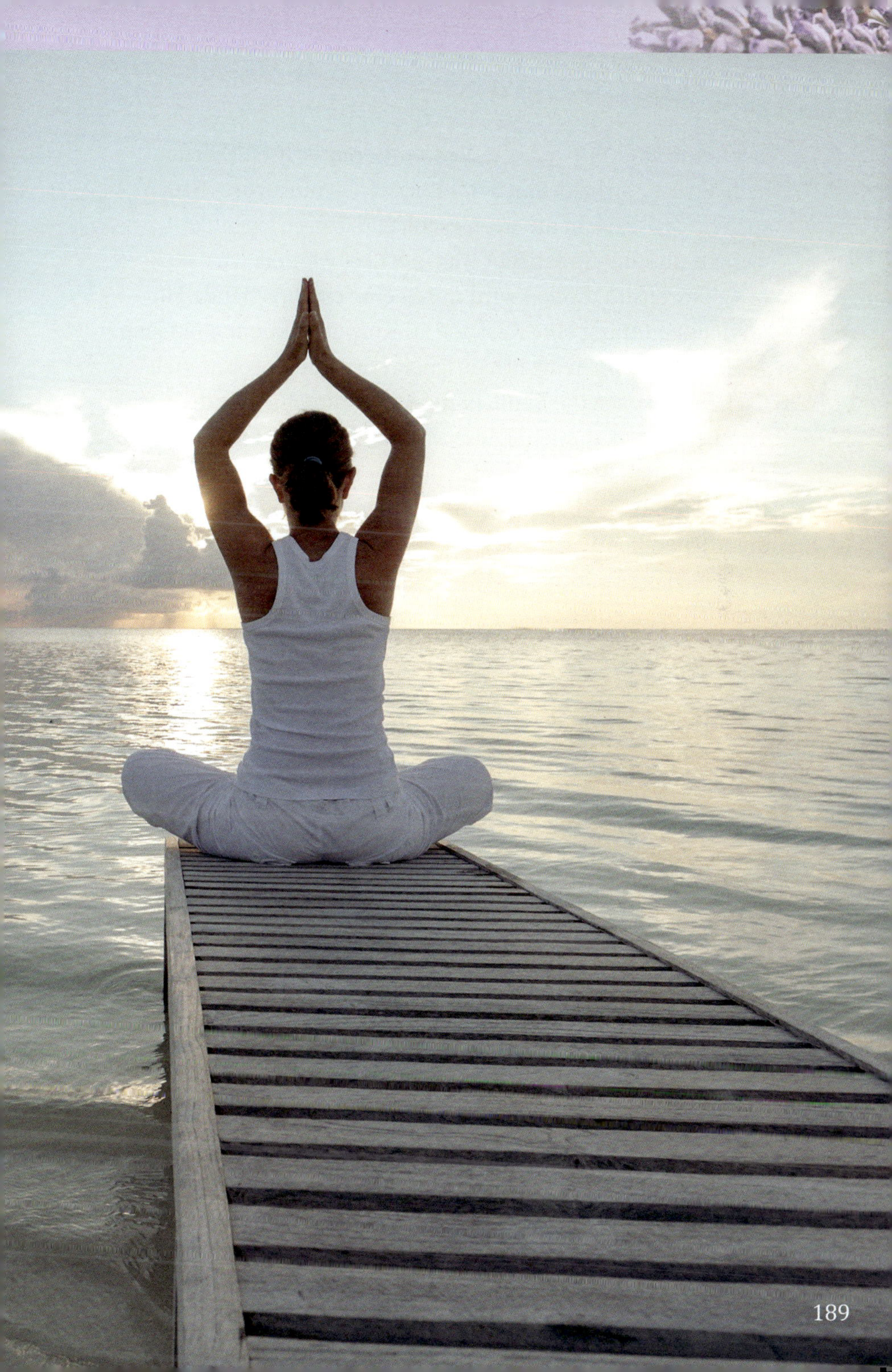

Hormone sind Botenstoffe, die in unseren Drüsen (Hirnanhangsdrüse, Zirbeldrüse, Schilddrüse, Thymusdrüse, Bauchspeicheldrüse, Nebenniere, Geschlechtsdrüsen) gebildet werden und durch das Blut transportiert werden.
In Gefahrensituationen wird durch eine entsprechende Hormonausschüttung eine Kaskade an Körperreaktionen in Gang gesetzt, die dem Steinzeitmenschen ermöglichte, ohne viel nachzudenken seine Beine in die Hand zu nehmen oder um sein Leben zu kämpfen. Diese Mechanismen laufen bei Stress genau so auch heute noch ab.
In unserer Zeit geht es selten um Leben und Tod – leider weiß die Körperchemie das aber nicht. Doch es gibt ein paar Möglichkeiten, wie wir unsere Hormone und unsere Drüsen in Balance bringen können.

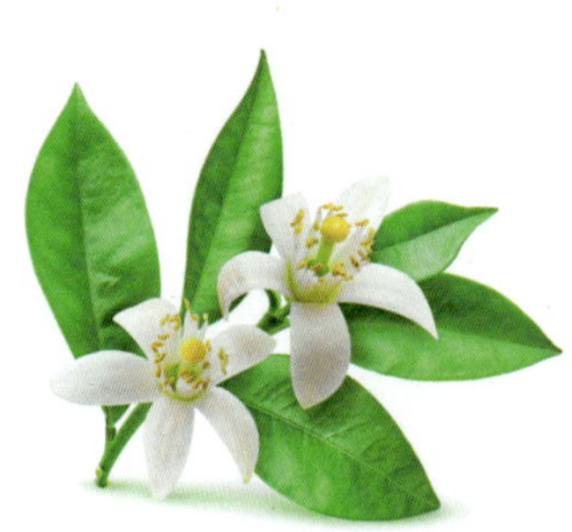

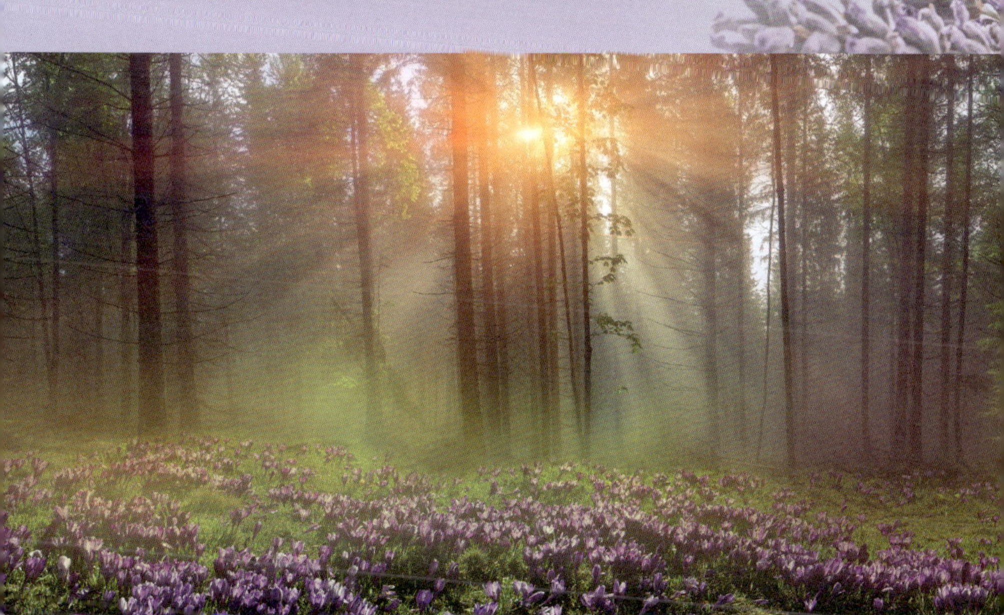

Den Stress runterfahren

An oberster Stelle sollte stehen, den Druck zu reduzieren und das Stresslevel zu senken. Ein gestresstes Gehirn denkt anders. Es ist wie im Tunnel und blendet vieles aus. Das ist natürlich ungünstig, wenn wir das Leben genießen wollen.

Sehr wohltuend ist in turbulenten Zeiten die Rückverbindung mit der Natur, z. B. ein Spaziergang durch den Wald. Bestimmt hast du auch schon einmal erlebt, dass du dich nach einem erfrischenden Besuch im Wald anders fühlst und die körperliche Anspannung wie weggeblasen ist.

Was passiert, ist, dass wir die »Kommunikation des Waldes« mitbekommen. Die Pflanzen unterhalten sich mittels der ätherischen Öle, um sich z. B. vor Feinden zu warnen, und stabilisieren ihr eigenes Immunsystem. Die Waldluft kurbelt auch bei uns das Immunsystem an und wirkt entstressend. Der Blutdruck und die Stresshormonausschüttung sinken.

DER DUFTENDE TIPP

Eine ganz einfache Möglichkeit, diese Effekte zu nutzen, ist, das Schlafzimmer mit Baumölen wie *Zedernholz, Blaufichte* oder *Schwarzfichte* in einem Diffuser zu beduften. Auch die Schlafqualität steigt dadurch.

Orange und *Mandarine* hemmen die Cortisolausschüttung, *Lavendel* wirkt allgemein beruhigend.

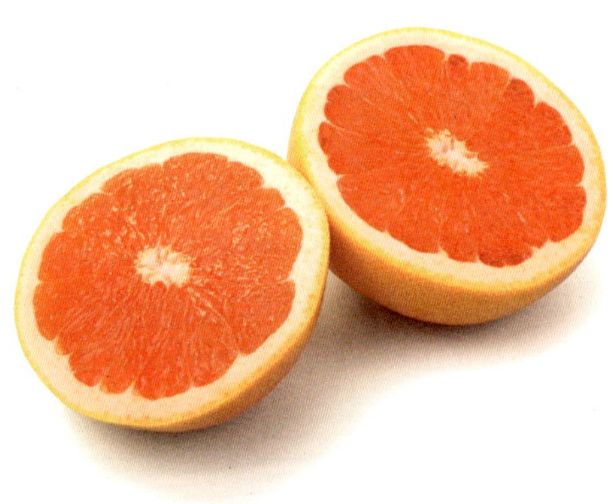

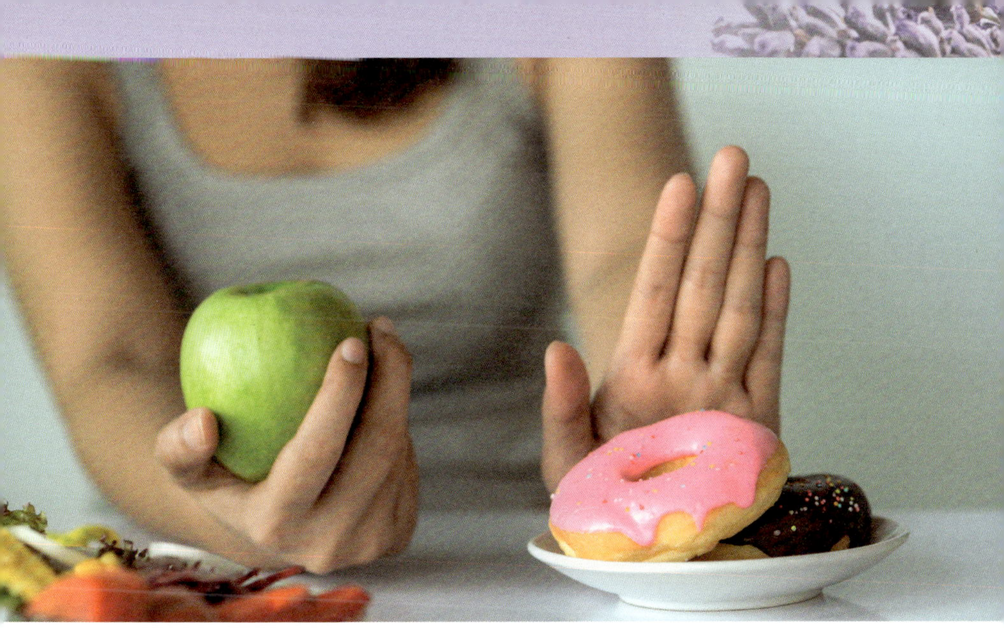

Raus aus der Zuckerfalle

Dir geht es gerade mies, und es gelüstet dich nach einem Seelentröster, Eiscreme, Keksen, Schokolade … Du genießt die Süßigkeit, doch sie ändert nichts. Nach einem kurzen Moment geht es von vorn los.
Auch hier kommt der Steinzeitmensch in uns durch. Süß bedeutet Energie. Deshalb sind wir darauf getrimmt. Dank etwas Honig oder ein paar Beeren konnten unsere Vorfahren jagen, fischen und kilometerweit laufen. Wir fahren mit dem Auto zum Supermarkt und brauchen dafür eigentlich keinen Energiekick.

Zucker liefert schnelle Energie und peitscht den Blutzuckerspiegel nach oben, doch genau so schnell fällt dieser auch wieder ab, und dann kommt der Heißhunger. Außerdem schädigt zu hoher Zuckerkonsum die Bauchspeicheldrüse. Meist sind verarbeitete Lebensmittel voller Zucker, besonders voller billigem Kunstzucker, dem Fructose-Glucose-Sirup. Bereite deshalb so viel wie möglich selbst zu. Dann hast du es in der Hand, ob und wie viel Zucker hinzugefügt wird.

Wenn du es süß willst, ersetze Industriezucker durch Birkenzucker (Vorsicht, ist für Menschen unbedenklich, aber für Hunde tödlich!) oder getrocknete Datteln, Feigen oder Gojibeeren. Das befriedigt das Verlangen nach etwas Süßem, wird im Körper jedoch anders verwertet.

DER DUFTENDE TIPP

Das ätherische Öl der *Zimtrinde* wirkt ausgleichend auf die Bauchspeicheldrüse. Es passt gut z. B. in eine Kürbissuppe, auch kombiniert mit *Orangenöl*. Dann schmeckt die Kürbissuppe nicht nur besonders gut, sie fördert auch die Entspannung und die gute Laune.

Auch *Dill* unterstützt die Bauchspeicheldrüse. Das ätherische Öl kannst du entweder auf die Haut auftragen oder in ein Gericht integrieren. Dadurch werden die Verdauungssäfte angeregt und die Bauchspeicheldrüse in der Arbeit der Zerlegung der Kohlenhydrate unterstützt. Es passt z. B. gut in einen Kartoffelsalat.

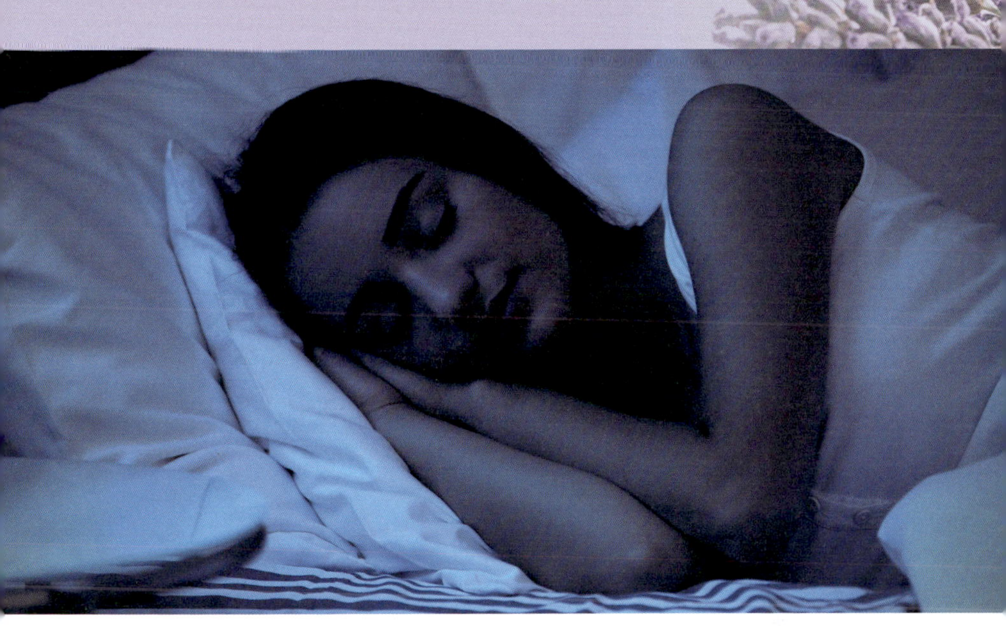

Die Zirbeldrüse pflegen

Die Zirbeldrüse ist eine »Meisterdrüse« und an ca. 800 Körperfunktionen beteiligt. Wenn es ihr nicht gut geht, dann belastet uns das stark. Und unser moderner Lebensstil beansprucht die Zirbeldrüse stark. Sie liebt die Dunkelheit und das frühe Sonnenlicht. Sie sind für sie die Signale, das »Schlafhormon« Melatonin auszuschütten bzw. damit aufzuhören. Aber tagsüber sind wir oft nur künstlichem Licht und Bildschirmen ausgesetzt. Der hohe Blaulichtanteil aktiviert das Gehirn und macht es wach. Deshalb ist es schwer, in den Schlaf zu finden, wenn wir bis kurz vor dem Zubettgehen noch etwas am PC oder Handy nachschauen. Zur besseren Schlafhygiene ist es daher empfehlenswert, mindestens 1 Stunde vor dem Zubettgehen PC und Handy auszuschalten.

DER DUFTENDE TIPP

Ätherische Öle, die die Zirbeldrüse pflegen, sind ***Zedernholz, Sandelholz*** und ***Weihrauch.*** Diese drei Öle wirken sich auch verjüngend auf die Gesichtshaut aus. Du kannst in deiner Abendroutine eine Gesichtspflege mit ihnen einbauen und so zusätzlich die Zirbeldrüse verwöhnen.

Als Schlummertrunk eignet sich ein Tee aus Lavendelblüten oder 1 Tropfen ***Lavendelöl*** in einem Kräuter- oder Früchtetee.

Oft schlafen wir nicht in völliger Dunkelheit, weil die Straßenlaterne hereinscheint oder ein Nachtlicht brennt. Wenn du dein Schlafzimmer nicht komplett abdunkeln kannst, trage eine Schlafmaske. Auch in diese kannst du vor dem Aufsetzen 1 Tropfen ***Lavendelöl*** geben.

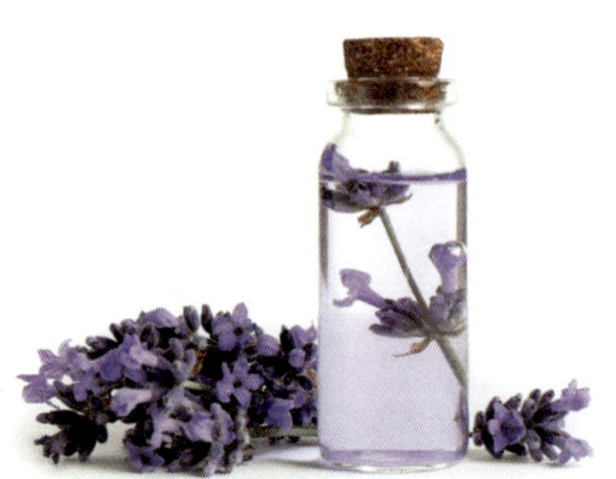

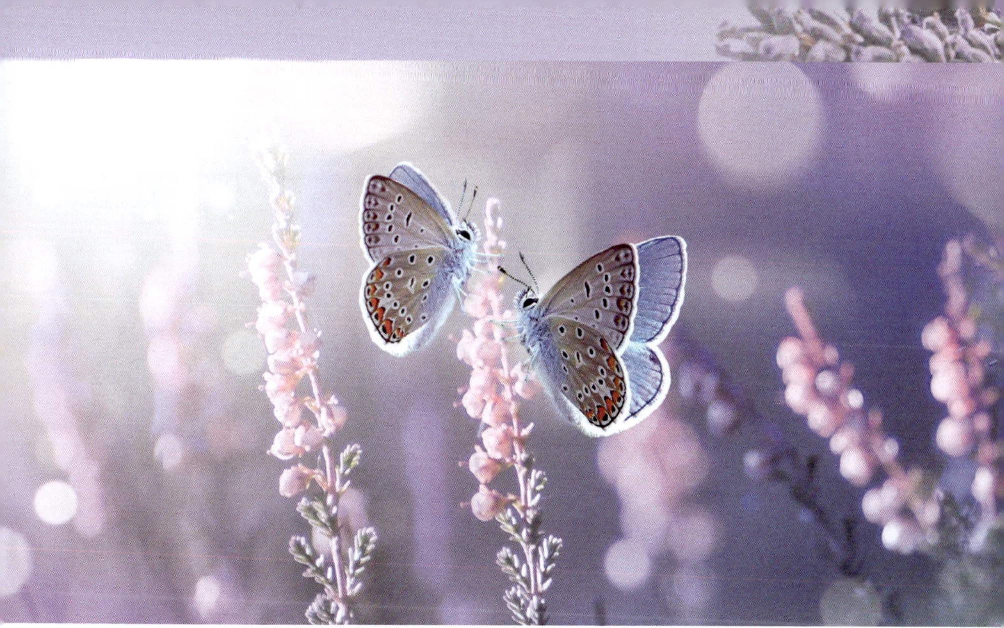

Die Schilddrüse wach rütteln

Die Schilddrüse ist ein verhältnismäßig kleines Organ, das großen Einfluss auf Stoffwechselvorgänge und unsere Psyche hat. So kann eine Unterversorgung der Schilddrüse auf die Stimmung schlagen und bis zu einer Depression führen. Auf körperlicher Ebene sind dann die Libido, der Energiehaushalt, das Immunsystem und die Gedächtnisleistung gestört. Es friert uns leichter, und wir nehmen schneller zu, da der Stoffwechsel verlangsamt ist.
Ein Zeichen für Störungen der Schilddrüse ist z. B., dass das letzte Drittel der Augenbrauen ausdünnt und es zu vermehrtem Haarausfall kommt.

Eine Erkrankung der Schilddrüse ist die Hashimoto-Thyreoiditis. Dabei handelt es sich um eine chronische Autoimmunerkrankung, bei der die Schilddrüse dauerhaft entzündet ist. Betroffene klagen oftmals über Antriebslosigkeit, Darmträgheit und Muskelschmerzen. Bei Frauen kommt es auch zu Zyklusschwankungen.
Bei vielen Hashimoto-Patienten findet man in der Historie ein einschneidendes Erlebnis, das enormen Stress ausgelöst hat, eine Lebensgefahr oder andere traumatisierende Ereignisse. Diese bringen offenbar auch die Schilddrüse aus ihrer Balance.

Energetisch hängt die Schilddrüse mit unserem Kommunikationszentrum zusammen. Betroffene sollten sich fragen, ob und wie sie über belastende Themen kommunizieren. Oftmals halten sie die schwierige Lebensphase einfach aus und schlucken die Belastung herunter.
Auf spiritueller Ebene kann eine gestörte Schilddrüse ein Hinweis darauf sein, dass der Betroffene sich verbiegt und sein Seelenpotenzial nicht verwirklicht.
Die Schilddrüse hängt auf stofflicher Ebene mit der Funktion der Eierstöcke zusammen. Ätherische Öle, die sowohl die Schilddrüse als auch die Eierstöcke harmonisieren, sind **Myrrhe** und **Myrte.**

Wenn du über längere Zeit nicht aus einem emotionalen Loch herauskommst, lasse einmal deine Schilddrüse überprüfen, und hole dir therapeutische Unterstützung. Da die Werte der Schilddrüse stark schwanken, ist es sinnvoll, sie mehrmals bestimmen zu lassen.

Bei der Hormonproduktion hängen Leber und Schilddrüse eng zusammen. Das Speicherhormon der Schilddrüse wird in der Leber geparkt. Da die Leber durch die vielen Alltagsgifte oft überlastet ist, hat sie keinen Platz mehr hierfür. Deshalb ist es sinnvoll, sanfte Leber- und Darmreinigungen zu machen. Das wirkt sich auch positiv auf die Schilddrüse aus.

Um aus der Lethargie zu kommen, sind körperliche Aktivitäten sinnvoll. Dies kann eine enorme Hürde sein. Wenn du keine Lust auf gar nichts hast, kannst du dich wahrscheinlich auch schlecht dazu aufraffen, dich in deinen Sportdress zu schwingen, zumal, wenn du mit deiner körperlichen Erscheinung unzufrieden bist. Stresse dich nicht: Keiner muss zum Spitzensportler werden.
Ein guter Anfang wäre schon ein Spaziergang von 30 Minuten. Der Duft der **Pfefferminze** kann dir helfen, in die Aktion zu kommen.
Wenn du es nicht vor die Tür schaffst, kannst du zumindest kleine Übungen durchführen, die sogar im Sitzen möglich sind und nach und nach mehr Aktion ins Leben bringen. Und mit einer besseren Durchblutung werden auch die Botenstoffe besser transportiert.

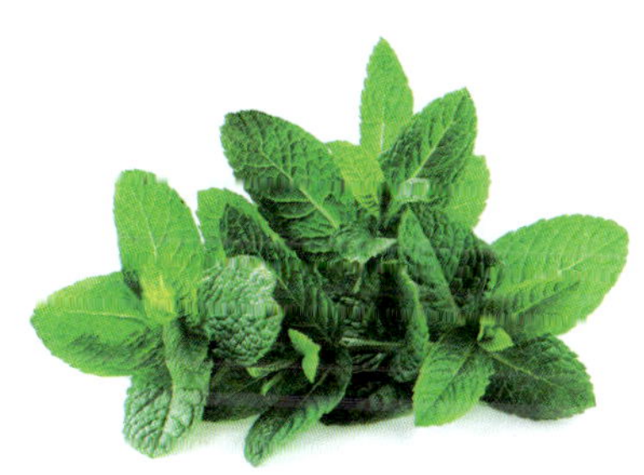

ÜBUNG

Wolle wickeln

Bewege die Handgelenke locker umeinander. Du kannst vorwärts und rückwärts wickeln. Stelle dir dabei vor, du würdest ein Knäuel Wolle aufwickeln.
Diese Übung verbessert die Durchblutung und hat eine ausgleichende Wirkung auf die Schilddrüse.

Kolben ziehen

Strecke die Arme auf Schulterhöhe waagerecht nach vorn aus, und ziehe sie dann zügig waagerecht seitlich nach hinten. Dadurch werden die Schulterblätter zusammengezogen und der Brustkorb gestreckt. Wenn du dies rhythmisch durchführst, kannst du durchaus ins Schwitzen kommen.

Diese beiden Übungen sind sanfte Möglichkeiten, den Energiehaushalt anzukurbeln, und haben auch einen Effekt auf die Hormonausschüttung.

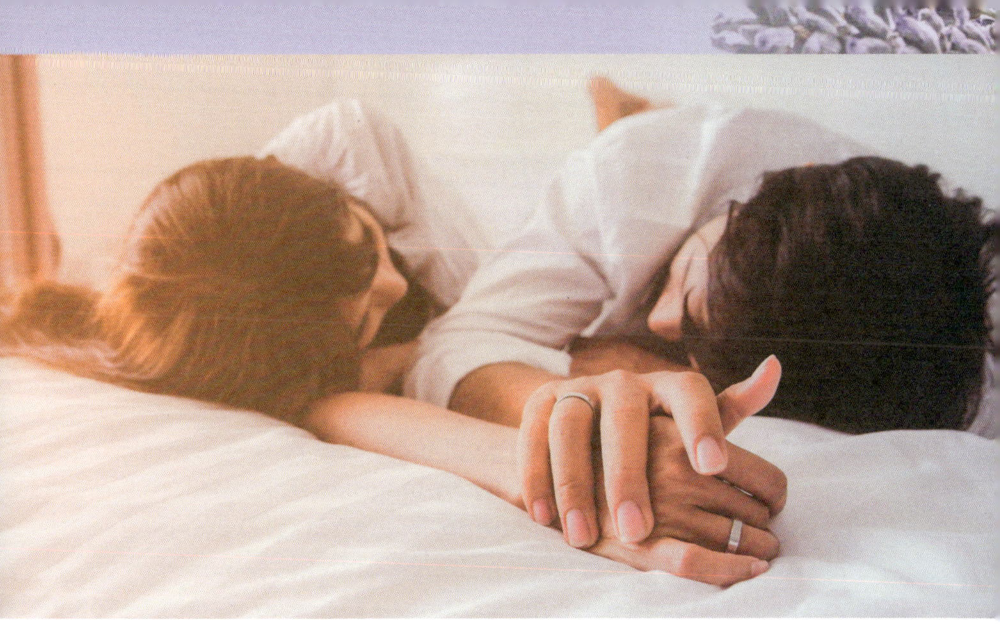

Schwung in die Keimdrüsen bringen

Von unseren Keimdrüsen wird die Sexualenergie verwaltet. Hatte der Steinzeitmensch noch viel Bewegung in seinem Alltag, sitzen wir die meiste Zeit des Tages und klemmen uns dadurch auch die Durchblutung unserer Geschlechtsorgane ab. Auch der viele Stress und Leistungsdruck sorgen dafür, dass oft »tote Hose« herrscht, denn im Flucht-oder-Kampf-Modus werden Adrenalin und ein libidohemmender Botenstoff ausgeschüttet.

Für ein ausgeglichenes, erfüllendes Sexleben ist der erste Schritt daher, den Stress herunterzufahren. Dabei können die Baumöle von **Zeder, Schwarzfichte** und **Blaufichte** gut unterstützen. Diese ätherischen Öle haben denselben Effekt wie ein entspannender Waldspaziergang. Wenn du sie in einem Trägeröl verdünnst, kannst du deinem Partner, deiner Partnerin damit eine kleine Rückenmassage geben. So könnt ihr euch ohne Leistungsdruck begegnen und den Moment genießen. Eine genauere Anleitung für solch eine Massage findest du auf Seite 140.

Frauen neigen dazu, zu viel im Kopf unterwegs zu sein. Um sich den schönen Momenten leichter hingeben zu können, sind die ätherischen Öle von **Jasmin, Ylang-Ylang, Zypresse** und **Orange** in einem Trägeröl gemischt, hilfreich. Jasmin und Ylang-Ylang sprechen die emotionale Ebene an, Zypresse verbessert die Durchblutung, und ein gut durchbluteter Bereich ist empfindsamer. Daher könntest du diese Mischung auf die Innenseiten der Schenkel und den Unterbauch auftragen, um deine Lust zu steigern. Zypresse fördert das weibliche Geschlechtshormon Östrogen. Orange entspannt und hebt die Stimmung.

Für Männer sind die Baumöle besser geeignet. Die ätherischen Öle von **Zeder, Schwarzfichte** und **Blaufichte** fördern das Testosteron. Die Baumöle haben eine aufrichtende Wirkung, vorrangig auf den Bereich der Wirbelsäule und des Knochensystems. Doch das ätherische Öl entscheidet selbst, wo es wirkt: Es kann durchaus sein, dass die Liebesstunden dadurch etwas verlängert werden.

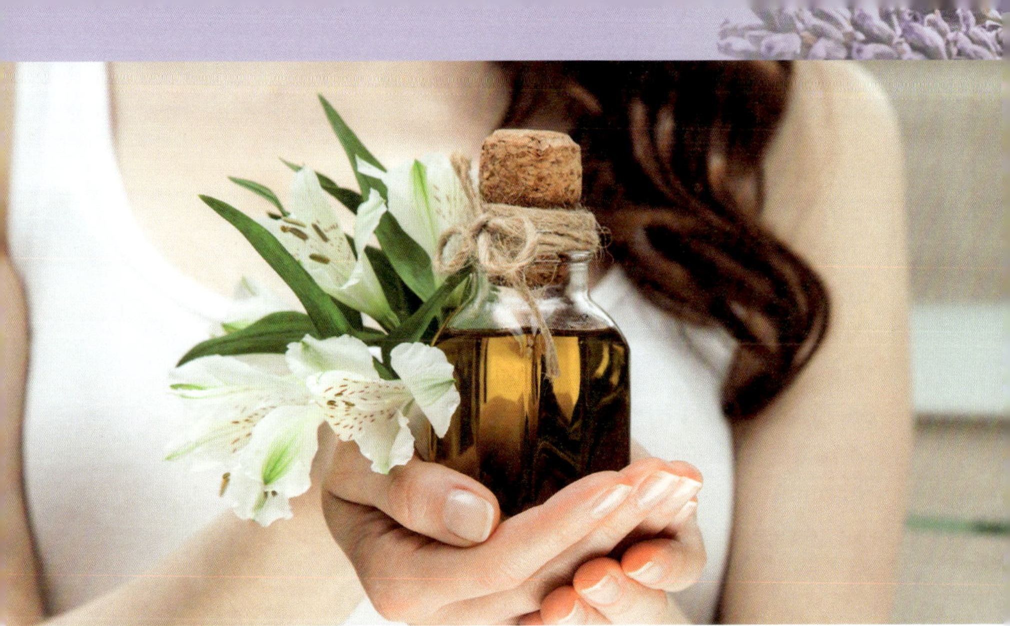

Die Nebennieren entlasten

Brauchst du morgens auch erst einmal eine Tasse Kaffee, um in den Tag zu starten? Das Koffein peitscht die Nebenniere an und zwingt ihr ein bisschen Adrenalin ab, um uns zu pushen. Aber wenn die Tasse Kaffee zur Routine wird und es nicht bei einer Tasse bleibt, dann wird aus dem vermeintlichen Energiekick langfristig ein Energieräuber.
Noch ungünstiger sind Energydrinks. Viel Zucker und Koffein treiben die Energie kurzfristig nach oben, doch genauso schnell kommt der Absturz. Mehrere dieser Drinks hintereinander führen auch schon einmal auf die Intensivstation. Grundsätzlich ist es wichtig, den Körper nicht nur zu Höchstleistungen zu treiben, sondern ihm auch immer wieder Erholungsphasen zu gönnen. Der Dauerstress führt sonst in einen Burn-out.

ÜBUNG

Nierenmassage

Um die Nebenniere und die Niere zu pflegen, verreibe je 1 Tropfen **Wacholder, Zitrone** und **schwarzen Pfeffer** in den Händen. Mache nun Fäuste, wobei der Daumen außen über die Finger gelegt ist.

Setze die Daumenseiten mit den eingerollten Zeigefingern auf Nierenhöhe auf den Rücken, und rubble die Stellen ganz fest, bis sie richtig warm werden. Dadurch wird die Energie angekurbelt.

Streiche die aufgewühlte Energie dann mit den flachen Händen 3-mal nach unten und 3-mal nach oben aus. Atme abschließend den Duft für 2 bis 3 Atemzüge von deinen Händen. Spüre noch kurz nach.

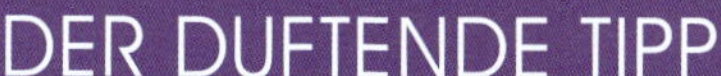

DER DUFTENDE TIPP

Ein geschmackvoller und gesunder Energiespender ist der Aztekentrunk: Gib 250 ml kochendes Wasser in eine Tasse, und vermische je 1 gehäuften TL Kokosblütenzucker und schwach entölten Rohkakao damit.

Tauche einen hölzernen Zahnstocher in das ätherische Öl von ***schwarzem Pfeffer*** und einen anderen in das von ***Zimt,*** und ziehe beide Zahnstocher durch die Tasse. Bei der kleinen Menge könnte ein ganzer Tropfen der ätherischen Öle zu stark sein. Gib zum Schluss noch einen Schuss Mandel- oder Hafermilch dazu.

Dieser Trunk heizt innerlich ein und kurbelt die Energie an. Gleichzeitig ist er eine Pflege für die Nebenniere.

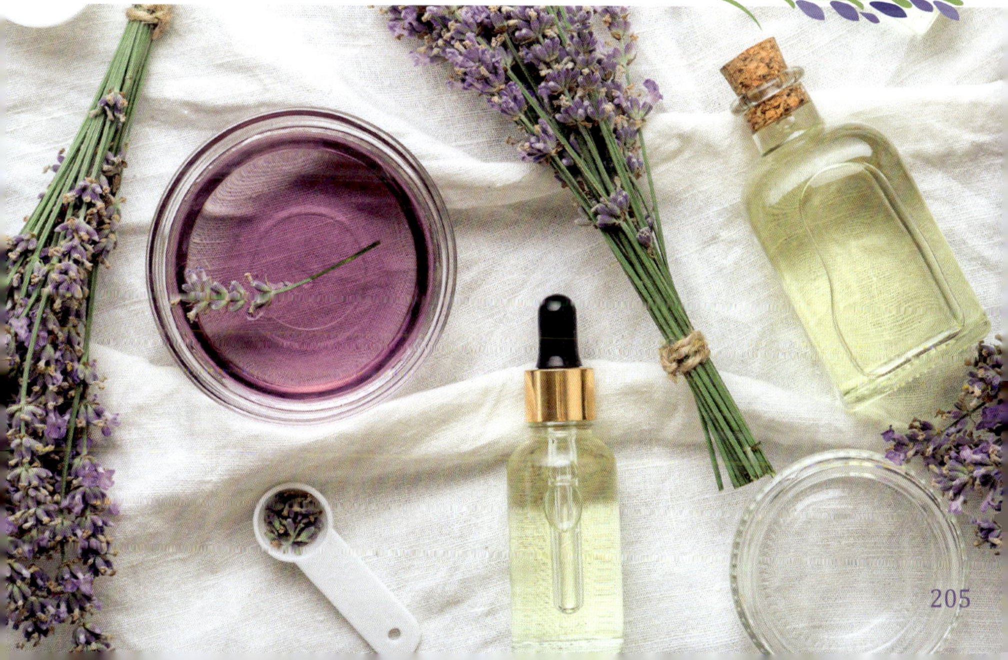

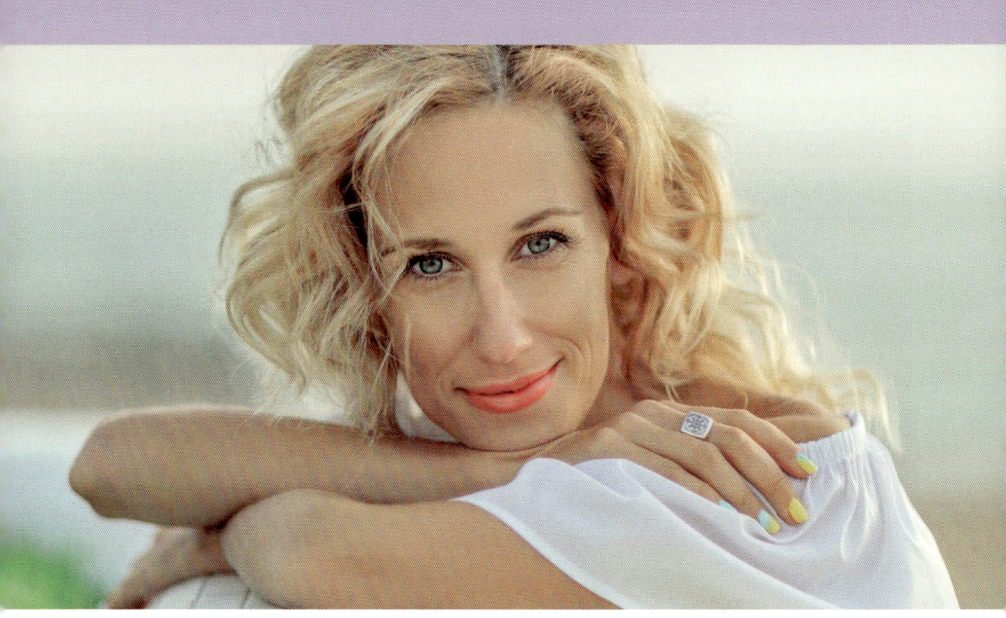

Die Hormone in Balance bringen

Um das Wohlbefinden auf hormoneller Ebene zu fördern, sind vier Botenstoffe besonders wichtig.

Serotonin lässt die Stimmung steigen. Es kann sowohl durch Aktivität als auch durch Entspannung ausgeschüttet werden. Daher helfen Meditation und Sonnenbaden genauso, gute Laune zu bekommen, wie leichter Sport. Der Duft der **Zitrusöle** und **Weihrauch** hellen zusätzlich die Stimmung auf.

Sich in den Arm zu nehmen und zu kuscheln, ist ein Wundermittelchen: Es hilft, den Stresspegel zu reduzieren, und bringt Ruhe in die Amygdala. **Oxytocin** wird ausgeschüttet, wenn die Berührung eines geliebten Menschen länger als 20 Sekunden dauert. Ehrlich gemeinte Komplimente, das Halten eines Babys oder das Streicheln eines Hundes fördern ebenfalls die Ausschüttung. Außerdem werden massiv Opioide, die der Körper selbst herstellt, durch den Körper gespült. Der Duft der **Rose** kann die Herzöffnung unterstützen.

Wenn du eine Aufgabe richtig gut erledigt hast und stolz auf dich bist, wird **Dopamin** ausgeschüttet. Außerdem wird es freigesetzt, wenn wir uns etwas Gutes tun und Selbstfürsorge betreiben. Das kann das Zubereiten des Lieblingsessens sein oder eine Wellnessanwendung zu Hause, z. B. mit einer duftenden **Lavendelkompresse.**

Der Körper kann schmerzhemmende Chemikalien produzieren, die **Endorphine.** Vielleicht hast du selbst schon einmal erlebt, dass du, wenn du richtig lachen konntest, auf einmal weniger Schmerzen empfandest. Sich körperlich richtig auszupowern, fördert ebenso die Endorphinausschüttung. Für das Work-out kann die **Pfefferminze** Schwung bringen und die Atemkapazität erhöhen.

Ätherische Öle sprechen das GABA-System im Körper an. Die GABA-Rezeptoren sind Eiweiße in den Nervenzellen und befinden sich überwiegend im Bereich der Wirbelsäule auf der Ebene des zentralen Nervensystems und im Gehirn. Deshalb können ätherische Öle z. B. in einer Partneranwendung gut auf die Wirbelsäule aufgetragen werden, um das GABA-Rezeptorensystem zu stimulieren. Die Neurotransmitter werden dadurch ebenfalls unterstützt.

Chakras
und die Gefühle

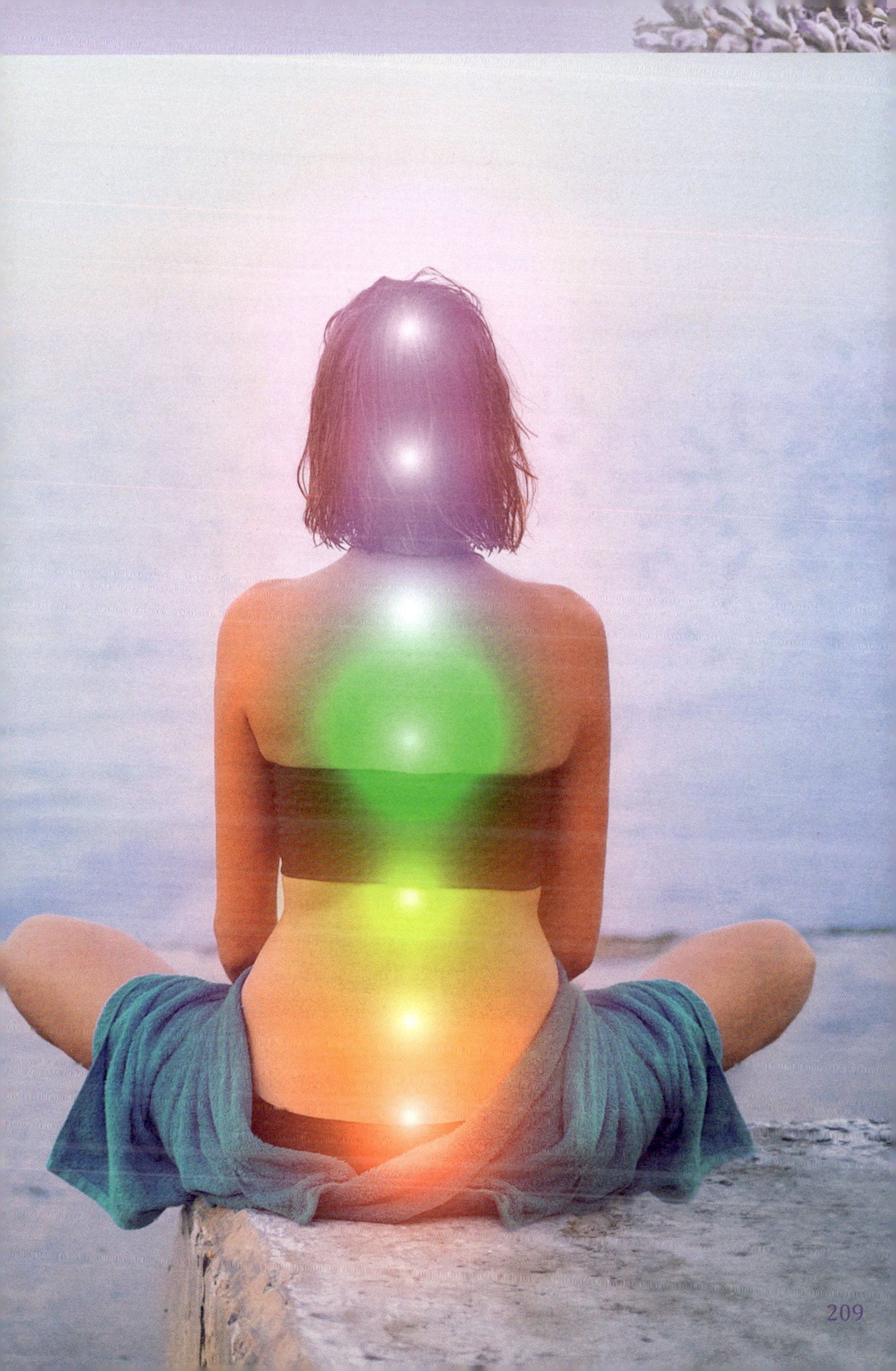

Jetzt wird es etwas spirituell. Hast du schon einmal Yoga gemacht? Dann hast du wahrscheinlich schon von dem Begriff »Chakras« gehört.
Das Wort ist Sanskrit und bedeutet »Rad«, »Kreis« oder »Wirbel«. Die Chakras kann man sich wie Energieräder im Körper vorstellen. Sieben dieser Energieräder liegen von unten nach oben an der Wirbelsäule. Dadurch sorgen sie auch für unsere Stabilität. Andere Richtungen arbeiten auch mit mehr Chakras. Die Chakras befinden sich genau dort, wo der Körper seine Nervengeflechte hat wie etwa den Solarplexus. Sie spiegeln im feinstofflichen Bereich den grobstofflichen Körper. Wir bewohnen eben nicht nur die materielle Ebene, sondern es gibt auch ein Pendant im energetischen Bereich. Wenn alles im Universum aus Energie besteht, dann sind die Chakras eine Art Schnittstelle zwischen der grobstofflichen und der feinstofflichen Welt. Sie beeinflussen sowohl physische als auch mentale Vorgänge bzw. reagieren auf unsere Gefühle.

»Wie oben, so unten« oder »Wie innen, so außen« sind Aussagen aus den hermetischen, kosmischen Gesetzen. In der Natur und im ganzen Universum finden wir endlose Beispiele von Formen, die sich wiederholen, sich fortsetzen oder spiegeln. Man könnte sagen, dass der Aufbau des Universums sich im Aufbau der Moleküle wiederfindet. Ebenso entsprechen die Chakras auf der feinstofflichen Ebene den Nervengeflechten auf der grobstofflichen Ebene. Man sagt, dass der Körper eine niedriger schwingende und dadurch sichtbare Spiegelung des hoch schwingenden feinstofflichen Körpers ist.

Normalerweise drehen sich die Chakras oder schwingen, sodass die Energie in sie hineingezogen wird. Um in Balance

zu kommen und deine ureigene Bestimmung leben zu können, um gesund zu sein, zufrieden und erfüllt, geht es immer darum, Bewusstsein zu erlangen. Bewusstsein über dich selbst und dein Leben.
Die Arbeit mit den Chakras dient dazu, dich selbst zu harmonisieren. Wohlbefinden und mehr Energie zu bekommen, ist eine wunderbare Methode, zu mehr Bewusstsein zu gelangen. Denn nur, wem es gut geht, der kann sich weiterentwickeln, Blockaden erkennen und von negativen wieder in positive Zustände gelangen, indem er die Ursachen angeht. Wie es dir emotional geht, wirkt sich auf deine gesamte Balance aus. Die Chakras sind nicht isoliert zu sehen, sondern hängen auch thematisch zusammen. Ist dein Fundament schwach, kann sich nach oben keine Stabilität entwickeln – wie bei einem Hausbau.
Wer trauert, hat nicht besonders viel Kraft. Wer verletzt wurde, verschließt sein Herz und ist körperlich nicht mehr so offen und herzlich. Bevor er sich wieder auf jemanden einlassen kann, muss er neues Vertrauen ins Leben fassen und auch eine gute Verwurzelung erreichen, um stabil zu bleiben.
Wie geht das? Wie kannst du dich stärken? Wo fängst du an? Ganz einfach bei der Beobachtung. Wie fühlst du dich? Wie geht es deinem Körper? Was hast du getan, wodurch du in diesen oder jenen Zustand gelangt bist? Es geht erst einmal um eine Bestandsaufnahme und eine gewisse Ehrlichkeit dir selbst gegenüber.

Die sieben Chakras spiegeln jeweils bestimmte Lebensthemen, mit denen alle Menschen mehr oder weniger zu kämpfen haben. Bestimmt ist es bei dir auch so, dass dir in manchen Bereichen vieles glückt, während du in anderen auf keinen

grünen Zweig kommst. Bei dem einen ist es vielleicht der Lebenssinn, den er nicht findet, ein anderer gerät immer an ähnliche Lebenspartner, die im nicht guttun.
Negative Gefühle und seelische Störungen sorgen dafür, dass die Chakras sich nicht mehr richtig oder langsamer drehen. Dies wirkt sich auf allen Ebenen aus. Probleme dabei, adäquat und verständlich zu kommunizieren oder verstanden zu werden, können ihre Ursache im Halschakra haben. Blockierte Sexualität hängt mit dem Sakralchakra zusammen.

Wann ist ein Chakra nun gestört? Immer dann, wenn du in einer emotionalen Schieflage bist, körperliche Beschwerden hast, Probleme in der Beziehung oder im Beruf verspürst. Dann ist es sinnvoll, das entsprechende Chakra zu stärken. Dies ist durch verschiedene Methoden möglich und wirkt sich positiv auf die Gefühlslage und den körperlichen Bereich aus.

Im Folgenden erfährst du, was die Themen und Gefühle der einzelnen Chakras sind, welcher Körperbereich betroffen sein könnte und mit welchen ätherischen Ölen, Farben und sonstigen Instrumenten du das Chakra stärken kannst.

DER DUFTENDE TIPP

Vermische 1 bis 6 Tropfen des ätherischen Öls, das zum Chakra passt und dir gefällt, mit einem Basisöl, z. B. Jojoba- oder Mandelöl. Komme für ein kleines Ritual zur Ruhe. Vielleicht möchtest du schöne Musik anmachen, dir einen Tee kochen und Kerzen anzünden. Massiere dir dann mit dem Öl den Bereich des entsprechenden Chakras, und verwöhne dich.

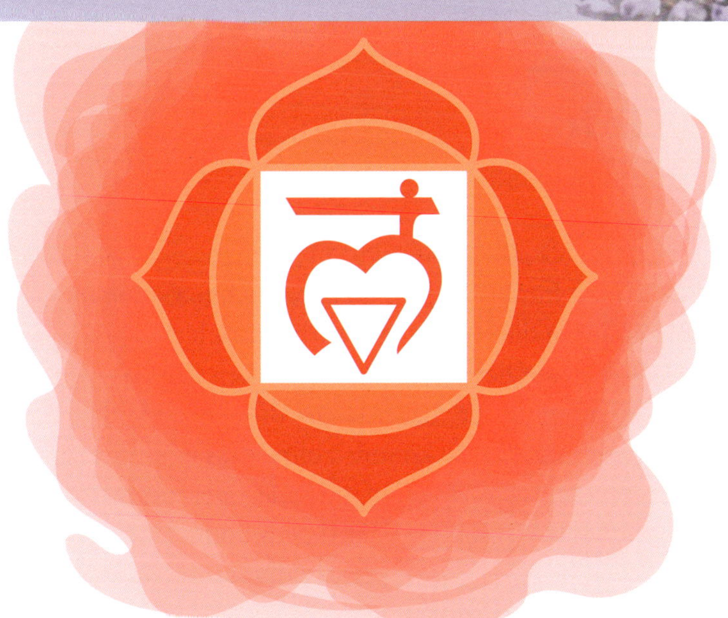

Das erste Chakra: Erdung, Urvertrauen, Wille

Das erste Chakra liegt am unteren Ende der Wirbelsäule, am Damm. Es bezieht die Energie aus der Erde und leitet sie an der Wirbelsäule entlang nach oben in den Körper weiter. Sie fließt von Chakra zu Chakra. Da das Wurzelchakra uns Halt gibt, ist ihm auch das Skelett, also Wirbelsäule und Knochen, zugeordnet. Seine Farbe ist Rot. Rote Schuhe können dafür sorgen, dass du besser geerdet bist. Menschen mit einem gesunden, harmonischen Wurzelchakra gehen selbstsicher und voller Selbstvertrauen durchs Leben. In stressigen Situationen können sie ruhig bleiben und wissen Krisen zu meistern.

ÜBUNG

Yoga für das Wurzelchakra

Stelle dich mit hüftbreit geöffneten Füßen hin. Gehe nun ganz langsam in die Hocke. Die Wirbelsäule bleibt gerade, die Fersen bleiben auf dem Boden. Den meisten fällt das nicht leicht, weil durch unsere Lebensweise die Sehnen verkürzt sind. Schaue, wie weit du kommst, ohne dass es schmerzt.
Lege deine Arme entspannt auf die Knie, oder umfasse sie. Mit täglicher Übung werden die Fersen dem Boden immer näher bleiben können. Wenn es dir schwerfällt, die Balance zu halten, lege dir gerollte Handtücher unter die Fersen.
Wenn du den tiefsten Punkt erreicht hast, atme 5- bis 7-mal tief ein und aus. Ziehe beim Einatmen den Damm leicht nach oben. Das ist dieselbe Bewegung, mit der du Urin einhältst. Lasse die Spannung beim Ausatmen los, und spanne beim nächsten Einatmen wieder an.
Am Ende stellst du dich wieder aufrecht hin und schüttelst dich aus.

Ort:	am Beckenboden, zwischen Anus und den Geschlechtsorganen
Farbe:	Rot
Themen:	Erdung, Verwurzelung, Urvertrauen, Sicherheit, Stress, Wille
Körper:	Zähne, Knochen, Darm, Blut, Zellen, Anus, Wirbelsäule, Nebennieren, Darmerkrankungen, Blutdruck, Gewicht

Blockade: Unsicherheit, Existenzängste
Harmonie: Lebensenergie, Selbstbewusstsein, Durchsetzungskraft, Stabilität, gute Verdauung
Ätherische Öle: Zeder, Nelken, Angelikawurzel, Eichenmoos, Immortelle, Ingwer, Narde, Patchouli, Vetiver, Zypresse

Du kannst das Wurzelchakra unterstützen, indem du rote Kleidung trägst, dir rote Bilder oder einen schönen Sonnenuntergang ansiehst. Vielleicht möchtest du dein Bett rot beziehen oder eine Wand rot streichen. Musikalisch helfen dir Trommelrhythmen, wie sie von Schamanen genutzt werden. Gartenarbeit und alles, was mit der Natur und der Erde zu tun hat, stärkt dieses Chakra. Als Heilsteine sind Rubin und Achat hilfreich.

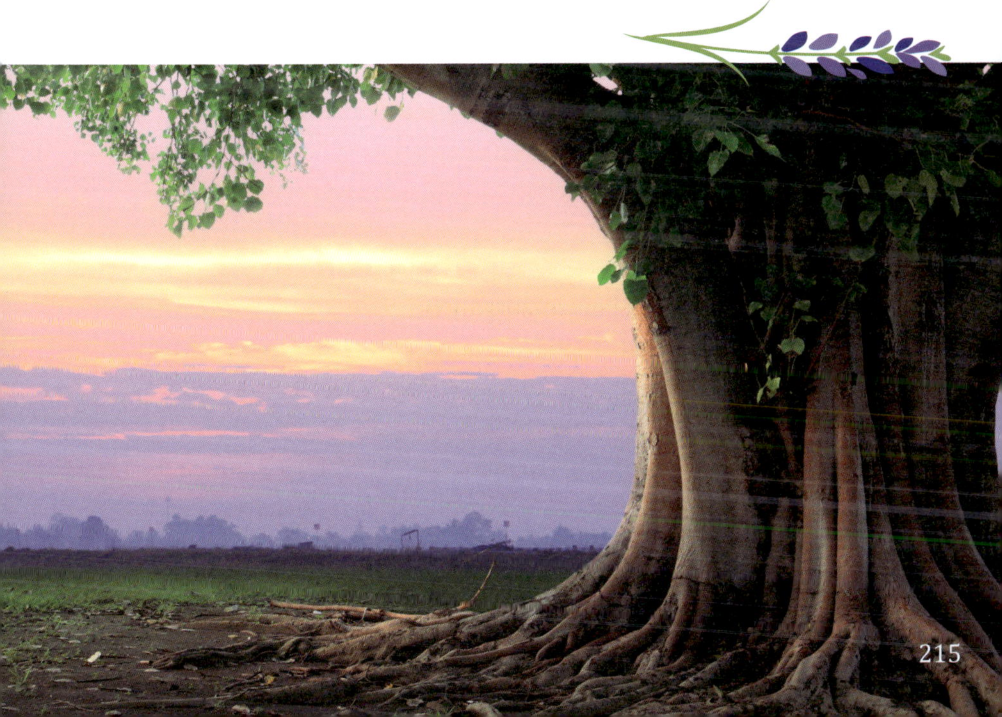

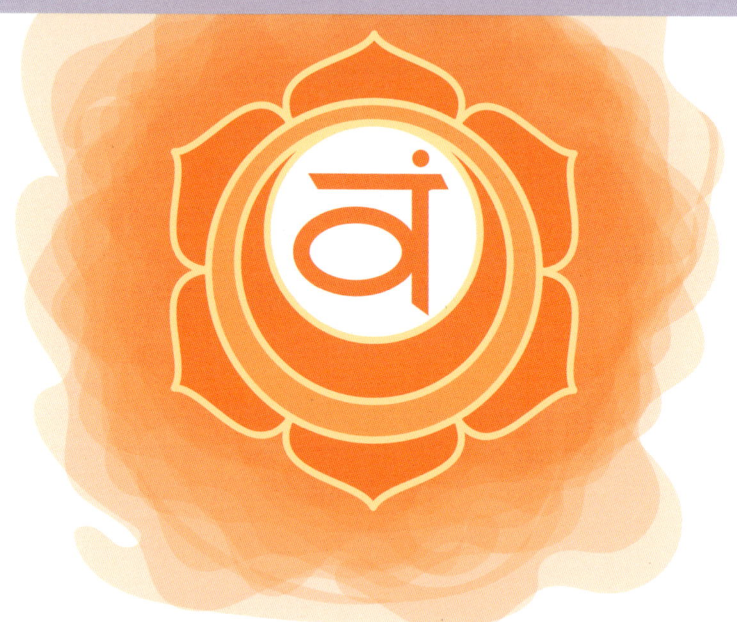

Das zweite Chakra: Lust, Lebensfreude, Kreativität

Du findest das Sakralchakra 1 bis 2 cm unter dem Bauchnabel auf Höhe des Kreuzbeins. Es wird auch Sexualchakra genannt, weil in ihm die Sexualität ihren Ausdruck findet. Seine Farbe ist Orange, das die Sinnlichkeit und die Kreativität des Menschen anspricht. Ist das Chakra in Balance, sind wir vertrauensvoll, können uns öffnen und sind voller Lebendigkeit. Wir haben harmonische Beziehungen und die Fähigkeit, voll und ganz als Frau oder als Mann zu leben. Eine blockierte Sexualität spiegelt sich in diesem Zentrum, dem auch die Eierstöcke, die Prostata und die Hoden zugeordnet sind.

ÜBUNG

Yoga für das Sakralchakra

Lege dich mit dem Rücken auf eine Unterlage auf dem Boden, und stelle die Beine auf. Die Arme sind seitlich ausgestreckt, und die Handflächen zeigen nach oben. Deine Knie kippen nun langsam nach rechts zum Boden, während dein Kopf sich langsam zur anderen Seite dreht, sodass deine Wirbelsäule ein wenig verdreht ist. Schaue auf deine Hand, und bleibe einen Moment in dieser Stellung. Wechsle dann die Seiten. Dies machst du 7-mal und atmest dabei frei und entspannt.

Ort:	auf Höhe der Geschlechtsorgane bzw. eine Handbreit unter dem Bauchnabel
Farbe:	Orange
Themen:	Sexualität, Emotionen, Lebensfreude
Körper:	Lymphe, Verdauungssäfte, Blut, Beckenraum, Hüfte, Bauchmuskel, Zunge, Kreuzbein, Keimdrüsen, Eierstöcke, Prostata, Hoden
Blockade:	Trauer, Süchte, Wut, Aggression
Harmonie:	Ausgeglichenheit, Selbstwert, Freude
Ätherische Öle:	Ylang-Ylang, Sandelholz, Blutorange, Jasmin, Kardamom, Myrte, Rose, Rosenholz, Tonkabohne, Vetiver, Zeder, Zitronenmelisse, Zypresse

Unterstütze das Sakralchakra, indem du leuchtend orange Kleidung, am besten als Unterwäsche, trägst oder eine Zimmerwand in der entsprechenden Farbe streichst. Auch Sonnenaufgänge und Sonnenuntergänge sind wohltuend. Das Element des Chakras ist das Wasser, sodass sich alle Wassersportarten eignen, um es zu aktivieren. Höre eher fließende Musik. Als Heilsteine sind Jaspis, Karneol, Goldtopas und Mondstein hilfreich.

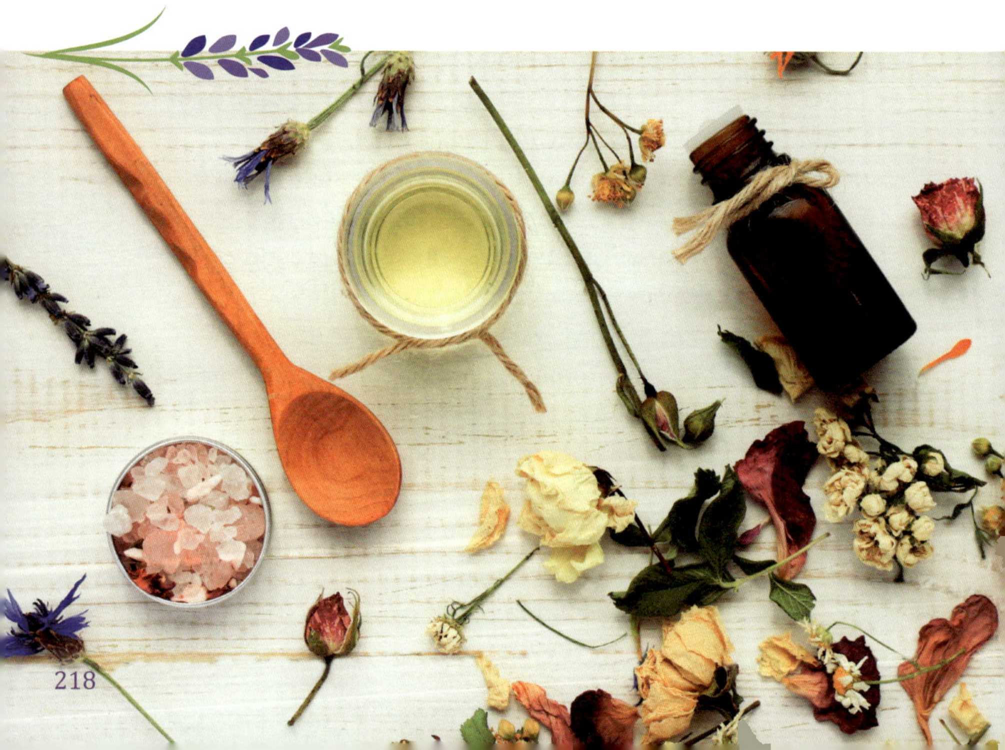

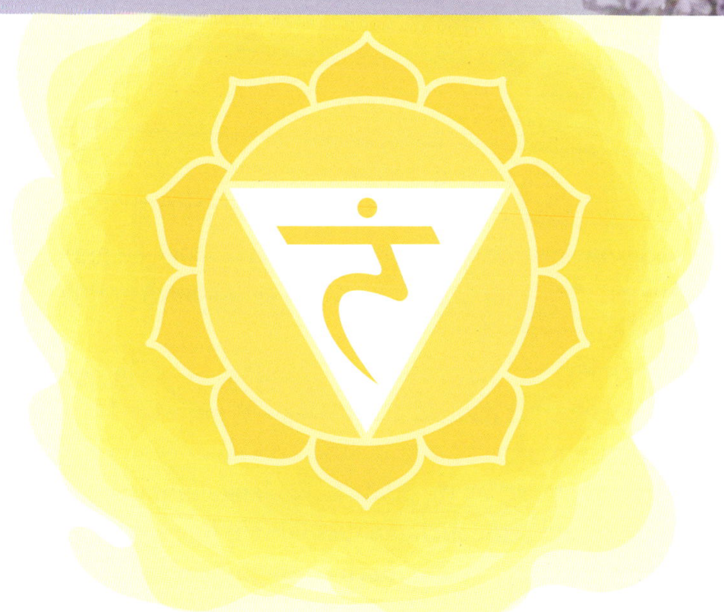

Das dritte Chakra: Intuition, Selbstliebe, Durchsetzungskraft

Im Solarplexus sitzen unsere Lebensenergie, die Intuition und die Selbstliebe. Die Farbe dieses Chakras ist Gelb. Ist es in Balance, dann sind wir mit uns im Einklang, ruhen in uns und können uns akzeptieren, wie wir sind. Auch in Beziehungen zu anderen Menschen entsteht Harmonie, weil es uns nicht um Kampf oder Rechthaberei geht. Probleme mit dem Solarplexus können auch Migräne auslösen. Dann stecken wir in alten Mustern fest, die uns Kopfzerbrechen bereiten.

ÜBUNG

Yoga für das Solarplexuschakra

Diese Übung wird ein wenig komplizierter. Fange langsam und achtsam an, überfordere dich nicht. Es geht beim Yoga nicht darum, Grenzen zu überschreiten.
Lege dich mit dem Bauch auf eine Unterlage auf dem Boden. Deine Stirn berührt dabei die Unterlage. Winkle die Unterschenkel an, und strecke deine Füße, so weit es geht, zum Gesäß hin. Probiere, ob du deine Fußgelenke umfassen kannst. Sei achtsam, und reiße nicht an den Füßen. Beim Einatmen hebst du nun sanft den Kopf nach oben und ziehst deine Füße ganz, ganz vorsichtig zum Kopf. Halte die Position einen Moment, und lasse sie dann langsam los. Fange mit 1–2 Wiederholungen an, und überfordere dich bitte nicht. Vielleicht kommst du zu Beginn noch nicht an deine Fußgelenke heran, das ist überhaupt nicht schlimm. Gehe nur so weit, wie du kannst. Bist du im Yoga fortgeschritten, wird dir die Übungen leichter fallen, und du kannst direkt 2–3 Wiederholungen machen.

Ort:	Solarplexus, eine Handbreit über dem Bauchnabel
Farbe:	Gelb
Themen:	Durchsetzungskraft, Selfcare, Selfcommitment
Körper:	Bauch, unterer Rücken, Verdauung, Leber, Milz, Magen, vegetatives Nervensystem, Bauchspeicheldrüse

Blockade: Egoismus, Kontrollsucht, Rastlosigkeit, Unzufriedenheit, Materialismus

Harmonie: Harmonische Gelassenheit, Zufriedenheit

Ätherische Öle: Lavendel, Bergamotte, Rosmarin, Anis, Davana, Estragon, Fenchel, Römische Kamille, Kampfer, Koriander, Muskatellersalbei, Myrrhe, Nelke, Oregano, schwarzer Pfeffer, Sandelholz, Thymian, Zimt, Zitrone

Wenn du dein Solarplexuschakra unterstützen möchtest, kleide dich in Gelb. Soundtracks von Kinofilmen wirken ebenso harmonisierend wie Orchestermusik. Wenn du die Musik laut aufdrehst und dir vorstellst, du würdest um ein großes Feuer herumtanzen, dann bist du im richtigen Film. Lasse deinen Bauch bewusst von der Sonne anstrahlen, um das Chakra aufzuladen.

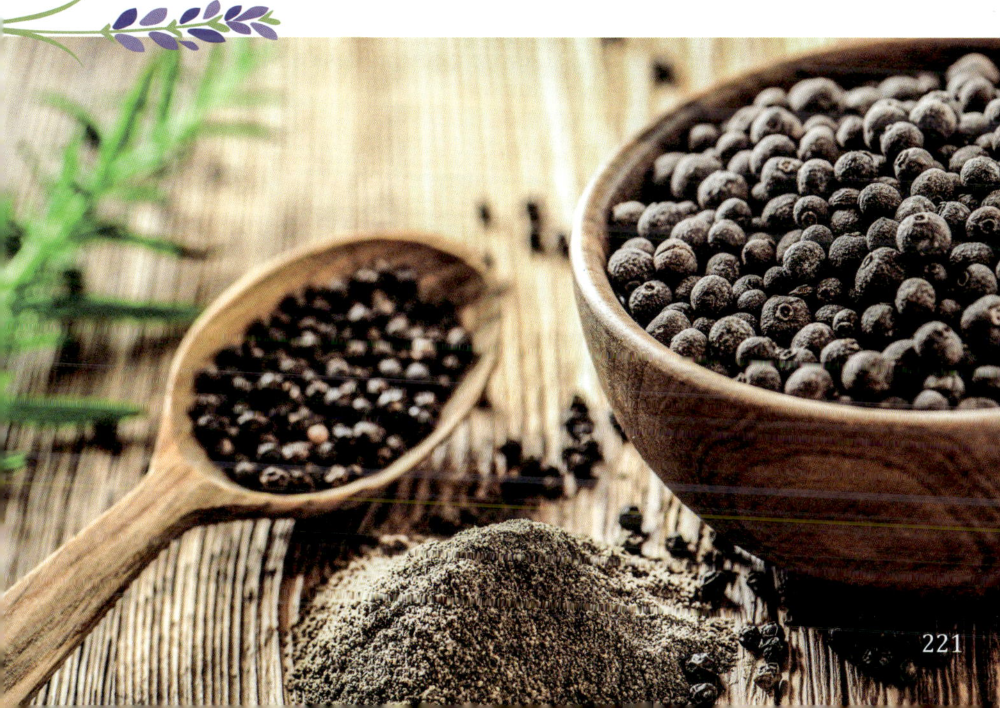

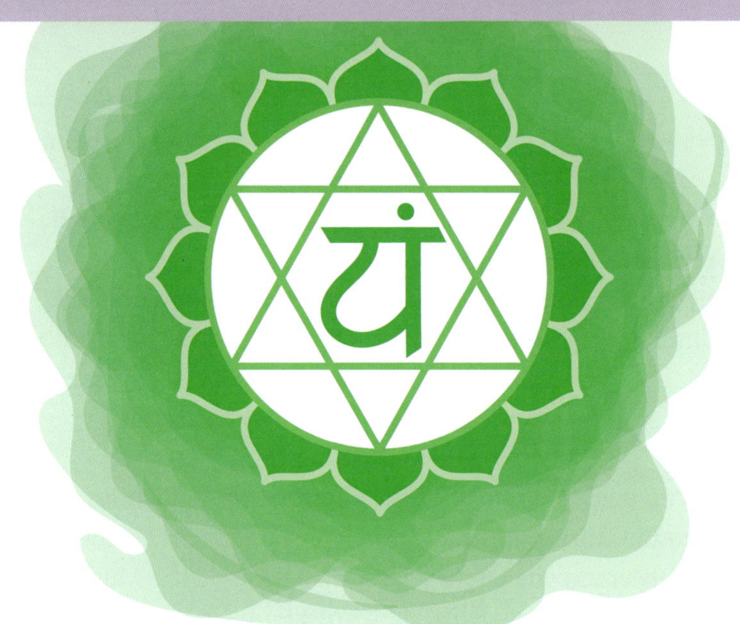

Das vierte Chakra: Liebe, Intimität, Hingabe

Die Themen des Herzens sind die bedingungslose Liebe und das Mitgefühl. Vielleicht dachtest du auch, dass das Herz in Rosa gehüllt ist. Seine Farbe ist aber Grün, Rosa gehört zum Bereich der Wurzel. Mit einem harmonischen Herzchakra können wir das Bewusstsein für unser höheres Selbst aktivieren und uns der göttlichen Liebe öffnen, die in allem zu finden ist. Es blüht auf, wenn wir die Schönheit in der Kunst, in Bildern und Tönen erkennen können. Das Herzchakra unterstützt uns darin, alles um uns herum in einem wundervollen Licht wahrzunehmen. Wir werden dadurch zum Genussmenschen. Damit ist nicht das Gläschen Wein oder das Festmahl gemeint, sondern Kunst, Farben, Bilder, alles Schöne, das unsere Sinne wahrnehmen können. Diese Schönheit kann sich in deinem ganzen Sein ausdrücken, in jeder deiner Handlungen und deiner Gespräche. Eine Störung des Chakras macht uns hingegen überempfindlich, und wir nehmen alles etwas zu persönlich. Nach vielen Verletzungen ziehen wir Mauern hoch, sodass unser Herz nicht mehr erreicht werden kann. Dadurch stumpfen wir ab.

ÜBUNG

Yoga für das Herzchakra

Diese Übung ist ganz einfach: der Schneidersitz. Du kannst ihn überall üben. Er verbessert deine Atmung und ermöglicht dir eine gute Körperhaltung. Dadurch, dass er Rücken und Bauch stärkt, öffnet er auch deinen Brustkorb und somit den Herzraum. Hole dir damit frische Energie in den Körper und die Gedanken, und stelle dir bei jedem Ausatmen vor, dass alles, was dich belastet, aus deinem Körper hinausfließt.

Ort:	auf Höhe des Herzens an der Wirbelsäule
Farbe:	Grün
Themen:	Liebe, Intimität, Hingabe
Körper:	Haut, Thymusdrüse, oberer Rücken, Herz, Lunge, Blutkreislauf
Blockade:	Depressionen, Unsicherheiten, Trennungsgefühle

Harmonie: Hingabe, Intimität, Empathie, Wärme, Optimismus

Ätherische Öle: Rose, Bergamotte, Cistrose, Geranie, Lavendel, Neroli, Orange, Melisse, Mimose, Narzisse, Schafgarbe, Tuberose, Zimt

Beginne damit, Liebe zu verschenken, um dich selbst wieder für die Liebe zu öffnen. Geben, ohne etwas zu erwarten, öffnet das Herz. Die grüne Farbe von Jade, Aventurin und Smaragd unterstützt dich dabei, wenn du bei Meditationen einen dieser Steine auf dein Herzchakra legst. Bewegung in der Natur und lange Spaziergänge sind das Beste, was du für dich tun kannst. Sakrale Musik, New Age oder klassische Musik öffnet dein Herz. Seit ich, Michelle, das weiß, ist mir klar, warum ich so gern Bach höre und beim Weihnachtsoratorium immer weinen muss.

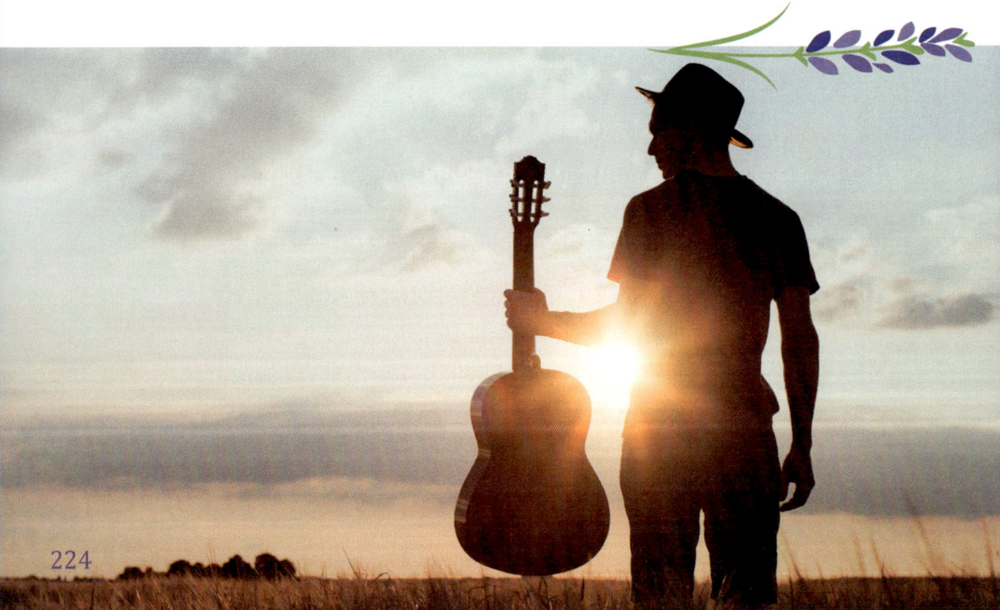

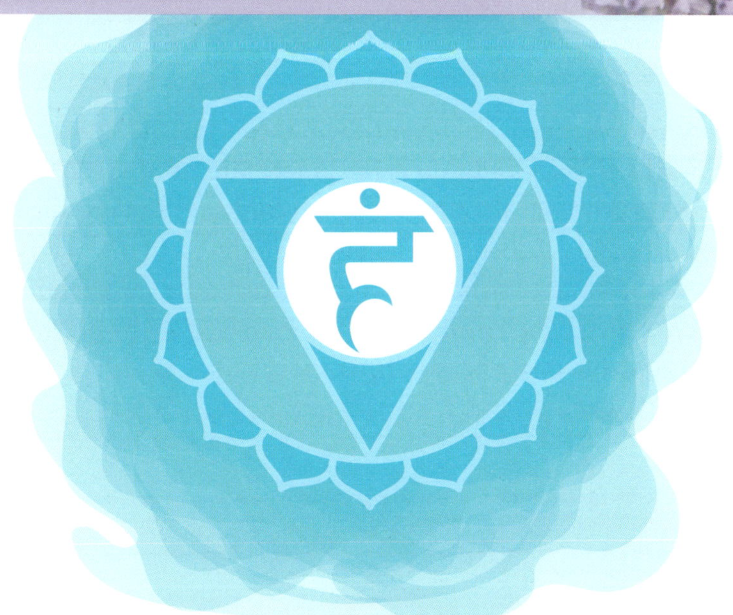

Das fünfte Chakra: Wahrheit, Kommunikation, Ausdruck

Dieses Chakra liegt mitten im Hals und betrifft das Thema der Kommunikation. Damit sind nicht nur Gespräche mit anderen gemeint, sondern vor allem auch unser Selbstausdruck. Wie bringen wir unsere Gefühle und Gedanken in eine Form, die anderen zeigt, wer wir sind? Das kann in der Kunst, in der Musik, im Tanz und im Gesang geschehen. Unser gesamter Brustkorb, der Hals- und Kieferbereich bekommen von diesem Chakra Energie. Solltest du Probleme mit der Schilddrüse haben, lohnt es sich, einmal anzusehen, wie sicher du dich fühlst, du selbst zu sein und dies auch zu zeigen. Der Hals ist auch der Vermittler zwischen dem Herzen und dem Kopf. Gedanken und Gefühle sollten keine Widersacher sein, sondern harmonisch miteinander arbeiten. Kannst du deine eigene

Wahrheit erkennen und leben? Kennst du deine Stärken und Schwächen? Vernimmst du deine innere Stimme und folgst ihr vertrauensvoll? Erlaubst du deiner inneren Führung, dich weise durch das Leben zu geleiten? Wenn du nicht die richtigen Worte findest, manchmal zu viel redest oder versehentlich andere verletzt, dich nicht traust, die Wahrheit auszusprechen oder für deine Bedürfnisse einzustehen, ist das Kehlchakra außer Balance.

ÜBUNG

Yoga für das Kehlchakra

Diese Übung ist spielerisch und lustig. Setze dich auf einer Unterlage auf die Fersen. Atme tief durch die Nase ein, und strecke beim Ausatmen die Zunge heraus – so weit es geht. Deine Augen rollen nach oben, du schaust Richtung Himmel. Lege deine Arme auf die Knie, und spanne sie stark an. Fahre deine Finger zu Katzenkrallen aus, und fauche laut wie ein Löwe! Mache das so oft und lange, wie du möchtest. Je nach Laune und Bedarf übst du nur 3 Minuten oder auch einmal 15 Minuten. Diese Übung kannst du auch zwischendurch im Stehen machen, sie eignet sich gut, um das Gefühl der Wut zu transformieren – vielleicht nicht direkt vor deinem Chef, der dich wütend gemacht hat.

Ort:	Kehlkopf
Farbe:	Hellblau
Themen:	Sprache, Kommunikation, Ausdruck, Wahrheit
Körper:	Nacken, Kiefer, Hals, Ohren, Stimmbänder, Luftröhre, Bronchien, obere Lunge, Speiseröhre, Arme, Schilddrüse
Blockade:	Schüchternheit, Angst, Verschlossenheit, Unsicherheit, Rationalismus
Harmonie:	Ausdruck, Integrität, Kommunikationsgabe, Inspiration
Ätherische Öle:	Salbei, Pfefferminze, Eukalyptus, Bergamotte, Cajeput, Eukalyptus, Fenchel, Grapefruit, Römische Kamille, Niaouli, Myrte, Ravensara, Sandelholz, Teebaum, Ysop

Die Farbe des Kehlchakras ist Hellblau. Lege dich auf eine Wiese, und betrachte den Himmel, lasse dich treiben. Oder entspanne dich an einem Gewässer, und lasse deine Augen über das Wasser schweifen. Stelle dir dabei vor, wie das Blau deine Kehle füllt und weiter in den Körper hereinströmt. Die Tiefe des Wassers oder die Weite des Himmels führen dich in deine eigene Mitte und in eine harmonische innere Balance. Aquamarin ist ein hilfreicher Stein für die Kehle, Topas, Lapislazuli und Türkis ebenso. Trage sie als Halskette, sodass sie direkt auf das Chakra wirken. Singen tut dir ebenfalls gut, auch Schreien im Wald oder im Auto, sodass sich angestaute Wut lösen kann.

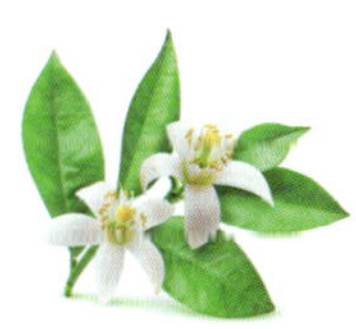

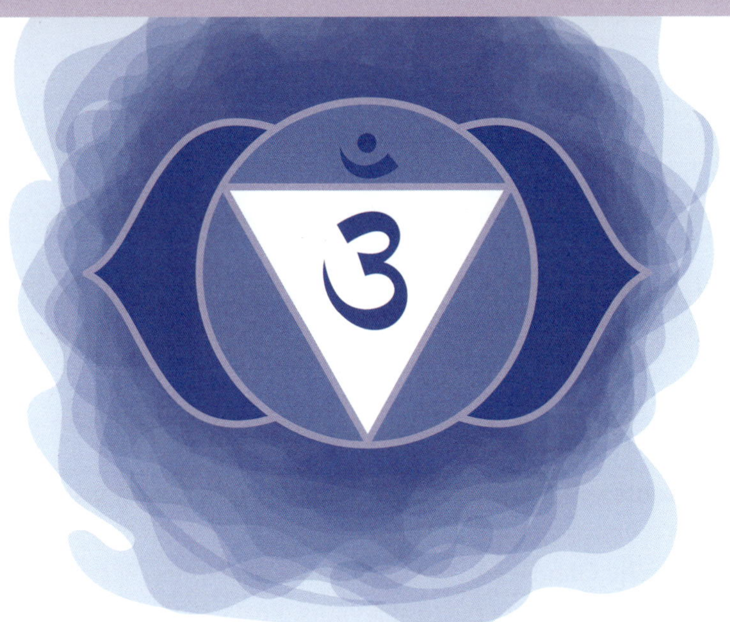

Das sechste Chakra: Selbsterkenntnis, Reflexion, Spiritualität

Du kennst bestimmt den Begriff »sechster Sinn« für Vorahnungen. Hier haben sie ihre Heimat, im Dritten Auge. Mit ihm können wir Kontakt zu anderen Ebenen und Wesen knüpfen und übersinnliche Wahrnehmung entwickeln. Die Themen des Chakras sind Selbsterkenntnis und Selbstreflexion. Ist es aktiv, hast du einen wachen Verstand, bist geistig fit und wendig, offen und unvoreingenommen. Bei Blockaden wird es dir schwerfallen, den Fokus zu halten, dich auf einen Text zu konzentrieren oder ein Projekt so zu konzipieren, dass die Schritte logisch und strukturiert sind. Auch Sehstörungen, Schlafschwierigkeiten und Nasennebenhöhlenprobleme werden mit dem Stirnchakra in Verbindung gebracht.

ÜBUNG

Yoga für das Stirnchakra

Setze dich auf einer Unterlage in den Fersensitz, und beuge dich so weit nach vorn über, bis deine Stirn den Boden berührt. Deine Arme liegen lang ausgestreckt neben dem Körper, die Finger zeigen nach hinten. Dies ist die »Kindshaltung« und sie wirkt sehr entspannend. Atme ruhig weiter, und ruhe dich in dieser Position aus, solange du es brauchst.

Ort:	zwischen den Augenbrauen
Farbe:	Indigo
Themen:	Spiritualität, Sehvermögen, Intuition
Körper:	Augen, Ohren, Nase, Nebenhöhlen, Gesicht, Kleinhirn, Hypophyse, zentrales Nervensystem
Blockade:	Kopflastigkeit, Isolation, Verwirrung
Harmonie:	wacher Verstand, Fantasie, Inspiration, Bewusstsein
Ätherische Öle:	Pfefferminze, Jasmin, Anis, Basilikum, Citronella, Eukalyptus citriodora, Echte Kamille, Kampfer, Lavendel, Limette, Lorbeer, Melisse, Muskatellersalbei, Myrte, Rosmarin, Verbene, Wacholderbeere, Zitrone

Unterstütze dich mit dunkelblauen Steinen wie Sodalith, Opal oder blauem Turmalin, und kleide dich in Blautönen. Sportliche Übungen bringen nicht so viel für das Stirnchakra, da es mehr um geistige Tätigkeiten geht. Doch Überkreuzübungen, die dafür sorgen, dass rechte und linke Gehirnhälfte verknüpft werden, sind hilfreich. Kreuze die Beine oder verschränke die Arme über dem Kopf. Dies kannst du 5- bis 10-mal machen, damit deine Hirnhemisphären besser zusammenarbeiten.

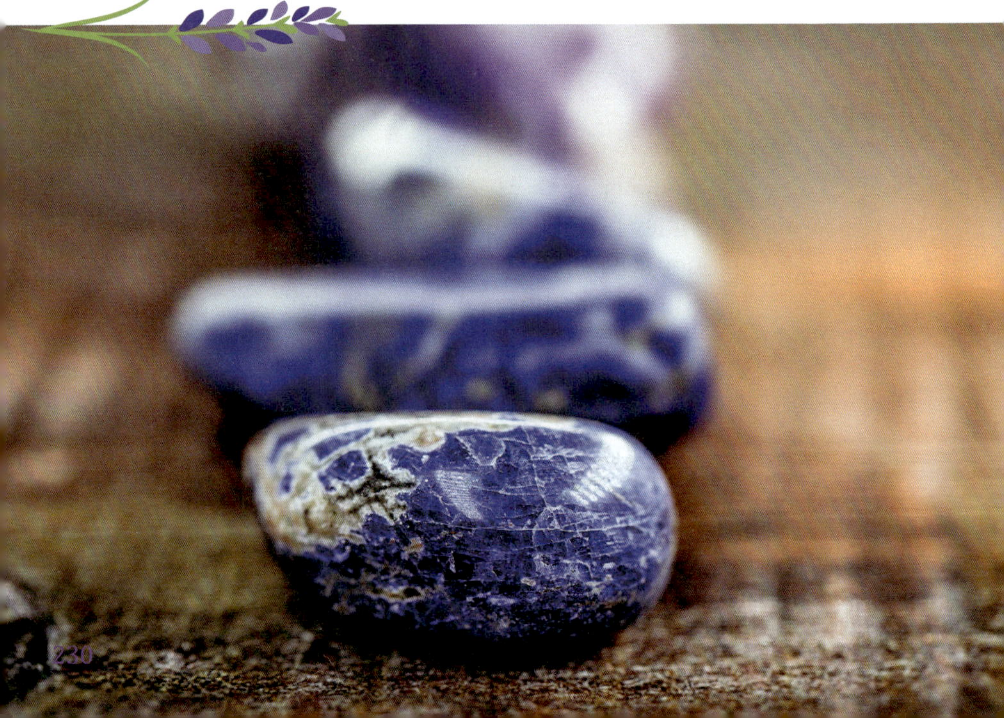

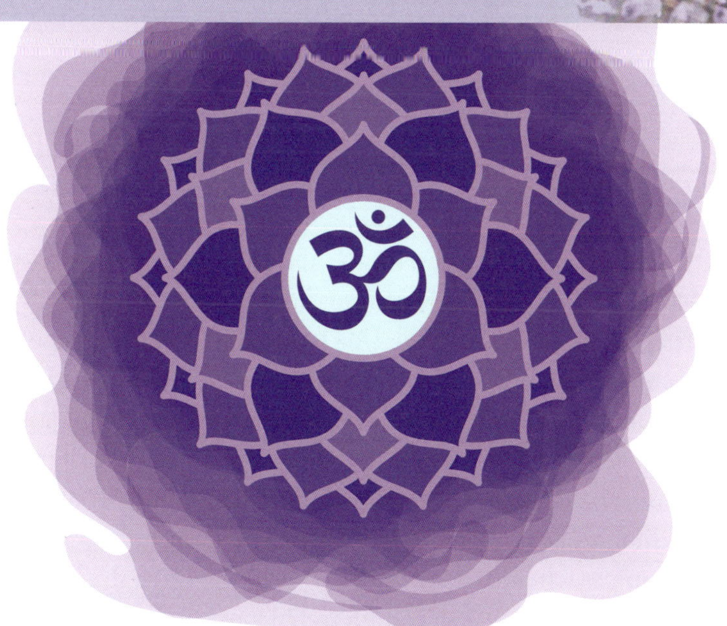

Das siebte Chakra: Weisheit, Erleuchtung, Anbindung

Oben auf dem Kopf sitzt das Kronenchakra als Tor zum Himmel. Von Erleuchtung zu sprechen, ist vielleicht etwas hoch gegriffen, doch gehören zu ihm Themen wie die bedingungslose Liebe, Glück, Wertefreiheit, allumfassende Weisheit und Güte. Bei diesem Zentrum geht es daher nicht um spezifische Themen, sondern eher um eine übergeordnete Balance und darum, Frieden mit den Erfahrungen, die wir im Leben machen, erlangen zu können. Das Gefühl, im Hier und Jetzt zu sein, sich nicht hetzen zu müssen und eine Verbindung mit allem, was ist, zu besitzen, entspringt einem harmonischen Kronenchakra.

ÜBUNG

Yoga für das Kronenchakra

Gehe in den Lotossitz oder, wenn dir das zu anstrengend ist, in den Schneidersitz. Du legst also die Füße auf die gegenüberliegenden Oberschenkel. Das nennt man »Padmasana«. Konzentriere dich auf deine Kopfmitte, den Scheitel, wo sich das Kronenchakra befindet. Gehe dann mit der Konzentration noch ein wenig weiter in den Raum darüber, erweitere dein Bewusstsein, als hättest du wirklich eine Krone auf. Wenn du in Meditation geübt bist, kannst du diese Übung gut 15 Minuten lang machen und sie mit einer Meditation verbinden. Als Anfänger reichen 2–3 Minuten. Du kannst die Zeitspanne langsam ausdehnen, je öfter du diese Übung machst.

Ort:	Scheitel, oben auf dem Kopf
Farben:	Violett, Weiß
Themen:	Ankommen, Anbindung
Körper:	Großhirn, Zirbeldrüse
Blockade:	Verunsicherung, Verwirrung, Konzentrationsschwierigkeiten
Harmonie:	Fülle, Verbindung mit dem Universum
Ätherische Öle:	Lotus, Elemi, Johanniskraut, Lavendel, Myrrhe, Narde, Pfefferminze, Rose, Sandelholz, Weihrauch, Ysop

Bergkristall und Diamant unterstützen das Kronenchakra. Nutze am besten die Farben Weiß und Violett. Eine besondere Musik gibt es hier nicht: Es ist die Stille, die dir hilft. Meditationen und Achtsamkeitsübungen sind empfehlenswert. Einige findest du in diesem Buch.

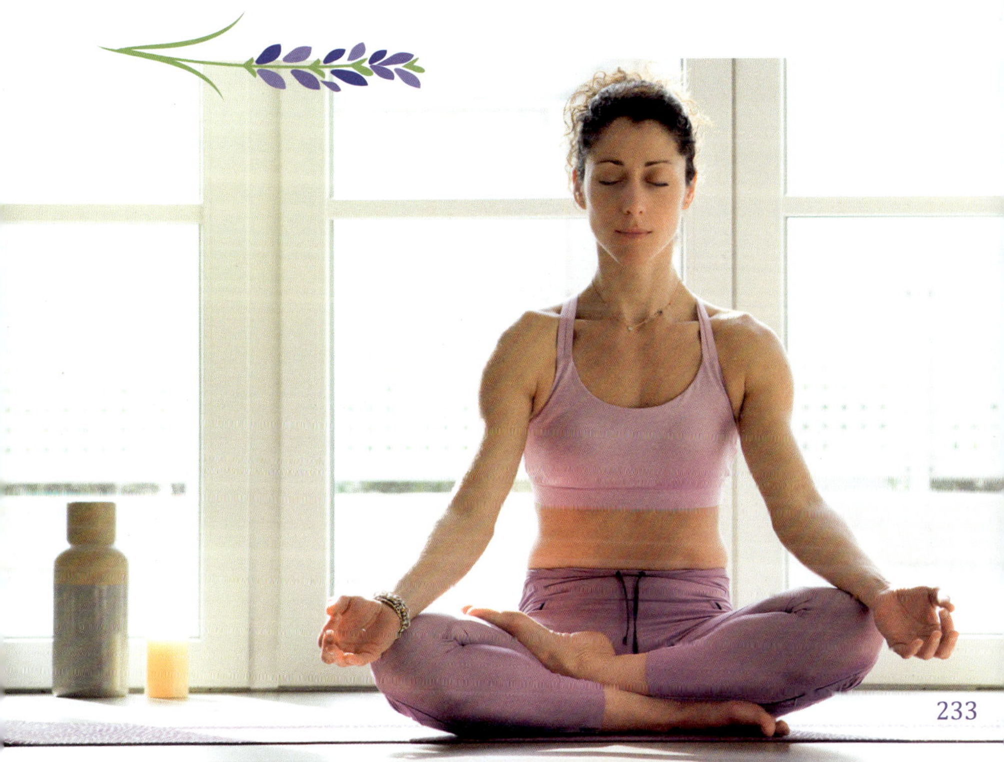

Die Emotionen
im Körper lesen

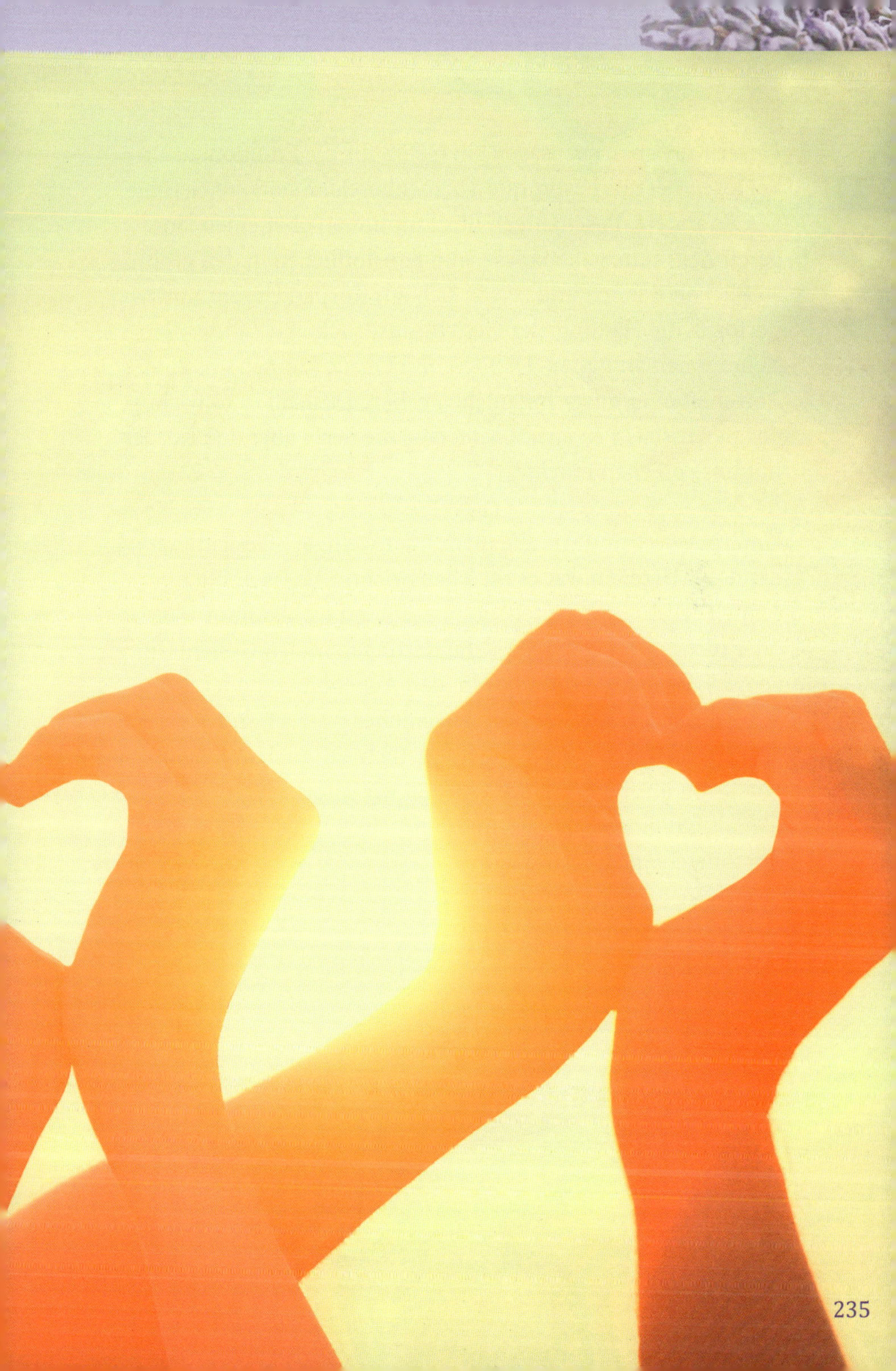

Unser Körper ist sozusagen ein Gefäß für die Emotionen. Dabei lösen bei uns bestimmte Themenbereiche stärkere Gefühle aus als andere. Beschäftigen uns Emotionen über einen längeren Zeitraum, gehen diese vom feinstofflichen in den grobstofflichen Bereich und zeigen sich am Körper. Unsere Körperform, die Haltung, der Gesichtsausdruck, die Zähne, die Reflexzonen an Füßen, Händen und Ohren können uns eine Botschaft über unser Innenleben geben. Deshalb ist es wichtig, das Bewusstsein zu entwickeln, dass die Seele über den Körper mit uns sprechen möchte.

Unterbewusst sind wir alle mehr oder weniger »Gesichtleser«, denn vor Urzeiten war es oft lebenswichtig, dass wir blitzschnell erkennen konnten, ob uns jemand wohlgesinnt war oder nicht. Schon kleinste Veränderungen in den Gesichtszügen, z. B. an den Mundwinkeln, den Augenbrauen oder den Wangen, sagen uns, ob unser Gegenüber genervt, freudig, aggressiv, verständnisvoll oder ängstlich ist. Auch wenn wir Fotos von uns betrachten, erkennen wir sofort, ob es uns damals gut ging oder wir eine anspruchsvolle Lebensphase durchmachten.

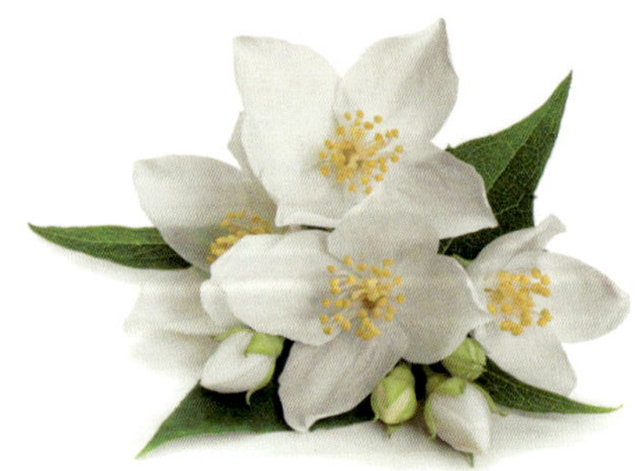

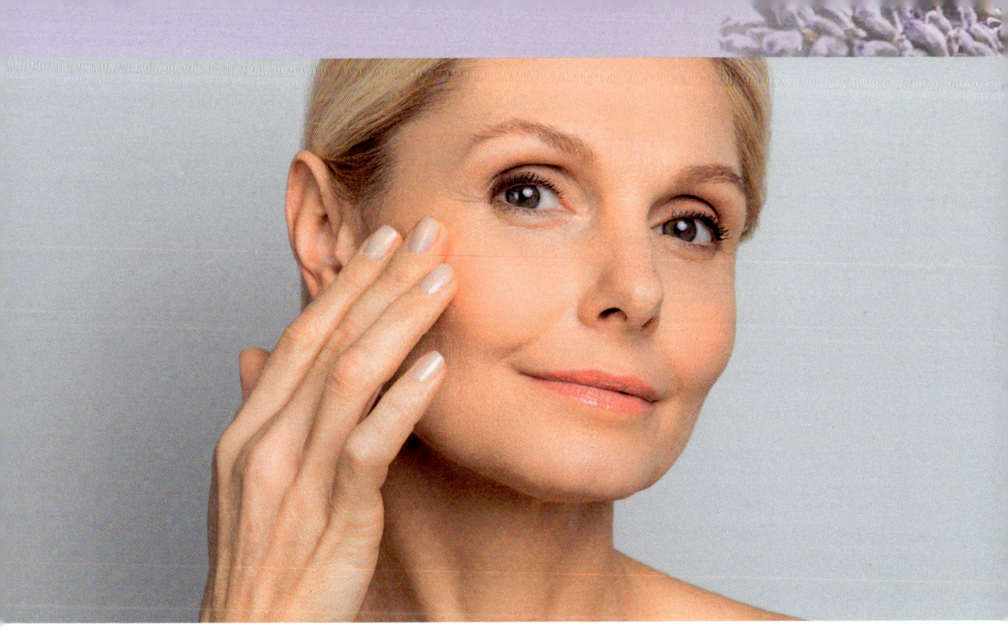

Das Gesicht

Wenn uns dies bewusst ist, dann schauen wir auch unser Gesicht im Spiegel ganz anders an. Was fällt uns heute darin auf? Sehen wir Ärger oder Freude?
Wenn wir merken, dass unser Mund zusammengepresst oder verkniffen ist, wir die Augen klein machen und die Stirn runzeln, können wir einen Moment innehalten und unsere Gesichtsmuskulatur bewusst entspannen.

Du hast nun schon viele ätherische Öle kennengelernt und weißt, was dir helfen kann: Brauchst du mehr Freude? Dann wähle Zitrusdüfte. Fehlen dir gerade Frieden und Harmonie? Dann könnten dich Blütendüfte unterstützen. Benötigst du mehr Erdung und Stabilität? Dann sind die Baumdüfte gute Helfer.

DER DUFTENDE TIPP

Um den Unterkiefer zu entspannen, verreibe 1 Tropfen des ätherischen Öls, das dich aktuell anspricht, in den Händen, und atme bewusst den Duft ein und aus. Spüre dabei, wie sich die Muskulatur um deinen Unterkiefer entspannt. Knete 1 Minute lang mit Daumen und Zeigefinger das Gewebe vom Kinn bis zum Kiefergelenk, um es zu lockern. Lasse beim Ausatmen deine Lippen vibrieren. Vielleicht möchtest du herzhaft gähnen, um Anspannung und Stress loslassen. Anschließend schaust du gleich mit einem entspannteren Gesichtsausdruck in die Welt.

Wenn du das Gefühl hast, die Verspannung sitzt im Nacken und strahlt in dein Gesicht, dann mische je 5 Tropfen *Wintergrün* und *Pfefferminze* mit 5 ml Trägeröl, und fülle sie in einen Roll-on. Damit kannst du die Mischung im Nacken auftragen. Oder du gibst sie auf deine Schultern und massierst diese mit der jeweils gegenüberliegenden Hand. Streiche anschließend den Nacken aus.

Ist dein Gesicht angespannt, vielleicht weil du gerade ein unglückliches Gespräch mit einem Kunden, Kollegen, Vorgesetzten oder Partner hattest, gib 1 Tropfen ätherisches *Lavendelöl* in eine Hand. Reibe nun die Handflächen fest aneinander, als ob du ein Feuer entfachen möchtest, bis sie richtig warm werden. Als wären sie Waschlappen, streichst du mit ihnen über die Stirn, die Augen, um die Augen herum und die Wangen entlang. Zum Abschluss stütze die Ellbogen auf der Tischplatte ab, und lege dein Gesicht in deine duftenden, warmen Hände. Alle belastenden Gedanken und Gefühle werden aus deinem Gesicht gewaschen. Auch Fremdenergien lösen sich dabei.

Der Bereich unter den und um die Augen ist manchmal geschwollen. Das kann daran liegen, dass wir zu wenig Wasser getrunken haben, aber auch ein Hinweis auf eine überlastete Niere oder gestaute Lymphe sein. Dahinter stecken oft Beziehungsthemen, die den Energiefluss blockieren. Bei der Entlastung hilft eine Kompresse mit Zypresse. Fülle dafür eine Schüssel mit warmem oder kaltem Wasser, je nach deiner Vorliebe, und gib 1 Tropfen *Zypressenöl* hinein. Tauche ein Gästehandtuch in die Schüssel, wringe es aus, und lege es dir über die Augen.

Wenn du extrem viel Stress hast, sieht dein Gesicht eventuell manchmal aufgedunsen aus. Das liegt an der erhöhten Stresshormonausschüttung. Ist dauerhaft viel Adrenalin im Blutkreislauf, dann wird auch vermehrt Bauchfett gebildet. Sobald du solche Zeichen bei dir wahrnimmst, plane mehr Pausen und Regenerationszeiten ein. Um die Wirkung wirklich zu sehen, ist es spannend, 30 Tage lang jeden Tag ein Foto von dir zu machen. Je mehr du in die Entspannung kommst, desto weicher wird dein Gesichtsausdruck sein – und vielleicht verschwinden auch ein paar Stresspfunde. Ätherische Öle, die dich darin unterstützen, den Adrenalin- und Cortisolpegel zu senken, sind *Orange* und *Mandarine*. Für unterwegs kannst du einen Roll-on mit je 5 Tropfen dieser ätherischen Öle und *Lavendel* füllen.

Viele von uns sind »Vanille-Junkies«. Vanilleeis, Vanillepudding, Vanillesoße … lösen regelrechte Glücksgefühle aus und wecken schöne Erinnerungen an die Kindheit. In Versuchen wurde festgestellt, dass Kinder, die durch Ersatzmilch auf Vanille getrimmt waren, auch im Erwachsenenalter besonders auf den Geschmack ansprachen. Tomatenketchup, in den kaum wahrnehmbar Vanillearoma gemischt war, wurde von ihnen bevorzugt.[19] Tatsächlich haben wir Vanillerezeptoren in unserem Körper, an denen die Duftmoleküle andocken und unser Wohlbefinden unterstützen.

19 Vgl. https://taz.de/Vorlieben-beim-Essen/!5138987.

Der Knackpunkt dabei: Vieles, was mit Vanillegeschmack angeboten wird, enthält künstlich im Labor hergestelltes Vanillearoma, das sogenannte Vanillin. Es liefert nur den Geschmack, jedoch nicht die Wirkung der natürlichen Vanille. Der Bedarf an Vanille ist nämlich viel höher als der Ernteertrag, der bei rund 37.000 Tonnen pro Jahr liegt. Die Vanilleschoten wachsen an einer Orchideenart, Vanilla planifolium, auch Bourbon-Vanille genannt. Bei der Ernte und Verarbeitung braucht es große Achtsamkeit. Sind die Schoten noch nicht reif, können sie im Fermentationsprozess, durch den erst der typische Vanillegeruch entsteht, den wir so lieben, Schimmel ansetzen. Aus den Schoten kann kein ätherisches Öl hergestellt werden, sondern ein Oleoresin. Um diesen Extrakt zu gewinnen, werden die fermentierten Vanilleschoten in ein Lösungsmittel gelegt, das die Aromastoffe herauszieht. Verwendung finden Hexan, Aceton, Ethanol und Methanol. Wir bevorzugen in natürlichem Lösungsmittel wie Ethanol aus Zuckerrüben extrahierte Oleoresine. Anschließend wird der Stoff destilliert und in einem Öl verdünnt. Das Oleoresin enthält ätherische Öle und weitere sekundäre Pflanzenstoffe.

Vanille riecht auf dem Handgelenk aufgetragen toll und entfaltet sein Aroma erst durch die Körperwärme. Die Inhaltsstoffe fördern Freude, Zufriedenheit und Entspannung. Vanille wirkt sich auch anregend auf das Gehirn und die Durchblutung aus und hat für Männer aphrodisierende Eigenschaften.

DER DUFTENDE TIPP

Ein Massageöl mit einer Vanillenote reduziert bei einer Partnermassage Stress, erhöht die Lebensfreude und regt die Lust des Mannes an. Mische dafür 20 Tropfen *Vanilleoleoresin*, 10 Tropfen *Zedernholz* und 5 Tropfen *Orange* mit 50 ml Trägeröl.

Vanille ist auch ein Fixateur, d. h., wenn es mit anderen ätherischen Ölen kombiniert wird, haften diese länger. Wenn du Vanille magst, gib deiner Lieblingsmischung an ätherischen Ölen noch eine sanfte Vanillenote, und benutze sie als Parfüm. Damit gehst du garantiert entspannt und gutgelaunt durch den Tag.

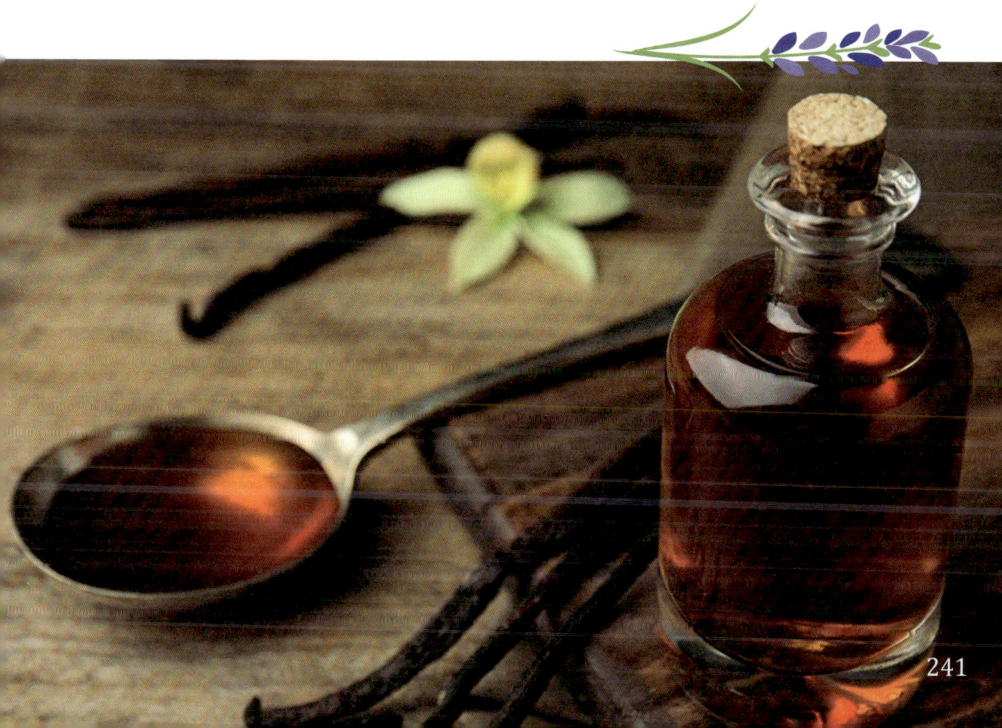

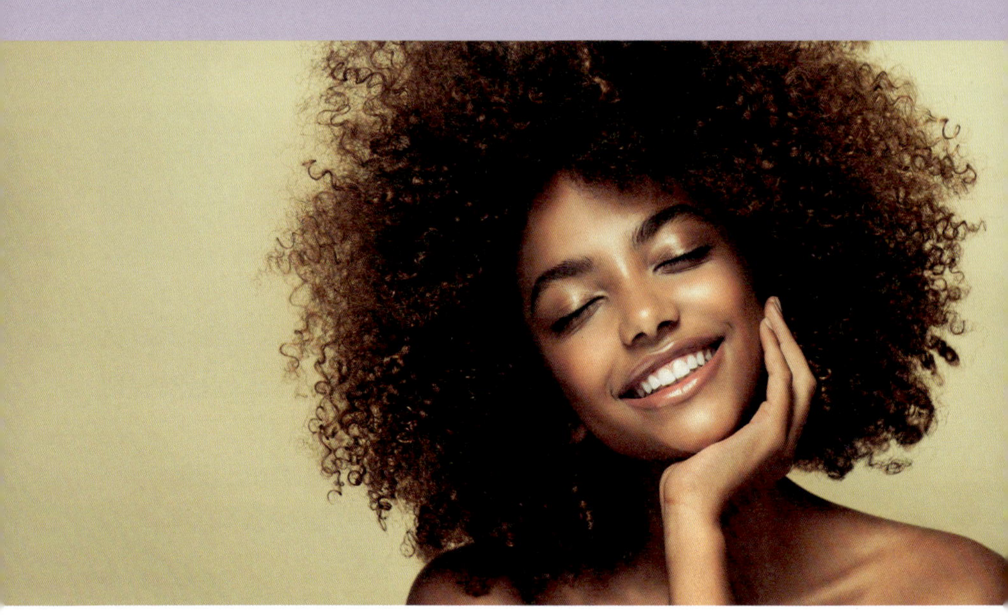

Die Haare

Auch die Haare können unser Innenleben nach außen tragen. Wenn wir uns körperlich nicht fit fühlen, hängen die Haare ebenfalls eher kraftlos herunter. Fühlen wir uns hingegen zentriert und in unserer Kraft, haben sie Volumen. Manchmal sind wir vollkommen zufrieden, wie unsere Haare fallen, und dann gibt es die »Bad-Hair-Days«, an denen man tun kann, was man will, sie sitzen einfach nicht. Ich, Karin, habe festgestellt, dass ich viel Fremdenergie mit den Haaren aufnehme. Wenn ich mich innerlich aufgeladen fühle, sind auch meine Haare statisch geladen. Deshalb ist es mir ein Bedürfnis, mir täglich die Haare zu waschen. Dabei benutze ich das Ritual zur energetischen Reinigung von Seite 133. Sonst habe ich das Gefühl, dass sich die Energie im Kopfbereich staut. Die Haare sind wie Antennen. In alten Kulturen bedeuteten lange Haare eine hohe spirituelle Anbindung. In anderen Kulturkreisen wurden zu bestimmten Ereignissen bewusst die Haare geschoren.

DER DUFTENDE TIPP

Gib in ein natürliches Haarshampoo 1 Tropfen ätherisches Öl, um das Frischegefühl im Kopfbereich zu verstärken. Im Sommer macht *Pfefferminze* nicht nur den Kopf klar, sondern pflegt auch den Haarboden und sorgt somit für ein gesundes Haarwachstum. Ebenso geeignet sind *Rosmarin* und *Lavendel.* Rosmarin wirkt anregend und ist daher eher für die morgendliche Dusche geeignet, Lavendel eher, wenn du dir abends die Haare wäschst, weil er die Entspannung fördert.

Ob die Haare matt oder glänzend aussehen, sagt viel über unseren emotionalen Zustand aus. In Zeiten hoher Stressbelastung steigt unser Mineralienverbrauch. Werden keine Mineralien über die Nahrung zugeführt, entzieht der Körper sie dem Haarboden, und die Haare sehen stumpf und kraftlos aus. Es kommt dann auch leichter zu Haarausfall.

Für viele ist der Besuch beim Friseur auch ein bisschen Seelenpflege. Sie genießen es, ihre Kopfhaut und ihre Haare verwöhnen zu lassen. Natürlich ist es besonders schön, diese Zuwendung von jemand anderem zu bekommen, aber zwischendurch kannst du dir auch eine Eigenanwendung gönnen. Früher sagte man, die Haare sollten am Tag 100 Bürstenstriche bekommen. Vielleicht siehst du gleich Filmszenen vor dir, in denen das lange Haar der Prinzessin von der Zofe in unendlicher Geduld gekämmt wird. Du schaffst wahrscheinlich keine 100 Bürstenstriche, aber 20–40 sind auch schon effektiv. Gib 1 Tropfen ätherisches **Rosmarinöl** auf eine Naturhaarbürste, und bürste dir damit kräftig das Kopfhaar. Dadurch wird die Durchblutung des Haarbodens angeregt, und fest hängender Stress löst sich. Durch das regelmäßige Bürsten musst du dir die Haare nicht so häufig waschen, weil der Talg wie ein Pflegemittel im Haar verteilt wird. Es sieht dann nicht fettig aus.

DER DUFTENDE TIPP

Für ein Haartonikum gib auf 150 ml gereinigtes Wasser 2 ml Wodka zum Stabilisieren, je 5 Tropfen *Zedernholz* und *Zypresse* und je 3 Tropfen *Lavendel* und *Rosmarin.* Fülle die Mischung in eine Sprühflasche. Schüttle die Flasche kräftig vor dem Anwenden.
Morgens und abends kannst du dieses Haartonikum auf die Haare sprühen und mit der Naturhaarbürste einarbeiten. Das ist Aurareinigung und Haarpflege in einem. Die Mischung regt zudem ein gesundes Haarwachstum an. Stelle dir beim Bürsten am Abend vor, wie du alles Belastende aus den Haaren kämmst.

Für manche stellt es eine mittlere Katastrophe dar, wenn sie das erste graue Haar an sich entdecken. Andere nehmen die »Weisheit« gelassen an. In der Traditionellen Chinesischen Medizin steht vorzeitiges Ergrauen mit der Lebensenergie in Verbindung, die von den Nebennieren verwaltet wird. Sie zu pflegen, kann das Ergrauen also möglicherweise hinauszögern (Seite 203).

Manchmal ergrauen Menschen über Nacht. Dann liegt oftmals eine Extremsituation zugrunde. Vielleicht hat derjenige von einem tragischen Todesfall in der Familie erfahren, und der Körper ging in einen tiefen Schock. Das Ergrauen ist dann ein Ruf des Körpers nach Unterstützung. Wir sollten darauf achten, den Stress und die Sorgen auszugleichen. Der Duft von **Orange, Lavendel** oder auch **Zeder** und **Schwarzfichte** geben wieder Erdung, Zuversicht und Entspannung. Betroffene sollten auch therapeutische Unterstützung suchen.

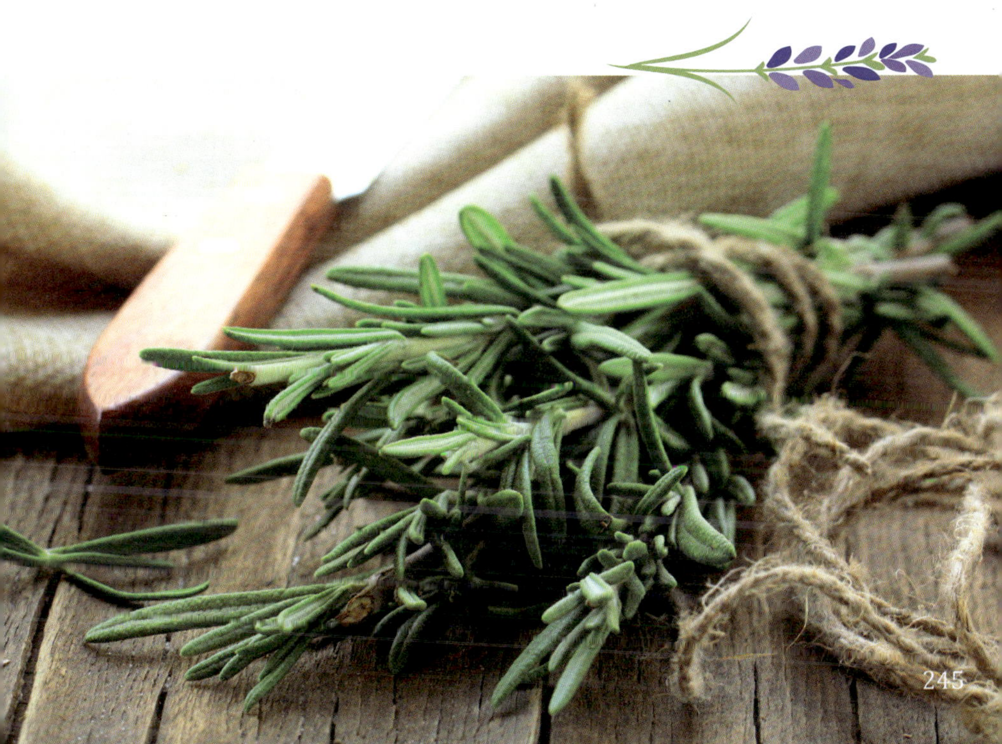

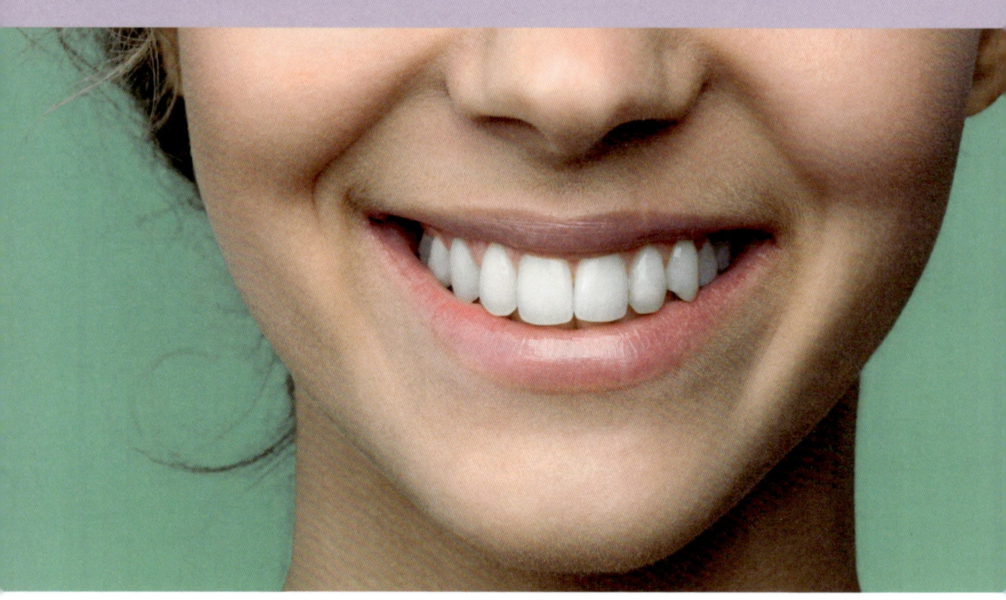

Die Zähne

Wir nehmen unbewusst wahr, ob jemand starke, strahlende oder vergilbte, schiefe Zähne hat, und schließen daraus auf seine Vitalität. Wenn wir mit Menschen sprechen, ist deren Erscheinungsbild ein Faktor, mithilfe dessen wir unbewusst überprüfen, ob sie glaubwürdig sind oder nicht.
Wenn wir das wissen, können wir uns bewusst bemühen, uns nicht nur von der Optik leiten zu lassen. Ich, Karin, habe schon oft ganz wunderbare Seelen getroffen, die auf den ersten Blick nicht unbedingt dem Schönheitsideal entsprachen und Zahnlücken hatten. Ein englisches Sprichwort sagt: »Don't judge a book by its cover«, »Bewerte ein Buch nicht nach seinem Einband.«

Die Zähne halten uns unser ganzes Leben auf Trab. Wer ein Baby im ersten Lebensjahr begleitet hat, weiß, wie schmerzhaft

es sein kann, bis die Zähnchen durchgebrochen sind. In der Kindheit und Jugend kommt der Zahnwechsel, und manchmal muss man sich von einem Zahn trennen. Daran hängen immer auch viele Emotionen.
Jeder einzelne Zahn ist mit dem ganzen Menschen verbunden und gibt auch Hinweise auf blockierte Körperbereiche, Organe und Meridiane. Außerdem lässt sich jedem Zahn ein emotionaler Themenbereich zuordnen. So lässt es sich interpretieren, wenn ein Zahn Beschwerden macht, jedoch keine funktionalen Störungen zu erkennen sind.

Der Volksmund kennt Ausdrücke wie »da muss man sich durchbeißen«, »der hat Biss«, »jemandem auf den Zahn fühlen« oder »auf dem Zahnfleisch gehen«. Sie weisen darauf hin, dass die Zähne und die Nerven eine enge Verbindung haben. In stressigen Phasen ist oftmals auch unser Kieferbereich stärker belastet, weil wir unbewusst die Zähne zusammenbeißen und mahlen. »Knirscher« arbeiten die Tagesbelastung in der Nacht ab. Dabei kann es zu sehr starkem Druck kommen. Gebissschienen, die über Nacht getragen werden, helfen, den Kiefer zu entlasten. Auch entspannende Düfte im Schlafzimmer unterstützen die Erholungsphase. **Lavendel, Zedernholz** oder **Vetiver** in einem Diffuser eignen sich gut dafür.[20]

20 Mehr zum Thema »ganzheitliche Zahngesundheit« findest du in dem Buch von Karin Opitz-Kreher und der Zahnärztin Jutta Schreiber »Ätherische Öle für gesunde und schmerzfreie Zähne«.

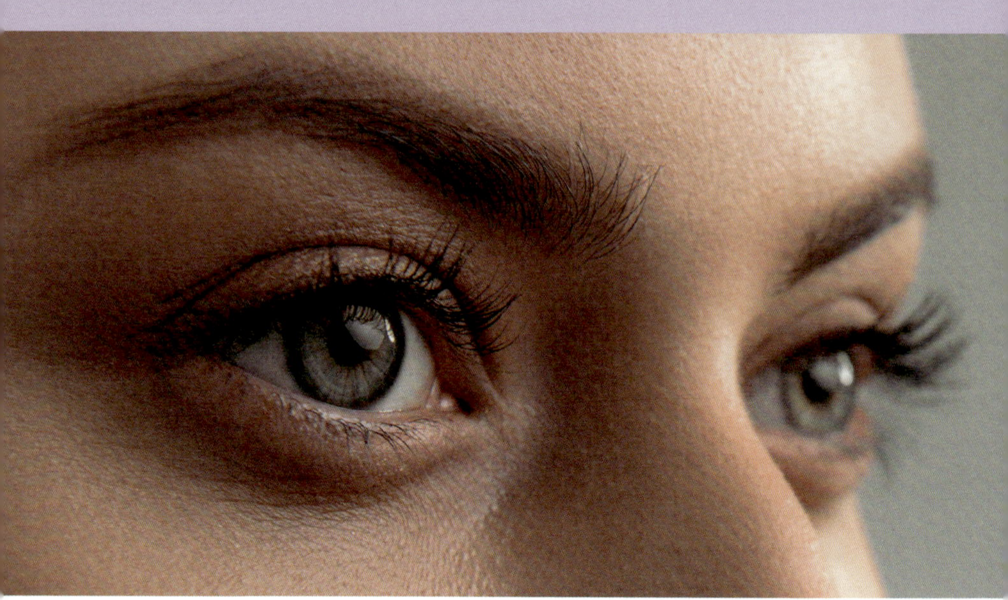

Die Augen

Augen können uns anstrahlen oder trüb und leer wirken. Sie gelten als das »Tor zur Seele«. Über einen tiefen Blickkontakt gewähren wir anderen, uns zu berühren. Wir können mit den Augen sprechen, Freude, Liebe, Hingabe ebenso wie Trauer, Sorge, Härte oder Wut ausstrahlen. In Zeiten, in denen der restliche Teil des Gesichts meist von einer Maske bedeckt ist, bekommt dies besondere Bedeutung für unser Zusammenleben.

Wenn der Organismus mit Alltagsgiften überlastet ist, erscheinen die Augen trüb. Ist die Leber überlastet, dann erkennen wir das an einem Gelbstich der Sklera, der weißen Haut um die Iris. Jemand, der eine Reinigungskur für Darm und Leber gemacht hat, dessen Augen strahlen hingegen. Über die Augen können wir also subtil wahrnehmen, wie der innere Zustand unseres Gegenübers ist. Z. B. kann lang anhaltende

Wut die Leber schwächen, und irgendwann färben sich die Augen gelblich. Dann sollte man den Körper mit Bitterstoffen und Leberwickeln entlasten. Dafür eignen sich **Rosmarin** und **Ledum.** Die Niere zu entlasten, helfen **Wacholder, Zitrone** und **Grapefruit** über den Reflexpunkt auf der Fußsohle.

Auch die Pupillengröße sagt etwas über unseren emotionalen Zustand aus. Sind die Pupillen weit, dann sind wir eher emotional und kreativ. Bei verengten Pupillen sind wir fokussiert, analytisch und logisch. Wir können hieran auch ablesen, ob unser Gegenüber entspannt oder gestresst und aufgeregt ist.

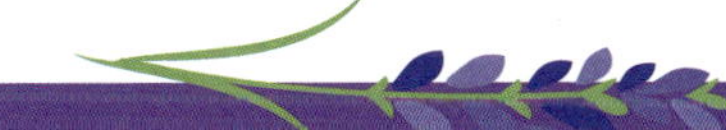

DER DUFTENDE TIPP

Um die Augen zu entspannen, ist eine Lavendelkompresse wunderbar. Fülle in eine Schüssel warmes, aber nicht zu heißes Wasser und 1 Tropfen ätherisches *Lavendelöl.* Tauche ein Gästehandtuch hinein, und wringe es aus. Lege es dir auf die geschlossenen Augen, solange es schön warm und angenehm ist. Das entspannt die Augenmuskulatur und gibt ein Wohlgefühl.

Wenn du an dir erkennst, dass dir die Liebe im Blick fehlt, kannst du die Kompresse auch mit der Frequenz der bedingungslosen Liebe aufladen, indem du 1 Tropfen *Rose* verwendest.

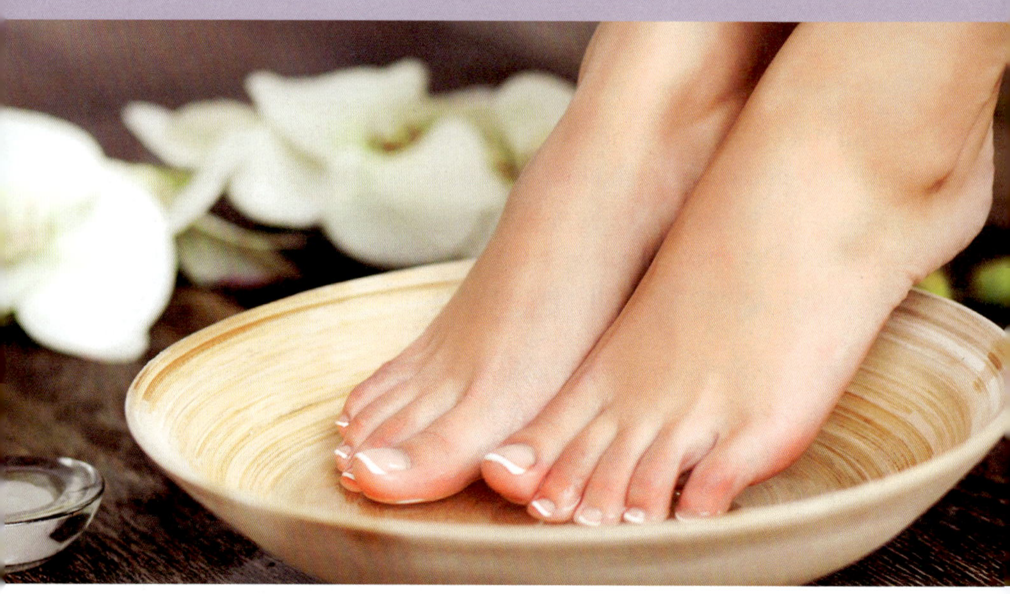

Die Füße

Einer unserer bevorzugten Orte, um die ätherischen Öle aufzutragen, sind die Fußsohlen. Die Leistenhaut hier ist nicht so empfindlich, jedoch sehr aufnahmefähig. Zum Start in den Tag ist es empfehlenswert, je 1 Tropfen **Zitrone** und **Pfefferminze** auf die Fußsohlen zu geben und sie einzumassieren. Das gibt Schwung, und wir schenken unseren Füßen und Zehen mehr Aufmerksamkeit und können wahrnehmen, wenn sie sich gegebenenfalls verändern.

Über die Reflexzonen können wir den ganzen Körper erreichen. Eine sehr einfache Möglichkeit ist, zu schauen, ob gelbe oder gerötete Stellen auf der Fußsohle sind. Gelbe Stellen weisen auf eine Übersäuerung hin, die auch mit säuerlichen Gefühlen in Zusammenhang stehen kann. Rötungen können durch Entzündungen im Körper hervorgerufen werden.

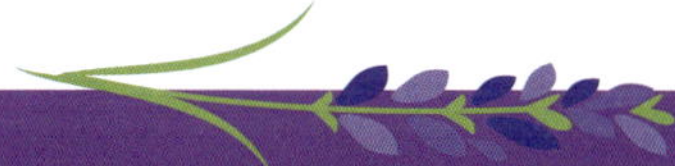

DER DUFTENDE TIPP

Wenn wir auf diese Weise Störungen erkennen, können wir unseren Körper mit Fußbädern entlasten. Die Füße sind unsere »zweiten Nieren« und helfen beim Ausleiten von Giftstoffen.

Gib in eine geeignete Schüssel 1 EL unraffineriertes Vollsalz, 3 Tropfen *Zypressenöl* und warmes Wasser. Die Zypresse fördert einen guten Lymphfluss und wirkt reinigend auf das Blut. Stelle deine Füße in die Schüssel. Wenn das Wasser abkühlt, kannst du es immer wieder mit warmem Wasser aufgießen. Achte darauf, dich dabei nicht zu verbrennen.

Wenn die Füße abgetrocknet sind, kannst du sie mit einer Body-Butter aus Kokosöl, Sheabutter und *Limettenöl* pflegen. Wenn du sehr trockene Füße hast, trage die Butter großzügig auf, und ziehe dir dann Baumwollsocken an.

Du kannst deinen Füßen auch eine regelrechte Pflegemaske gönnen. Verrühre dafür 1 EL Honig, je 5 Topfen ätherisches *Lavendel-* und *Mandarinenöl* und 2 Tropfen *Teebaumöl.* Lavendel und Mandarine entspannen und sorgen für eine angenehme Stimmung. Teebaum hilft gegen Fuß- und Nagelpilz. Honig bindet Gifte.

Verteile die Mischung am besten nach einem Fußbad auf den Füßen. Gieße die Fußwanne noch nicht aus, du kannst darin später die Maske abwaschen. Da die Mischung etwas klebrig ist, ziehe am besten Baumwollsocken an, und lasse die Maske mindestens 20 Minuten einziehen. Im Sommer kannst du die Maske auch im Freien auftragen und dann nur ein Handtuch unterlegen.

Wenn die Honigmaske abgewaschen ist, spüre ganz bewusst in deine Füße hinein. Normalerweise fühlen sie sich warm, lebendig, prickelig und präsent an. Ein angenehmes Fußgefühl wirkt sich auch auf das allgemeine Wohlbefinden aus, entspannt und reduziert Stress.

Laut der erfahrenen »Fußfrau« Angelique Thill-Riesner[21] erzählen die Füße die eigene Lebensgeschichte. Sie dienen als Landkarte der Seele, auf der kein Pinselstrich zufällig ist, denn in der Form und Länge der Füße findet das Leben seinen Ausdruck.

Der rechte Fuß gibt dabei Einblick in die Ursachen und zeigt, was man aus sich macht. Der linke Fuß spiegelt wider, was augenblicklich wirklich gelebt wird und wie die Gefühle verarbeitet werden. Wie auf den Handflächen finden sich auch auf den Fußsohlen manchmal markante Linien. Lang andauernde oder einschneidende Ereignisse hinterlassen ihre Zeichen. Jede Falte, Linie, Schwiele oder Hornung sowie die Farbe der Füße verraten etwas über den emotionalen, körperlichen und mentalen Gesundheitszustand sowie über Talente, Fähigkeiten und Potenziale.

Auch die Stellung der Zehen weist auf aktuelle Geschehnisse hin. Jeder einzelne Zeh hat seine eigene Bedeutung, und Veränderungen sind Ausdruck für Verdrängtes, Aktuelles und die persönliche Entwicklung. Der große Zeh zeigt die Kommunikationsfähigkeit und den ganzen Menschen auf dessen persönlichem Lebensweg. Die weiteren Zehen sind dreigliedrig, wobei das Grundglied immer den Körper vertritt, das zweite den Verstand und das dritte die seelische und spirituelle Komponente. Die Form der Zehenkuppen lässt einen Blick in unsere Persönlichkeit zu. Ob rund, kantig, spitz, Flaschenhals, Reservoir oder verbreitert, zeigt sie, wie wir der Welt begegnen. Runde Kuppen sprechen für vorsichtige und harmonische Menschen, spitze Zehenenden dagegen für ungeduldige und explosive. Große Lücken zwischen den Zehen repräsentieren Verzögerungen und Blockaden im Energiefluss.

---

21 Weitere Infos zu ihr und ihrer Methode findest du auf www.zoemiefussdiagnostik.de.

Durch äußerliche Einflüsse und durch psychische Veränderungen des Menschen können sich Zehen und Fuß tatsächlich sichtbar verändern. Um die Wandlung selbst beurteilen zu können, kannst du pro Jahr ein Fußbild malen. Stelle dich einfach auf ein Blatt Papier, und lasse am besten von jemand anderem den Umriss deines Fußes abzeichnen. Nach einem Jahr kannst du dann wieder in die Schablone steigen und mit einer anderen Farbe einen neuen Umriss zeichnen. Das macht sichtbar, wie der Fuß sich dynamisch verändert.

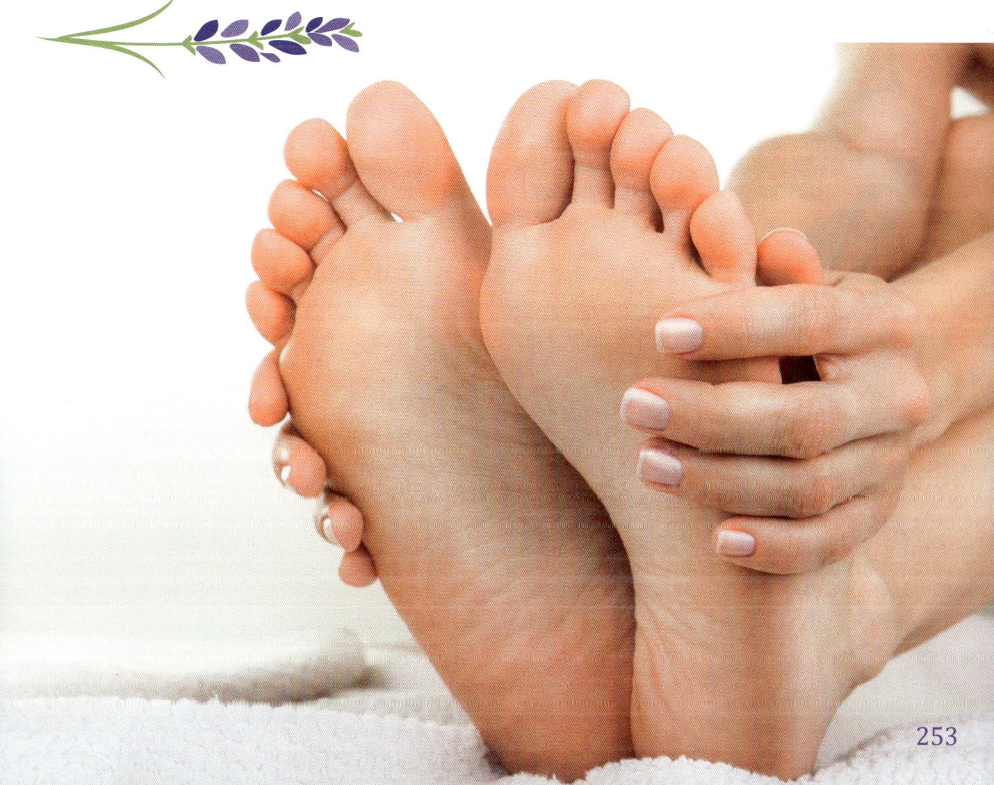

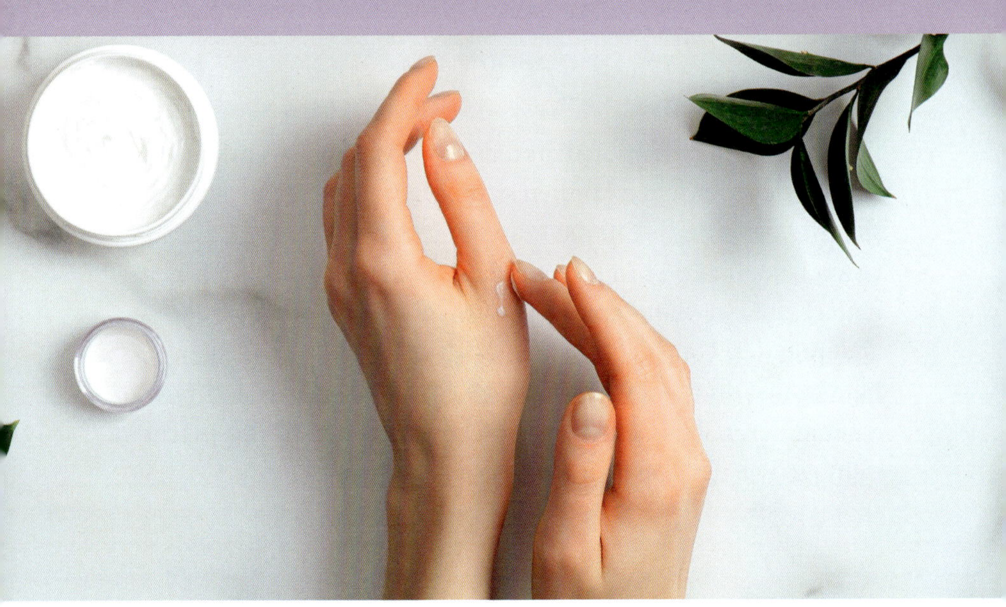

Die Hände

Auch auf den Handinnenflächen haben wir Leistenhaut, die nicht so empfindlich ist. Daher werden sie oft für Anwendungen mit ätherischen Ölen benutzt. Während die Füße tagsüber oft in Strumpfhosen, Socken und Schuhen stecken, sind unsere Hände immer griffbereit. Wir können einfach 1 Tropfen des gewünschten ätherischen Öls in die Hand geben, um uns einen Moment dem Duft hinzugeben und uns zu erfrischen und zu energetisieren.
Selbst in den öffentlichen Verkehrsmitteln kannst du 1 Tropfen Öl auf die Hand geben und Finger für Finger durchmassieren. Dadurch harmonisierst du ganz umkompliziert das gesamte Meridiansystem.

ÜBUNG

Fingeryoga

In emotionalen Schieflagen kannst du mit Fingeryoga-Übungen, sogenannten Mudras, einen ausgleichenden Impuls setzen. Indem du sie mit einem ätherischen Öl kombinierst, wird die Wirkung noch intensiviert.
Verreibe 1 Tropfen deines Lieblingsöls in den Handflächen, und lege die Hände dann locker auf den Oberschenkeln ab. Führe nun nacheinander die Daumenspitzen mit den Kuppen der weiteren Finger beider Hände zusammen. Dadurch wird jeweils ein Energiekreis geschlossen.

- Die Verbindung von Daumen und Zeigefinger energetisiert Beine und Unterleib und aktiviert das Wurzelchakra.
- Die Verbindung von Daumen und Mittelfinger fördert die Geduld.
- Die Verbindung von Daumen und Ringfinger verleiht Sicherheit und Stabilität und verbessert den Energiefluss.
- Die Verbindung von Daumen und kleinem Finger stärkt die Intuition.

Diese Fingergymnastik hat Auswirkungen auf den ganzen Körper und fördert deine Flexibilität auf allen Ebenen.

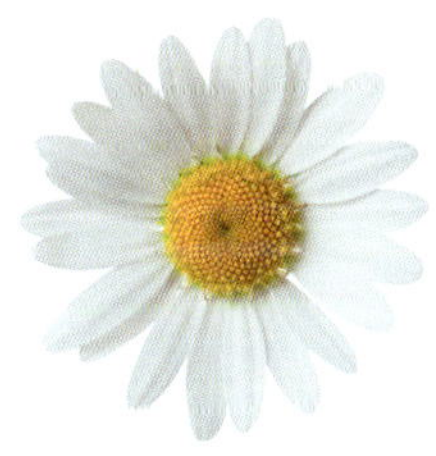

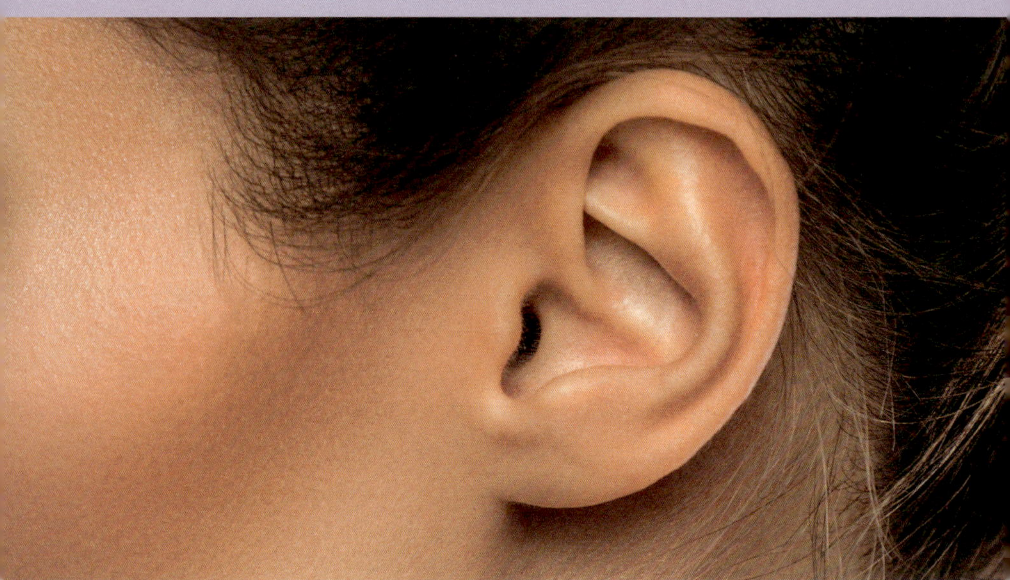

Die Ohren

Auch am Ohr haben wir Reflexzonen sowohl für die körperliche Ebene als auch für emotionale Themen. Daher lassen sich hier gut ätherische Öle auftragen. Bringe sie aber nicht ins Innere des Ohres, sondern arbeite nur mit benetzten Fingern am Außenohr. Durch Akupressurgriffe wird die Durchblutung angeregt und das ätherische Öl besser aufgenommen und transportiert.
Taste mit Daumen und Zeigefinger vom Ohrläppchen den Rand der Ohrmuschel entlang, und spüre, ob du schmerzhafte Punkte findest. Diese sind blockierte Bereiche.
Benetze dann die Zeigefingerkuppe mit dem ätherischen Öl, und bringe es an der Stelle auf. Massiere sie kräftig, und spüre, wie sich der Schmerz auflöst.

- Vaterthemen: **Zedernholz**
- Mutterthemen: **Rose**
- Depression: **Weihrauch, Bergamotte, Zitrone, Sandelholz**
- Überforderung: **Ylang-Ylang, Schwarzfichte, Wacholder**
- Überlastung: **Blauer Rainfarn, Ylang-Ylang, Geranie, Sandelholz**
- Wut, Hass: **Ylang-Ylang, Geranie, Zypresse, Blauer Rainfarn**
- Angst: **Orange, Lavendel, Schwarzfichte**
- Offenheit (zu große oder zu geringe): **Angelikawurzel**
- Vision (entwickeln, fördern): **Zedernholz, Sandelholz, Koriander, Salbei, Patchouli, Bergamotte, Zimt, Ingwer, Ylang-Ylang, Geranie, Muskatnuss**
- Ablehnung: **Rose, Ylang-Ylang**
- Selbstmitleid: **Rose, Ylang-Ylang, Melisse, Weihrauch**
- Mitleid, Schulgefühl: **Rose, Zedernholz, Blauer Rainfarn**

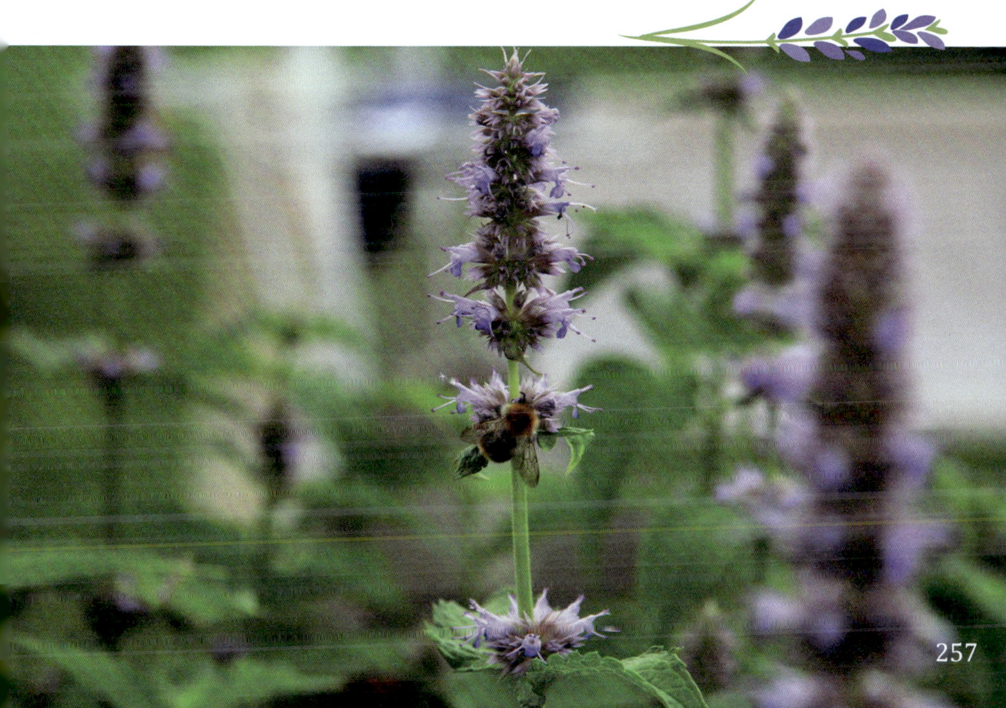

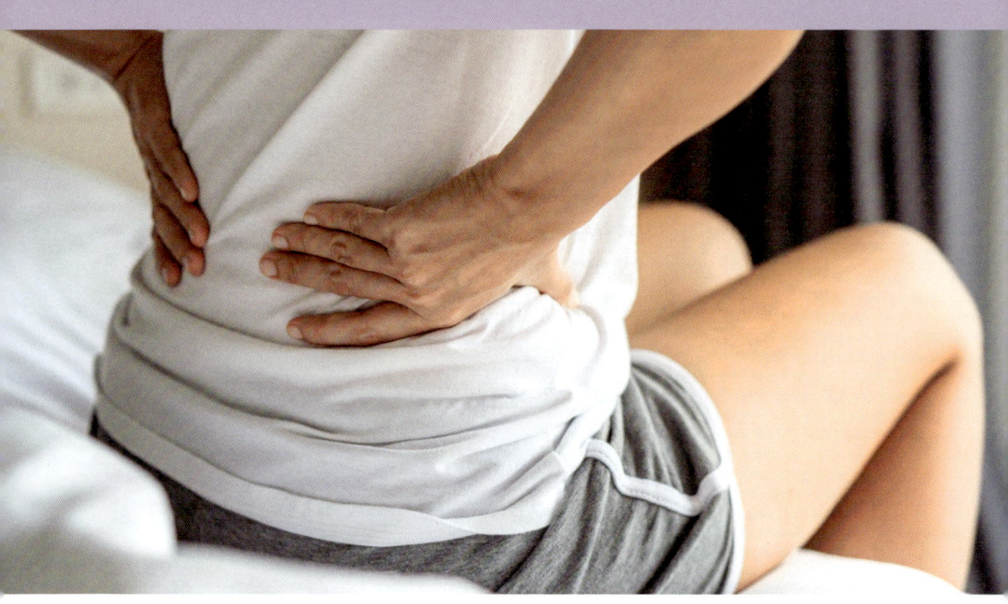

Die Wirbelsäule

Jedes Segment der Wirbelsäule kann Organen, aber auch bestimmten Themenkomplexen zugeordnet werden. Während das Baby im Mutterleib heranwächst, wirkt die Wirbelsäule wie ein emotionaler Speicherplatz.
Wenn man Rückenschmerzen hat, denkt man zunächst an eine schlechte Haltung, einseitige Belastung, die Bandscheiben, einen eingeklemmten Nerv. Das alles kann dahinterstecken. Doch die Belastungen können auch von der emotionalen Ebene kommen.

Im Bereich der Wirbelsäule verläuft das zentrale Nervensystem. Über dem Atlas in Richtung Schädelkante ist ein kleines Loch, die Medulla oblongata, durch das eine Verbindung vom Rückenmark zum Gehirn verläuft.

Hier ist der Zugang zu den vitalen Funktionen wie Verdauungssystem, Atemfunktionen und Herz-Kreislauf-System. Bringen wir an dieser Stelle die ätherischen Öle auf, können wir auf einen sehr sensiblen Bereich einwirken. Sie können zügig wirken, da die Haut an dieser Stelle sehr dünn und aufnahmebereit ist.
Möchtest du deinem Partner, deiner Partnerin tiefe Entspannung ermöglichen, dann trage hier ein ätherisches Öl auf, und arbeite es mit dem Fingernagel des Zeigefingers ein. Mache zusätzlich eine Abrollbewegung mit dem ersten Fingerglied auf der Medulla oblongata. Dadurch kann das ätherische Öl besonders gut vom Nervensystem aufgenommen und weitergeleitet werden.

Im Nacken und am Hinterkopf laufen auch viele Muskeln zusammen. Unsere Gesichtsmuskulatur einschließlich der Augenmuskulatur ist im Nacken verknüpft. Sie ist nicht darauf ausgelegt, dass wir stundenlang auf einen PC-Bildschirm oder ein Handy starren. Dadurch verhärten die Muskeln, und die Augen fühlen sich übermüdet und verkrampft an, der Nacken verspannt sich. Bringen wir Entlastung in den Bereich der Halswirbelsäule und der Schädelkante, dann löst sich die Anspannung im ganzen Körper. Auch der Gesichtsausdruck wird sofort entspannter und gelöster.

ÜBUNG

Entspannungsmassage

Der- oder diejenige, die du massieren möchtest, sollte sich auf einer Massagebank auf den Bauch legen oder in einen speziellen Massagestuhl, der ein entspanntes Sitzen ermöglicht, während der Rücken frei ist. Die Anwendung dauert bis zu 1 Stunde. Die Kleidung muss dabei nicht abgelegt werden, solange du die komplette Halswirbelsäule erreichst.

Trage ein ätherisches Öl nach Wahl auf den Bereich der Medulla oblongata auf, und arbeite es ein, indem du 10-mal mit dem Fingernagel des Zeigefingers hin- und herklappst.

Umgreife den Schädel mit den Händen, und rolle die Fingerkuppen vom Ohr aus in Richtung Medulla oblongata ab. Es ist eine Mischung aus Akupressur und Akupunktur. Es piekst ein wenig, doch die meisten empfinden das als entlastenden Wohlfühlschmerz.

Trage das ätherische Öl auf der gesamten Halswirbelsäule auf, und streiche es ein.

Fühle mit der Fingerkuppe des Zeigefingers zwischen die Wirbelkörper. Übe dabei keinerlei Druck aus! Du legst den Finger nur auf und spürst, wie sich dieser Bereich anfühlt. Manchmal nimmst du deutlich einen kleinen Spalt wahr, manchmal eher eine Verwachsung. Sobald du den Zwischenraum gefunden hast, vibrierst du das ätherische Öle dort sanft ein, ohne zu drücken oder zu schieben. Gehe auf diese Weise Segment für Segment bis zur Medulla oblongata.

Setze die Daumen auf dem Rückenstrecker im Halsbereich auf, und rolle sie ab, wobei du mit dem Daumennagel in den Be-

reich hineindrückst. Durch diesen Reiz wird die Durchblutung angeregt und das ätherische Öl in die Tiefe transportiert. Nach der Massage sollte der Empfangende noch 15 Minuten ausruhen.
Wenn die Massage entspannend wirken soll, verwende das ätherische Öl von **Weihrauch, Lavendel, Zedernholz, Sandelholz, Baldrian** oder **Vetiver. Pfefferminze** wirkt aktivierend. Damit habe ich, Karin, auch schon einen Migräneanfall erfolgreich bearbeitet.

Ich, Karin, habe diese Anwendung einmal mit jemandem gemacht, der so große Flugangst hatte, dass er kurz vor Betreten des Flugzeuges in Panik ausbrach. Da ich immer ätherische Öle bei mir habe, bot ich ihm diese kleine Anwendung an, und er konnte sich beruhigen. Für solche spontanen Einsätze kann der Empfangende sich umgekehrt auf einen Stuhl setzen und die Arme auf die Rückenlehne legen, um den Kopf darauf zu betten. Steht auch kein Stuhl zur Verfügung, setzt sich der Empfangende auf den Boden, du dich vor ihn, und er lehnt den Kopf an deine Brust. Auch das wirkt für viele schon beruhigend oder zumindest erheiternd, hat sich aber bewährt.

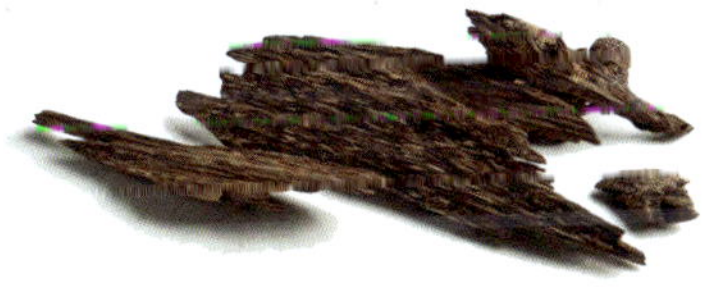

ÜBUNG

Emotionales Klärungsritual

Aus antiken Aufzeichnungen ist bekannt, dass die Menschheit sich schon seit mindestens 6000 Jahren mit ätherischen Ölen unterstützt. Im alten Ägypten glaubte man, dass es wichtig sei, sein emotionales Gepäck vor dem Übergang in die geistige Welt klein zu halten. Wer es sich leisten konnte, gönnte sich ein mehrtägiges Reinigungsritual. Mit kostbaren ätherischen Ölen wurde der Körper von Priesterinnen gesalbt, während sie die Füße und die Schultern hielten, um ein Energiefeld aufzubauen. Nach Sonnenuntergang wurden rituelle Waschungen durchgeführt.

Wir schleppen oft emotionalen Ballast mit uns herum. Die Vergangenheit können wir nicht verändern, doch wir können unsere Einstellung dazu verändern und uns neu ausrichten. Dabei, schlechte Erfahrungen aus dem Zellbewusstsein zu löschen und sich für die Zukunft neu auszurichten, können die ätherischen Öle, die auf unser limbisches System im Gehirn wirken, eine gute Unterstützung sein. So, wie wir immer wieder unser Haus putzen, sollten wir auch unsere Emotionen immer wieder einmal klären.

Heutzutage ist es nicht realistisch, sich 3 Tage lang von 2 Therapeutinnen behandeln zu lassen. Doch es gibt eine Möglichkeit, selbst eine Klärung durchzuführen. Diese Anwendung wird in einzelnen Schritten am Stück durchgeführt, du kannst dich aber auch jeden Tag einem Schwerpunktthema widmen, etwa Vertrauen, Loslassen oder In-der-Gegenwart-Sein.

Eröffne den Raum für diese Anwendung mit einer Ölemischung aus **Weihrauch, Geranie, Kampfer, Blauem Rainfarn** und **Schwarzfichte.** Diese Kombination zu riechen, fördert den Ausgleich der körperlichen, emotionalen und mentalen Ebene.

Über die Jahre können sich einige Situationen ansammeln, in denen man Groll verspürt – manchmal auch gegen sich selbst. Daher ist es wichtig, sich und anderen zu vergeben. Wenn du die Entscheidung triffst, dass du dir von den belastenden Erlebnissen der Vergangenheit keine Energie mehr abziehen lassen willst, kannst du in die Vergebung gehen. Mische **Melisse, Rose, Geranie, Sandelholz, Weihrauch, Koriander, Angelikawurzel, Lavendel, Bergamotte, Zitrone, Ylang-Ylang, Jasmin, Strohblume, Römische Kamille** und **Palmarosa** in einem neutralen Trägeröl zusammen, und trage es um den Bauchnabel herum auf. Dort befinden sich manchmal Energieschnüre, die uns in einem Thema gefangen halten. Mit dieser Anwendung holst du deine Kraft zu dir selbst zurück.

Jedes Mal, wenn du dich ärgerst, schwächst du deine Leber. Eine Mischung aus **Ylang-Ylang, Geranie, Sandelholz, Blauer Zypresse, Davana, Jasmin, Kamille, Blauem Rainfarn, Rose, Grapefruit, Mandarine, grüner Minze, Zitrone** und **Ocotea** in einem neutralen Trägeröl hilft dir, die schwächenden Gefühle loszulassen und die Lebensfreude einzuladen. Trage sie auf die Leber rechts unterhalb des Rippenbogens auf.

Oft hängen wir nostalgischen Gedanken nach oder sinnieren über die Zukunft. Doch dadurch verändert sich nichts in der Gegenwart. Um die Vergangenheit loszulassen und in der Gegenwart anzukommen, um die Zukunft zu gestalten, hilft dir eine Mischung aus **Schwarzfichte, Ylang-Ylang** und **Neroli**. Trage sie auf die Herzgegend auf, und inhaliere den Duft aus deinen Händen.

Kannst du dich noch daran erinnern, wie du dich als 3-jähriges Kind gefühlt hast? Wenn du eine schöne Kindheit hattest, war wahrscheinlich das Gefühl von Unbeschwertheit vorwiegend. Unser Inneres Kind, das keine Sorgen und Ängste kennt, das unternehmungslustig, entdeckungsfreudig und voller Lebensfreude ist, können wir wieder erwecken. Aromen, die das Spielerische in uns fördern, sind **Orange, Mandarine, Ylang-Ylang, Sandelholz, Neroli, Zitronengras, Blaufichte** und **Jasmin.** Inhaliere diese Mischung aus deinen Händen. Zum Abschluss der Übung schließt du mit der ersten Ölemischung den Raum wieder. Massiere dir damit die Füße.

Führe die einzelnen Schritte sehr langsam durch, und mache zwischen ihnen mindestens 15 Minuten Pause. Die Mischungen sind zum Teil richtige Blumenbouquets. Wenn du bedenkst, dass der Duft sekundenschnell eine Reaktion im Gehirn auslöst und die ätherischen Öle auf körperlicher Ebene innerhalb weniger Minuten in jeder Zelle ankommen, dann kannst du dir vorstellen, welches Feuerwerk in dir gezündet wird.

Als ich, Karin, dieses Ritual das erste Mal anwendete, machte ich keine Pausen. Ungefähr 30 Minuten nach dem Ende hatte ich das Gefühl, als ob ein Gullideckel in mir aufging. Alles, was ich lange Zeit unterdrückt hatte, meldete sich mit aller Wucht. Mein Puls raste. Ich habe wirklich gedacht, jetzt sterbe ich. Die genannten Ölemischungen sind sehr kraftvolle Helfer, um alte emotionale Wunden zu bearbeiten. Sei also achtsam.

Wenn du dich den Ölen vorsichtig nähern möchtest, kannst du dir ein Spray daraus machen. Mische sie mit Wasser, und fülle sie in eine Sprühflasche. Daraus gibst du einen Sprühstoß in deine Aura. Du kannst auf diese Weise jeden Themenbereich für 1 Monat bearbeiten, um die größten Brocken aus dem Weg zu räumen, bevor du das eigentliche Ritual durchführst.

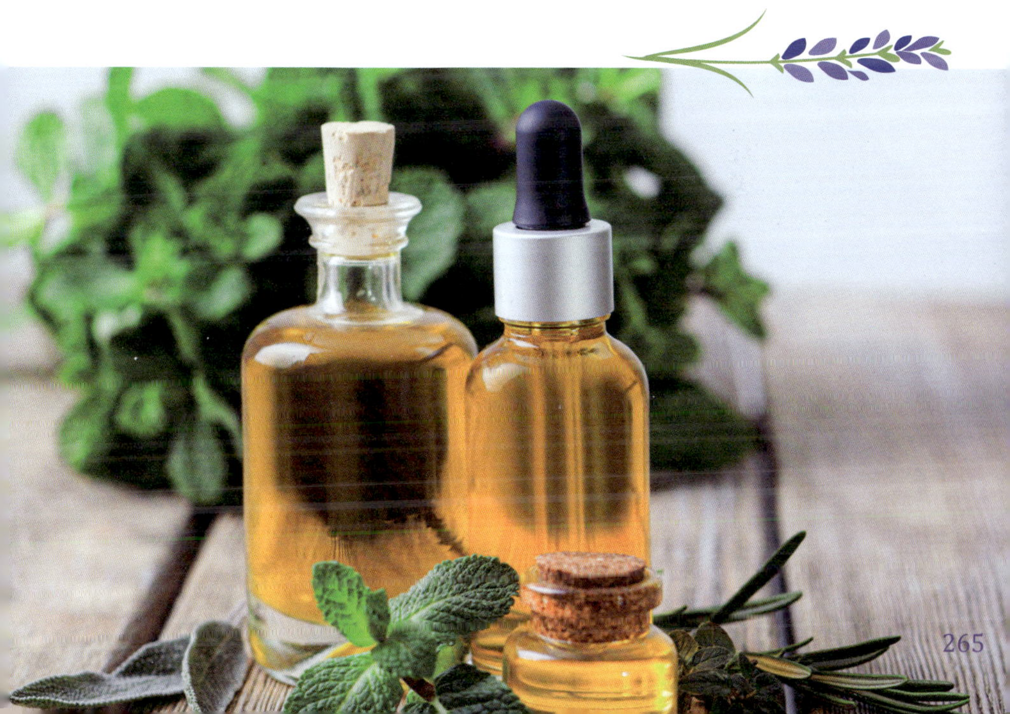

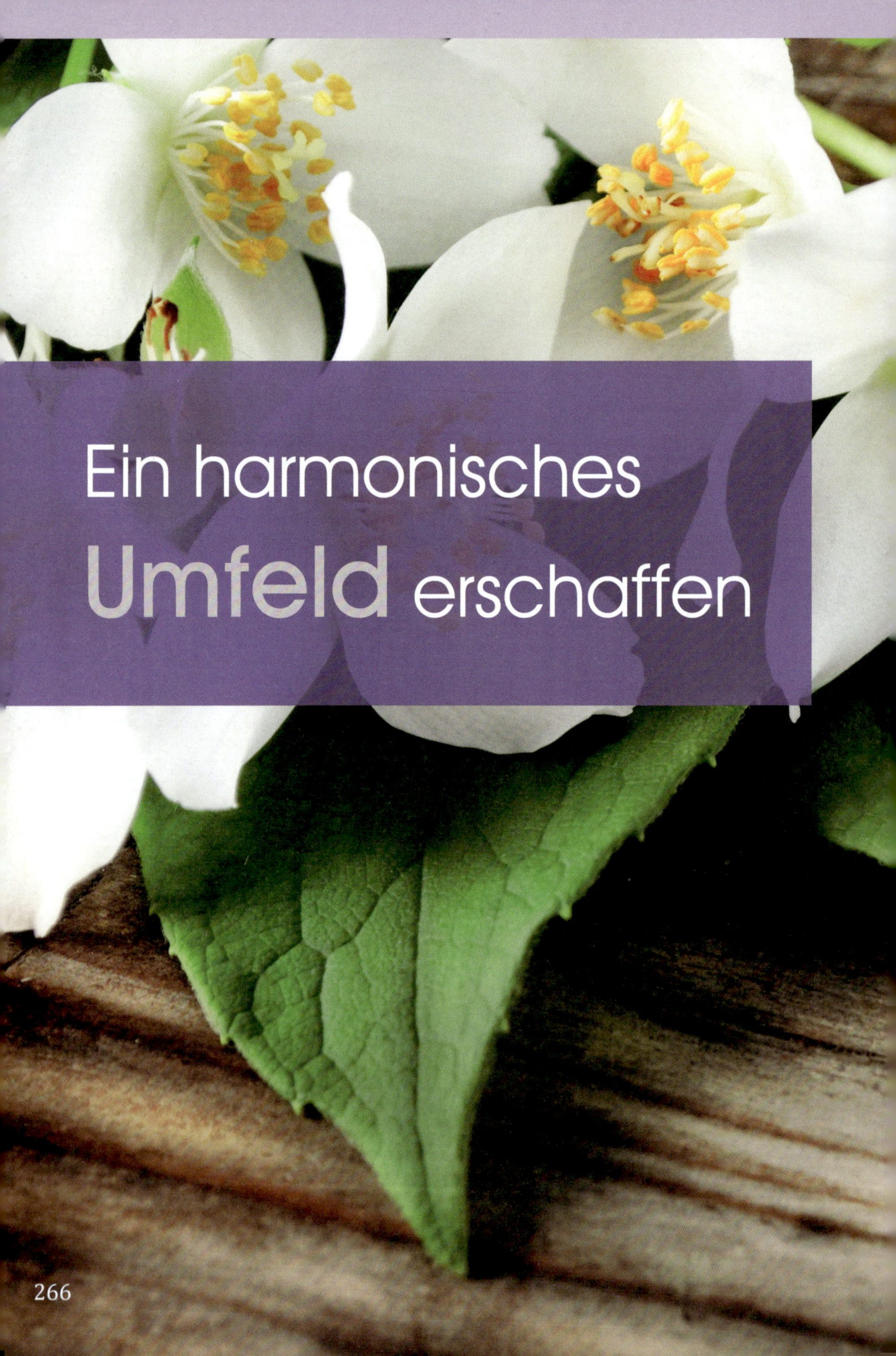

Ein harmonisches Umfeld erschaffen

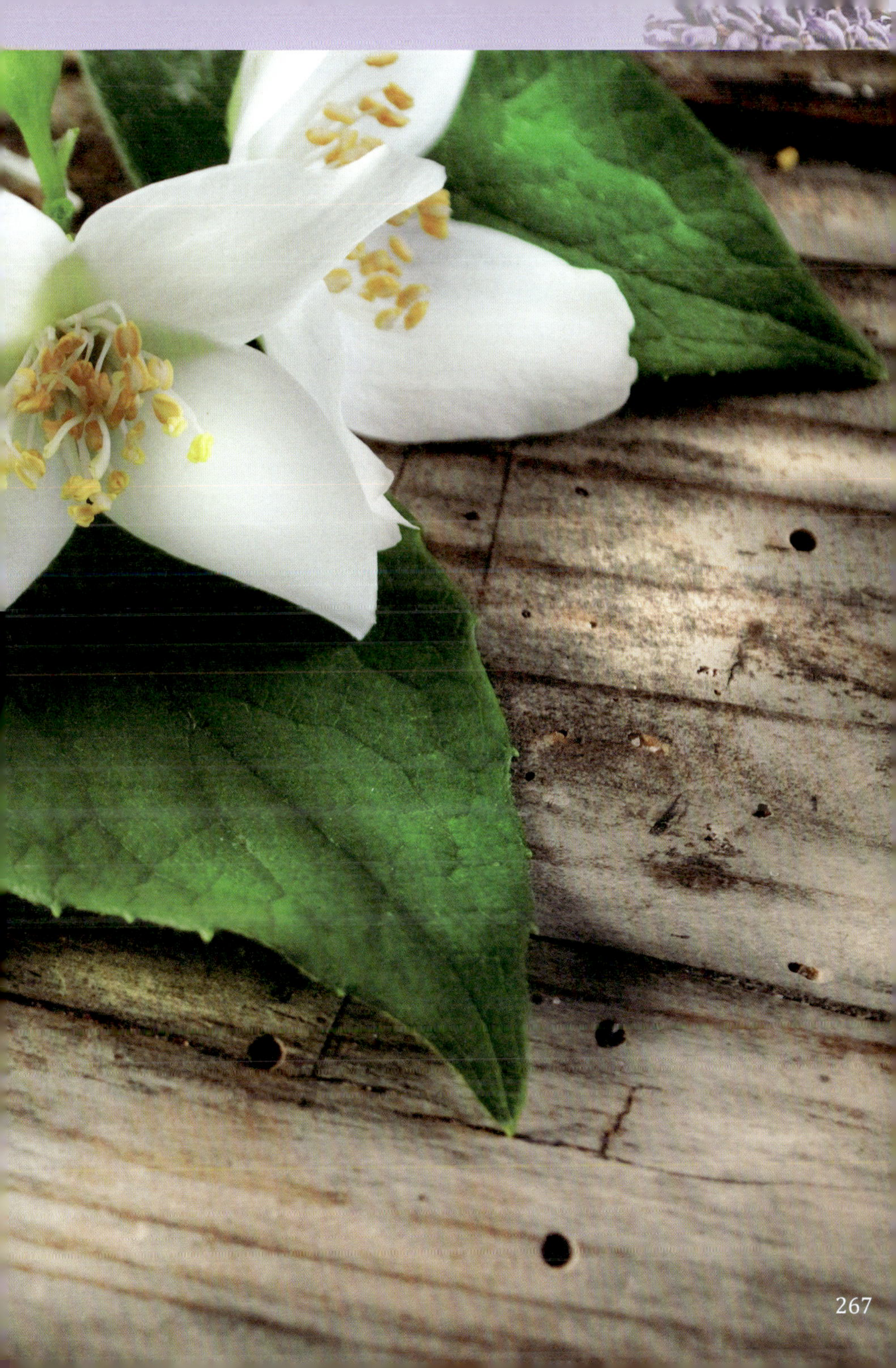

Wir haben nun viel darüber gesprochen, wie wir uns selbst in einen stabileren Zustand bringen können. Ein harmonisches Umfeld festigt diesen zusätzlich. Du hast bestimmt auch schon einmal die Erfahrung gemacht, dass du einen Raum betrittst und unmittelbar eine angenehme, einladende Atmosphäre wahrnimmst. Und in einem anderen Raum findest du einfach keinen gemütlichen Platz und möchtest dich nicht lange darin aufhalten.

Einer meiner, Karins, spirituellen Lehrer sagte einmal: »Wenn du dein Leben in Ordnung halten willst, räume deine Wohnung und deine Schränke auf.« Wenn Harmonie in mir ist, dann wird sie sich auch im Außen spiegeln. Das ist ein Naturgesetz: Wie innen, so außen.
Da alles eine Schwingung, eine Frequenz hat, macht es einen Unterschied, welche Farben, welche Formen und auch welche Düfte im Wohnumfeld verwendet werden. In einer Welt, die uns in vielen Bereichen Energie raubt, ist es umso wichtiger, unsere eigene Wohnung so zu gestalten, dass sie uns wieder auflädt. Das Zuhause sollte wie ein Kokon sein, der uns schützt, in dem wir uns erholen können, in dem wir unsere Kreativität stimulieren können und in dem wir in unsere eigene Kraft kommen. Hierzu braucht es keine teuren Möbel. Manchmal bringt schon das Umstellen des Vorhandenen einen neuen Impuls, der einen Klärungsprozess in Gang setzt.

Im Jahr 2018 ist meine, Karins, älteste Schwester plötzlich verstorben, und wir mussten ihre Wohnung auflösen. Bei vielen Stücken fiel es uns schwer, diese wegzuschmeißen oder wegzugeben. Zu viele Erinnerungen hingen daran. Mein Mann und ich brachten einen Umzugswagen voller Sachen in unser Haus.

Kurz nach ihrem Tod wollten wir einfach das Gefühl haben, noch die Energie meiner Schwester bei uns zu haben. Das meiste davon stand auf dem Speicher und kam auch nie aus den Kisten heraus. Drei Jahre später kaufte ich ein neues Regal für meine Öleflläschchen. Ich wollte mehr Ordnung in meine Aromasammlung bringen. Dieses Regal setzte eine Kette von Entscheidungen in Gang, an deren Ende wir 2 Container voll Zeug aus dem Haus geräumt und zusätzlich viel verschenkt und weitergegeben haben. Nun war der Zeitpunkt erreicht, an dem ich feststellte, dass der volle Speicher meine Energie blockierte. Dinge loszulassen, deren Zeit abgelaufen ist, wirkt ungemein entlastend. In diesem Prozess haben wir uns mit der **Zypresse** unterstützt. Sie half uns, die eingelagerten Erinnerungsstücke zu verabschieden. Wenn wir Stücke weitergegeben haben, reinigten wir sie zuvor energetisch, denn sie sollten frei von Altlasten sein. Dazu benutze ich ein Putzwasser aus einem giftfreien Haushaltsreiniger mit den ätherischen Ölen von **Zimt, Nelke, Rosmarin, Eukalyptus, Zitrone** und **Weihrauch.** Das benutze ich auch bei Gegenständen, die ich auf einem Flohmarkt gekauft habe.

Neue Lebensabschnitte spiegeln sich im Wohnumfeld: Die Familie wächst, und ein Zimmer muss zum Kinderzimmer umgewidmet werden. Wenn das Kind älter wird, gestaltet es dieses zum Jugendzimmer um und streift die Kindheit ab. Ich, Karin, musste da manchmal schlucken und dachte »Was, das wollt ihr weggeben?« Ich muss gestehen, manches habe ich aus dem Müll gefischt, um es zu meinen Erinnerungsstücken zu legen. Die Eltern meines Mannes, die beide über 80 Jahre alt sind, entschlacken gerade ihre Wohnung und geben bewusst Einzelstücke weiter. Mir ist es dann wichtig, für mich zu prüfen, ob ich das annehmen will oder es sich wie eine Verpflichtung anfühlt, etwas zu verwalten. Wenn der Gegenstand komische Gefühle auslöst, ist es sinnvoller, freundlich abzulehnen. Bei dem Prozess, hinzuspüren, was sich für einen selbst gut anfühlt, und die Entscheidung auch liebevoll zu kommunizieren, kann uns der Duft der **Rose** gut begleiten.

Jedes Wohnumfeld hat seine eigene »Duftsignatur«. In manchen Haushalten riecht man z. B., dass Tiere dort wohnen, die Turnschuhe der Kinder im Hausflur stehen, Gerichte aus anderen Ländern ausprobiert werden.
Menschen lieben es, Behaglichkeit über Düfte herzustellen. Dazu greifen viele leider zu billigen Duftsprays oder Duftkerzen. Solche künstlichen Duftstoffe sind für den Körper gefährlich und können Übelkeit und Kopfschmerzen verursachen. Mit den ätherischen Ölen können wir auf natürlichem Weg Wohlfühlbereiche im eigenen Wohnumfeld erschaffen. Im Hausflur könnte uns der freundliche, entspannende Geruch von **Orange** oder **Mandarine** empfangen, sodass wir den Arbeitsstress gleich draußen lassen. Im Wohnzimmer wünschen wir uns die Verstärkung von Gemütlichkeit, Gemeinsamkeit und Entspannung. Hierfür kannst du **Baumöle** in einem Diffuser vernebeln. **Balsamtanne** und **Orange** unterstützen die Entspannung, **Zitrone** kann zusätzlich eine sonnig-frische Note geben.
Im Schlafzimmer können wir mit ätherischen Ölen ein Wohlfühlambiente zaubern. Das fördert sowohl einen guten Schlaf als auch ein erfülltes Liebesleben. Dafür sind die **Baumdüfte** gut geeignet. Blütenöle wie **Ylang-Ylang, Rose** und **Jasmin** laden zu mehr Sinnlichkeit ein.

In der kalten Jahreszeit ist es auch sinnvoll, in den gemeinschaftlich genutzten Räumen immer wieder stark reinigende Düfte wie **Zimt, Nelke, Rosmarin, Eukalyptus** und **Zitrone** zu verwenden. Diese Mischung wurde schon zu Zeiten der Pest in Frankreich zum Schutz vor einer Infektion eingesetzt.
In einer italienischen Studie wurde die Kraft von ätherischen Ölen in Bezug darauf, das Keimmilieu zu beeinflussen, untersucht. In einem Krankenhaus wurden zwei Stationen nach Hygieneplan geputzt, eine Station zusätzlich mit ätherischen Ölen beduftet. Auf der bedufteten Station konnten 75–90 Prozent weniger Mikroorganismen nachgewiesen werden.[22]

Bei Renovierungsarbeiten kannst du ätherische Öle in die ökologische Raumfarbe geben. Der Duft wird sich verflüchtigen, aber die Schwingung der Pflanze bleibt. Es geht also darum, welche Energie du in deinen Räumen verankern möchtest.
Für ein Arbeitszimmer ist eine Mischung hilfreich, die den Geldfluss aktiviert, z. B. **Zimt, Blaufichte, Patchouli, Orange, Myrrhe, Weihrauch, Nelke** und **Ingwer.** Diese Mischung schützt vor schlechten Energien und zieht gute Geschäfte an. Außerdem steigert sie die Lebensfreude und das Gefühl, versorgt und genährt zu sein.

22 Vgl. https://www.carstens-stiftung.de/artikel/es-liegt-was-in-der-luft-ein-schutzbringender-duft.html.

Nachwort

Was für eine Reise durch die Welt der ätherischen Öle und die emotionale Balance! Du hast nun einen breiten Überblick bekommen, was alles Einfluss auf deine Emotionen hat und mit welcher Palette an Möglichkeiten du dich selbst bei den Herausforderungen des Alltags unterstützen kannst. Bei tiefer sitzenden Themen empfehlen wir dir, fachlichen Rat in Anspruch zu nehmen.

Wir wünschen dir viel Freude beim Anwenden und Umsetzen der Tipps und, dass deine Herausforderungen sich zu duftenden Lernmöglichkeiten und Chancen, dich selbst zu entdecken, verwandeln.

Duftende Grüße

Michelle und Karin

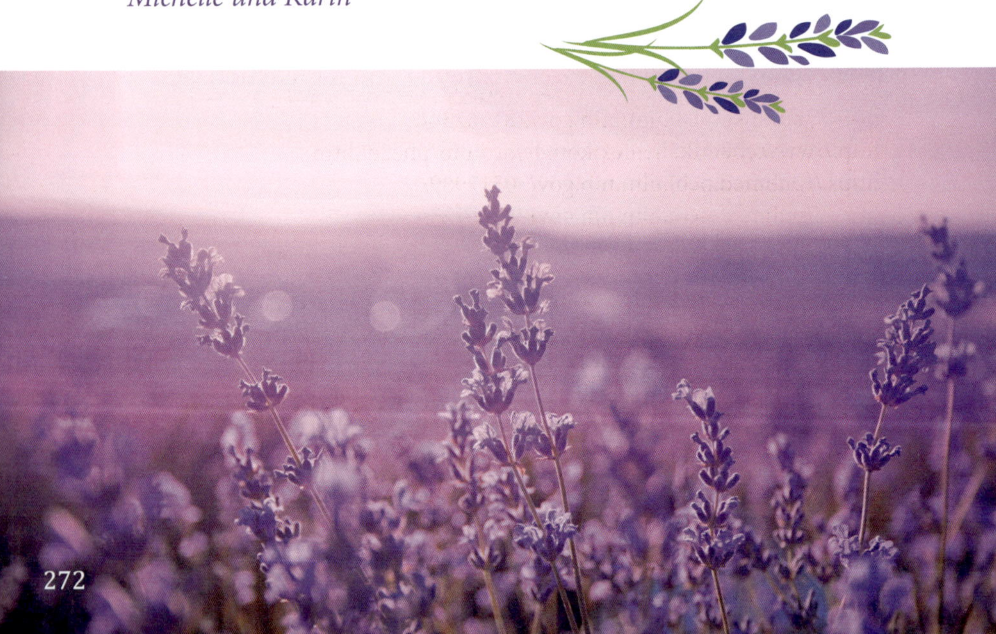

Quellen

https://www.ncbi.nlm.nih.gov/pmc/articles/PMC4737971/
https://journals.sagepub.com/doi/pdf/10.1177/1934578X1701200843
https://www.dasgehirn.info/grundlagen/kommunikation-der-zellen/neurotransmitter-botenmolekuele-im-gehirn
https://www.frustfrei-lernen.de/biologie/dna-rna-unterschied-vergleich.html
https://pubmed.ncbi.nlm.nih.gov/?term=essential+oil+orange+monoterpenes
https://www.karger.com/Article/Abstract/96889
https://pubmed.ncbi.nlm.nih.gov/30466983/
https://pubmed.ncbi.nlm.nih.gov/23930255/
https://pubmed.ncbi.nlm.nih.gov/?term=essential+oil+Bergamot+Depression
https://www.chemie.de/lexikon/%CE%93-Terpinen.html#:~:text=%CE%B3%2DTerpinen%20wirkt%20antimikrobiell%20und,Enzyme%20Acetylcholinesterase%20und%20Aldose%2DReduktase.
https://pubmed.ncbi.nlm.nih.gov/25622554/
https://pubmed.ncbi.nlm.nih.gov/31684768/
https://www.kraeuter-buch.de/glossar/pinen-269.html
https://pubmed.ncbi.nlm.nih.gov/23382062/
https://pubmed.ncbi.nlm.nih.gov/32013535/
https://www.kraeuter-buch.de/glossar/geraniol-281.html
https://www.kraftquelle-mensch.de/organe-und-koerperpartien/
https://pubmed.ncbi.nlm.nih.gov/28156234/
http://www.chemikalienlexikon.de/aroinfo/phe2et.htm
https://pubmed.ncbi.nlm.nih.gov/30317989/
https://pubmed.ncbi.nlm.nih.gov/28326753/
https://pubmed.ncbi.nlm.nih.gov/28326753/
https://www.fitbook.de/mind-body/lavendel-alles-ueber-die-wirkung-auf-koerper-und-psyche
https://de.cannabis-mag.com/nerolidol-das-terpen-von-cannabis-mit-erstaunlichen-eigenschaften/
https://strainprint.ca/community/understanding-terpenes-nerolidol/
https://pubmed.ncbi.nlm.nih.gov/28326753/
https://www.ncbi.nlm.nih.gov/pmc/articles/PMC6099651/

https://pubmed.ncbi.nlm.nih.gov/16162642/
https://www.ncbi.nlm.nih.gov/pmc/articles/PMC7020168/
https://taz.de/Vorlieben-beim-Essen/!5138987/
https://www.flowgrade.de/blog/der-vanille-boost/
https://lernen.die-erfahrungsexperten.de/lektion/durga-mudra-gegen-angst-und-sorgen/
https://www.kraeuter-buch.de/glossar/pinen-269.html
https://www.carstens-stiftung.de/artikel/es-liegt-was-in-der-luft-ein-schutzbringender-duft.html

Arvay, Clemens G.: Der Biophiliaeffekt – Heilung aus dem Wald. Berlin: Ullstein 2016
Hay, Louise L.: Heile deinen Körper – Seelisch-geistige Gründe für körperliche Krankheit. Bielefeld: Lüchow 2010
Somogyi, Imre: Die Sprache der Zehen – Was uns die Füße verraten. Heidelberg: Haug 1997

Über die Autorinnen

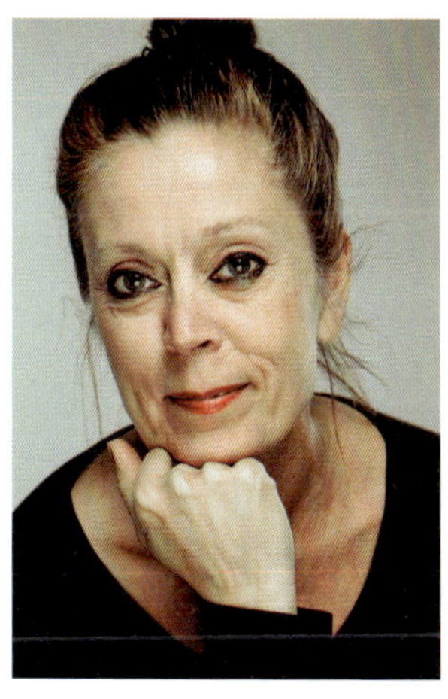

Michelle Amecke ist Diplom-Pädagogin, Systemische Coachin und Paartherapeutin. Sie ist selbstständig tätig mit den Themen »Transformation«, »Self-Leadership« und »Embodiment« und kombiniert seit über 15 Jahren Coaching und Körpertherapie. Sie interessiert sich seit 2020 für das Wissen des Human Design und der Gene Keys, um Konditionierungen achtsam zu transformieren.
www.michelle-amecke.de

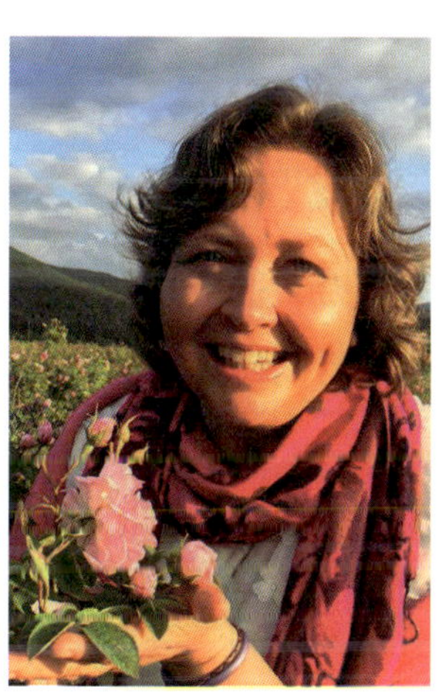

Karin Opitz-Kreher ist internationale Sprecherin, Kursleiterin, Buchautorin und Mutter von 2 Kindern. Seit 2013 ist sie fasziniert von den vielseitigen Einsatzmöglichkeiten der ätherischen Öle und hat sich zur Aroma-Expertin entwickelt. Ihr Anliegen ist es, die Menschen an die Anwendungsmöglichkeiten der ätherischen Öle zu erinnern. Sie gibt dazu international Offline- und Online-Workshops mit hohem Erlebnisfaktor.
www.lebeenergetisch.de

Die Gastbeiträgerinnen

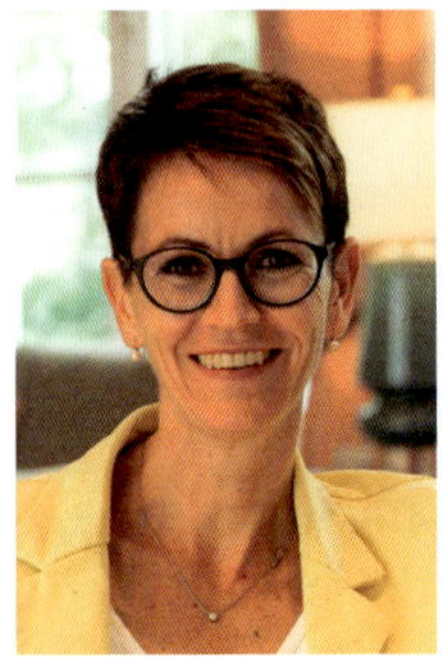

Katja Michalek ist Trainerin, Speakerin, Coachin, Buchautorin und Mutter von 2 tollen Jungs. Sie unterstützt Menschen dabei, Krisen besser durchzustehen und auch nach schwierigen Situationen ihre eigene Vorstellung von Glück und Erfolg zu leben. Ihre beiden Bücher »Nichts ist zu schwer für den, der spinnt – Stärke deine Resilienz, und werde erfolgreich und glücklich« und »Spinn dich STARK, Tag für Tag. Das Übungsbuch für mehr Resilienz« sind im Buchhandel erhältlich oder mit persönlicher Widmung auf ihrer Website.
www.katjamichalek.com

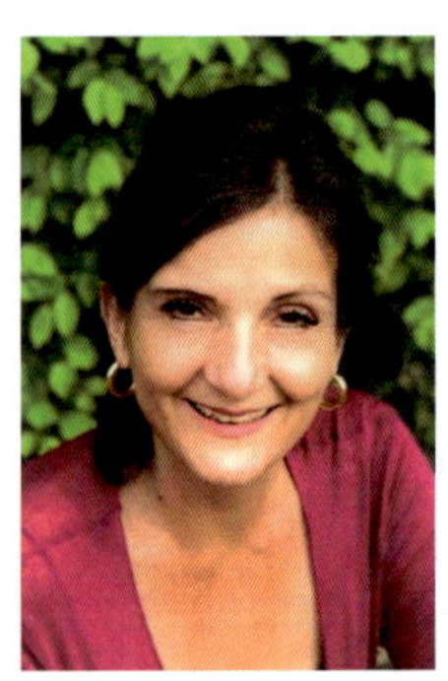

Andrea Eckert ist Jin-Shin-Jyutsu-Praktikerin, Heilpraktikerin in Ausbildung, Meta-Cluster-Coach und nicht zuletzt glückliche Mutter und zweifache Oma. Jin Shin Jyutsu studiert und praktiziert sie seit 2003 und unterrichtet es als Selbsthilfe-Lehrerin mit Praxis in München und in Traunstein. Durch das Lösen von Ursachen und Blockaden in den Körpersystemen können diese wieder besser, im Bestfall einwandfrei arbeiten. Sie bietet auch Jin-Shin-Jyutsu-Retreats und -Reisen an. »Die Natur kann nicht verbessert werden« ist das Credo bei allen ihren Angeboten.
www.jinshinjyutsu-eckert.de

Mit ÄTHERISCHEN ÖLEN **Wohlbefinden, Gesundheit** und **Schönheit** steigern

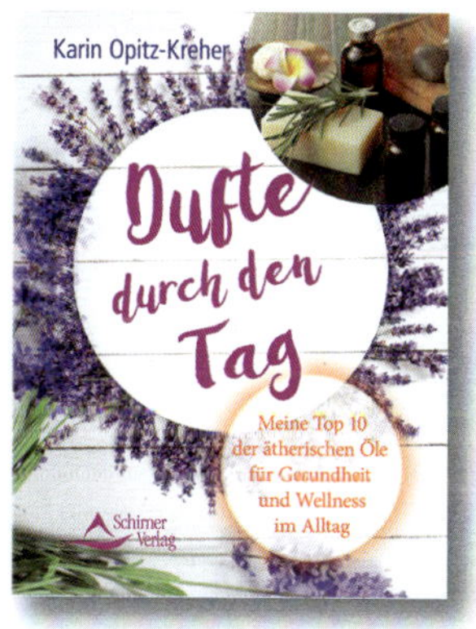

Karin Opitz-Kreher
Dufte durch den Tag
Meine Top 10 der ätherischen Öle für Gesundheit und Wellness im Alltag

144 Seiten | ISBN 978-3-8434-5152-9

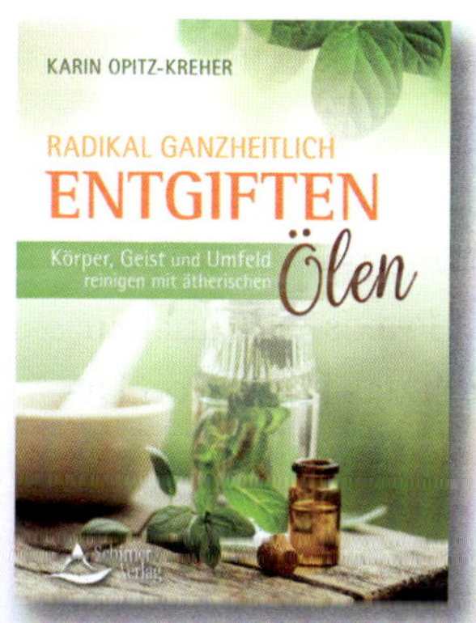

Karin Opitz-Kreher
Radikal ganzheitlich entgiften
Körper, Geist und Umfeld reinigen mit ätherischen Ölen

144 Seiten | ISBN 978-3-8434-1369-5

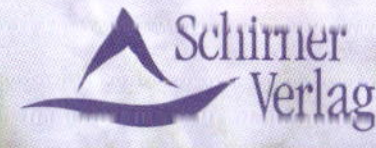

Danke für deine REZENSION

– Gemeinsam sind wir mehr –

Liebe Leserin, lieber Leser,
von Herzen danken wir dir, dass du dieses Buch in den Händen hältst und es bis zum Ende gelesen hast. Das bedeutet uns, dem Schirner Verlag und seinen Autoren, sehr viel. Aus voller Überzeugung und mit Hingabe widmen wir uns seit vielen Jahren Themen, die unser aller Lebensqualität und Bewusstwerdung dienlich sind, und hoffen, einen Beitrag für eine lichtvollere Welt leisten zu können. Wenn dir unsere Arbeit gefällt, möchten wir dich bitten, dir einige Minuten Zeit zu nehmen, um dieses Buch zu rezensieren. Warum? Die meisten Menschen lesen Rezensionen, bevor sie ein Buch kaufen, da sie hierdurch einen Eindruck bekommen, ob und wie der Inhalt des Buches den Leser erreicht hat. Eine kurze Rezension ist dabei ebenso hilfreich wie eine lange, sehr ausführliche. Um es auf den Punkt zu bringen:

Eine Rezension ist heutzutage die beste Werbung für ein Autorenwerk!

Wenn du den Schirner Verlag und seine Autoren neben dem Buchkauf auch anderweitig unterstützen willst, dann bitten wir dich: Schreibe für jedes Werk eine Rezension – vielleicht als persönliche Leseempfehlung für die Buchhandlung in deiner Nähe oder online, z. B. beim Schirner Verlag. Das wäre nicht nur eine Wertschätzung für die Autoren, sondern kann dazu beitragen, dass die Verkaufszahlen steigen und der Schirner Verlag auch in herausfordernden Zeiten Bestand hat.

WIE SCHREIBT MAN EINE REZENSION?

Grundsätzlich sollte eine Rezension aus der eigenen, subjektiven Sicht geschrieben werden, da es sich um eine persönliche Meinung handelt. Du kannst in zwei Sätzen deine Gedanken zu dem Buch äußern oder eine längere Rezension verfassen. Falls du nicht weißt, wie du beginnen sollst, hier ein paar Anregungen:

- War das Buch leicht verständlich geschrieben? Wie hat dir die Sprache gefallen? Wie empfandest du die Aufteilung der verschiedenen Themen?
- War es unterhaltsam? War es deiner Meinung nach mit Herzblut und Liebe geschrieben? Wie hat es auf dich gewirkt?
- Hat es dein Herz berührt? Konntest du dich wiederfinden?
- War es tief greifend genug? Hast du viel Neues gelernt?
- Hat es gehalten, was der Titel und die Buchbeschreibung versprochen haben? Hat es deine Erwartungen erfüllt?
- Was macht das Buch besonders? Warum sticht es heraus im Vergleich zu anderen Büchern, die ein ähnliches Thema behandeln?
- Würdest du das Buch weiterempfehlen oder verschenken?

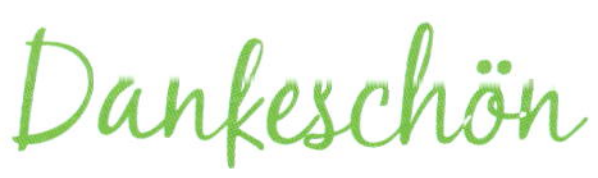

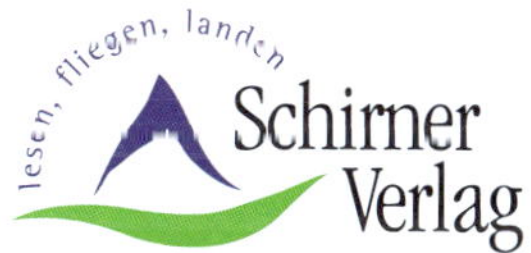

Bildnachweis

Bilder von der Bilddatenbank www.shutterstock.com

Lavendel oben rechts auf allen Seiten: # 1451886698 (© Halil ibrahim mescioglu), gezeichneter Lavendel bei den Bildern und den Tipps: # 1028513887 (© LaInspiratriz)

S. 7: # 1451886698 (© Halil ibrahim mescioglu), S. 8, 277, 278: # 1725837757 (© ESstock), S. 10, 77, 131, 146: # 144227308 (© spline_x), S. 12: # 1134812990 (© VIRTEXIE), S. 13: # 1143522716 (© IRA_EVVA), S. 14, 124, 136, 236: # 655581166 (© Olexandr Panchenko), S. 15: # 1884369103 (© Microgen), S. 16: # 1466557748 (© Pixel-Shot), S. 17: # 1455229553 (© Pixel-Shot), S. 18, 69, 154, 185, 210: # 741485968 (© spline_x), S. 19: # 242715076 (© Suti Stock Photo), S. 21: # 1456216820 (© New Africa), S. 22, 60, 72: # 1656696169 (© Photoongraphy), S. 25: # 1493482280 (© grey_and), S. 27: # 394032439 (© Anna Ok), S. 28: # 721943485 (© Vasek Rak), S. 30: # 400762783 (© Anna Ok), S. 31: # 1451886698 (© Halil ibrahim mescioglu), S. 32, 55, 61, 269: # 796094704 (© grey_and), S. 35, 62: # 1527722462 (© Photoongraphy), S. 37, 47, 127, 269: # 761917009 (© Soho A Studio), S. 40: # 529004749 (© fizkes), S. 42, 122, 132, 267: # 471955577 (© Praisaeng), S. 44: # 1134902300 (© Julia Sudnitskaya), S. 48: # 1828939013 (© Katja Schaefer), S. 50: # 315481418 (© Julia Sudnitskaya), S. 52: # 589388036 (© Kiselev Andrey Valerevich), S. 53: # 1047261364 (© Ohhlanla), S. 56: # 131343326 (© llaszlo), S. 57: # 1470671825 (© PhotoSGH), S. 61, 178: # 1688131162 (© Svetlana Serebryakova), S. 62: # 36424978 (© Alexey Chernitevich), S. 64: # 1716633382 (© Tetiana Rostopira), S. 64: # 1372092215 (© Hey Emma Kate), S. 66: # 102951923 (© cristovao), S. 67: # 223519156 (© Mila Supinskaya Glashchenko), S. 71: # 710815021 (© Lia Koltyrina), S. 76: # 651767584 (© Von Syda Productions), S. 79, 199: # 1048894211 (© Natali Zakharova), S. 80, 153, 170: # 1220431507 (© spline_x), S. 81: # 1934458256 (© Zahorskyi Vitalii), S. 82: # 396277846 (© Boumen Japet), S. 86: # 274840136 (© FotoAndalucia), S. 88: # 623473373 (© Madeleine Steinbach), S. 89: # 259897838 (© Axel Bueckert), S. 90, 113, 139, 162: # 1451959190 (© GG6369), S. 91: # 1538415209 (© Photoongraphy), S. 93, 112, 161, 171: # 534462340 (© Valentina Razumova), S. 95: # 1226287837 (© Nitr), S. 96: # 771925999 (© WAYHOME studio), S. 97, 109: # 1218119872 (© Lazhko Svetlana), S. 99, 255: # 1065694970 (© Nella), S. 100: # 728988907 (© Melica), S. 102: # 1141630226 (© Julia Sudnitskaya), S. 103: # 662165233 (© Nataly Studio), S. 104: # 1295156944 (© Rainer Fuhrmann), S. 105: # 1442439845 (© Tatjana Baibakova), S. 106: # 358952147 (© Gustavo Frazao), S. 110: # 1595329741 (© NIKCOA), S. 111: # 1523322002 (© fizkes), S. 113: # 1909687204 (© azure1), S. 114: # 315822392 (© Anna Ok), S. 115: # 696962281 (© fizkes), S. 118: # 683760487 (© Nikolaeva Galina), S. 119: # 242715076 (© Suti Stock Photo), S. 122, 183: # 704886313 (© M. Kropp), S. 125, 190, 227: # 1440248501 (© Anna Kucherova), S. 129: # 1463810159 (© Max4e Photo), S. 134: # 1801302724 (© Alexander Ruiz Acevedo), S. 135: # 242715076 (© Suti Stock Photo), S. 135: # 105769946 (© MJTH), S. 138, 179: # 359306360 (© Manfred Ruckszio), S. 143: # 1011710140 (© AmyLv), S. 144: # 1103094848 (© Photographee.eu), S. 148: # 1641924034 (© Madeleine Steinbach), S. 149: # 369093563 (© Alex_Po), S. 151: # 1434211547 (© New Africa), S. 152, 156: # 1218119872 (© Lazhko Svetlana), S. 157, 184: # 1615409344 (© Mehmet Gokhan Bayhan), S. 158: # 1706326903 (© KatMoy), S. 159, 261: # 1811513773 (© khooiay), S. 160: # 1940380357 (© DanielFreyr), S. 164: # 1345371677 (© RaDoll), S. 167: # 1789966874 (© Valentina Razumova), S. 169, 207: # 295979927 (© Valentina Razumova), S. 175: # 1446122981 (© KMNPhoto), S. 176: # 1702597021 (© metamorworks), S. 181: # 470512106 (© Picture Partners), S. 187: # 1856053645 (© Poring Studio), S. 188: # 159959027 (© My Good Images), S. 191: # 216624058 (© Roman Mikhailiuk), S. 192: # 36424978 (© Alexey Chernitevich), S. 193: # 1050601700 (© Cat Box), S. 195: # 1131550349 (© New Africa), S. 196: # 1795780261 (© New Africa), S. 197: # 1683408163 (© LedyX), S. 201: # 1098205487 (© Sayan Puangkham), S. 203: # 557926369 (© Maryna Pleshkun), S. 205: # 1803012376 (© beton studio), S. 206: # 708879700 (© Sante77777), S. 208: # 1364470874 (© sun ok), S. 215: # 224736592 (© Sanit Fuangnakhon), S. 218: # 546857101 (© Anna Ok), S. 221: # 1013574415 (© Krasula), S. 224: # 458805415 (© Song_about_summer), S. 230: # 1559076440 (© RHJPhtotoandilustration), S. 233: # 1654236244 (© Photology1971), S. 234: # 214008931 (© Masson), S. 237: # 1034780989 (© Roman Samborskyi), S. 241: # 1580309158 (© New Africa), S. 242: # 1805797573 (© Sofia Zhuravetc), S. 245: # 110171036 (© Dream79), S. 246: # 1938539653 (© Billion Photos), S. 248: # 590730254 (© Olena Yakobchuk), S. 250: # 519452443 (© Yuriy Maksymiv), S. 253: # 143175415 (© Artem Furman), S. 254: # 1616697688 (© Savanevich Viktar), S. 256: # 604173563 (© BLACKDAY), S. 257: # 1408053914 (© Echo B), S. 258: # 1937094610 (© kitzcorner), S. 261: # 1585249372 (© spline_x), S. 265: # 1624150915 (© Oksana Shufrych), S. 266: # 103825322 (© Hitdelight), S. 272: # 1714666480 (© AlenaMorgana)